国家卫生健康委员会"十四五"规
全 国 高 等 学 校
供基础、临床、预防、口腔医学类专业用

局部解剖学

Regional Anatomy

第10版

主 编 | 钱亦华 张卫光

副 主 编 | 张雅芳 丁 强 武 艳

数 字 主 编 | 钱亦华 张卫光

数字副主编 | 丁 强 王启明 欧阳钧

人民卫生出版社
·北 京·

图书在版编目（CIP）数据

局部解剖学 / 钱亦华，张卫光主编 . -- 10 版 .
北京 ：人民卫生出版社，2024. 8（2025. 4重印）.
（全国高等学校五年制本科临床医学专业第十轮规
划教材）. -- ISBN 978-7-117-36682-3

Ⅰ. R323

中国国家版本馆 CIP 数据核字第 2024N4J988 号

人卫智网	www.ipmph.com	医学教育、学术、考试、健康，购书智慧智能综合服务平台
人卫官网	www.pmph.com	人卫官方资讯发布平台

局部解剖学
Jubu Jiepouxue
第 10 版

主　　编：钱亦华　　张卫光
出版发行：人民卫生出版社（中继线 010-59780011）
地　　址：北京市朝阳区潘家园南里 19 号
邮　　编：100021
E - mail：pmph @ pmph.com
购书热线：010-59787592　　010-59787584　　010-65264830
印　　刷：三河市宏达印刷有限公司
经　　销：新华书店
开　　本：850×1168　　1/16　　印张：19
字　　数：562 千字
版　　次：1979 年 6 月第 1 版　　2024 年 8 月第 10 版
印　　次：2025 年 4 月第 3 次印刷
标准书号：ISBN 978-7-117-36682-3
定　　价：82.00 元
打击盗版举报电话：010-59787491　　E-mail：WQ @ pmph.com
质量问题联系电话：010-59787234　　E-mail：zhiliang @ pmph.com
数字融合服务电话：4001118166　　E-mail：zengzhi @ pmph.com

编委名单

新形态教材使用说明

新形态教材是充分利用多种形式的数字资源及现代信息技术,通过二维码将纸书内容与数字资源进行深度融合的教材。本套教材全部以新形态教材形式出版,每本教材均配有特色的数字资源和电子教材,读者阅读纸书时可以扫描二维码,获取数字资源、电子教材。

电子教材是纸质教材的电子阅读版本,其内容及排版与纸质教材保持一致,支持手机、平板及电脑等多终端浏览,具有目录导航、全文检索功能,方便与纸质教材配合使用,进行随时随地阅读。

获取数字资源与电子教材的步骤

1 扫描封底红标二维码,获取图书"使用说明"。

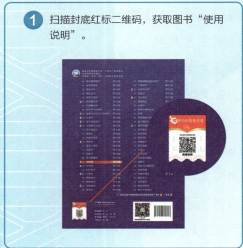

2 揭开红标,扫描绿标激活码,注册 / 登录人卫账号获取数字资源与电子教材。

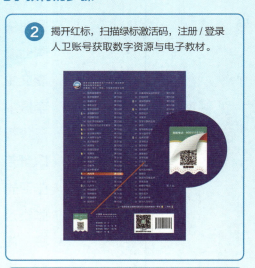

3 扫描书内二维码或封底绿标激活码,随时查看数字资源和电子教材。

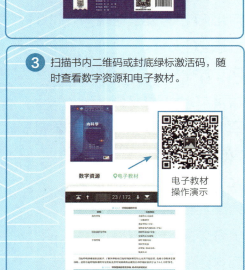

4 登录 zengzhi.ipmph.com 或下载应用体验更多功能和服务。

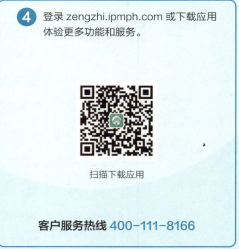

扫描下载应用

客户服务热线 400-111-8166

读者信息反馈方式

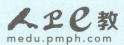

欢迎登录"人卫 e 教"平台官网"medu.pmph.com",在首页注册登录后,即可通过输入书名、书号或主编姓名等关键字,查询我社已出版教材,并可对该教材进行读者反馈、图书纠错、撰写书评以及分享资源等。

序言

百年大计,教育为本。教育立德树人,教材培根铸魂。

过去几年,面对突如其来的新冠疫情,以习近平同志为核心的党中央坚持人民至上、生命至上,团结带领全党全国各族人民同心抗疫,取得疫情防控重大决定性胜利。在这场抗疫战中,我国广大医务工作者为最大限度保护人民生命安全和身体健康发挥了至关重要的作用。事实证明,我国的医学教育培养出了一代代优秀的医务工作者,我国的医学教材体系发挥了重要的支撑作用。

党的二十大报告提出到 2035 年建成教育强国、健康中国的奋斗目标。我们必须深刻领会党的二十大精神,深刻理解新时代、新征程赋予医学教育的重大使命,立足基本国情,尊重医学教育规律,不断改革创新,加快建设更高质量的医学教育体系,全面提高医学人才培养质量。

尺寸教材,国家事权,国之大者。面对新时代对医学教育改革和医学人才培养的新要求,第十轮教材的修订工作落实习近平总书记的重要指示精神,用心打造培根铸魂、启智增慧、适应时代需求的精品教材,主要体现了以下特点。

1. 进一步落实立德树人根本任务。遵循《习近平新时代中国特色社会主义思想进课程教材指南》要求,努力发掘专业课程蕴含的思想政治教育资源,将课程思政贯穿于医学人才培养过程之中。注重加强医学人文精神培养,在医学院校普遍开设医学伦理学、卫生法以及医患沟通课程基础上,新增蕴含医学温度的《医学人文导论》,培养情系人民、服务人民、医德高尚、医术精湛的仁心医者。

2. 落实"大健康"理念。将保障人民全生命周期健康体现在医学教材中,聚焦人民健康服务需求,努力实现"以治病为中心"转向"以健康为中心",推动医学教育创新发展。为弥合临床与预防的裂痕作出积极探索,梳理临床医学教材体系中公共卫生与预防医学相关课程,建立更为系统的预防医学知识结构。进一步优化重组《流行病学》《预防医学》等教材内容,撤销内容重复的《卫生学》,推进医防协同、医防融合。

3. 守正创新。传承我国几代医学教育家探索形成的具有中国特色的高等医学教育教材体系和人才培养模式,准确反映学科新进展,把握跟进医学教育改革新趋势新要求,推进医科与理科、工科、文科等学科交叉融合,有机衔接毕业后教育和继续教育,着力提升医学生实践能力和创新能力。

4. 坚持新形态教材的纸数一体化设计。数字内容建设与教材知识内容契合，有效服务于教学应用，拓展教学内容和学习过程；充分体现"人工智能+"在我国医学教育数字化转型升级、融合发展中的促进和引领作用。打造融合新技术、新形式和优质资源的新形态教材，推动重塑医学教育教学新生态。

5. 积极适应社会发展，增设一批新教材。包括：聚焦老年医疗、健康服务需求，新增《老年医学》，维护老年健康和生命尊严，与原有的《妇产科学》《儿科学》等形成较为完整的重点人群医学教材体系；重视营养的基础与一线治疗作用，新增《临床营养学》，更新营养治疗理念，规范营养治疗路径，提升营养治疗技能和全民营养素养；以满足重大疾病临床需求为导向，新增《重症医学》，强化重症医学人才的规范化培养，推进实现重症管理关口前移，提升应对突发重大公共卫生事件的能力。

我相信，第十轮教材的修订，能够传承老一辈医学教育家、医学科学家胸怀祖国、服务人民的爱国精神，勇攀高峰、敢为人先的创新精神，追求真理、严谨治学的求实精神，淡泊名利、潜心研究的奉献精神，集智攻关、团结协作的协同精神。在人民卫生出版社与全体编者的共同努力下，新修订教材将全面体现教材的思想性、科学性、先进性、启发性和适用性，以全套新形态教材的崭新面貌，以数字赋能医学教育现代化、培养医学领域时代新人的强劲动力，为推动健康中国建设作出积极贡献。

教育部医学教育专家委员会主任委员
教育部原副部长

林蕙青

2024 年 5 月

全国高等学校五年制本科临床医学专业
第十轮　规划教材修订说明

　　全国高等学校五年制本科临床医学专业国家卫生健康委员会规划教材自1978年第一轮出版至今已有46年的历史。近半个世纪以来，在教育部、国家卫生健康委员会的领导和支持下，以吴阶平、裘法祖、吴孟超、陈灏珠等院士为代表的几代德高望重、有丰富的临床和教学经验、有高度责任感和敬业精神的国内外著名院士、专家、医学家、教育家参与了本套教材的创建和每一轮教材的修订工作，使我国的五年制本科临床医学教材从无到有、从少到多、从多到精，不断丰富、完善与创新，形成了课程门类齐全、学科系统优化、内容衔接合理、结构体系科学的由纸质教材与数字教材、在线课程、专业题库、虚拟仿真和人工智能等深度融合的立体化教材格局。这套教材为我国千百万医学生的培养和成才提供了根本保障，为我国培养了一代又一代高水平、高素质的合格医学人才，为推动我国医疗卫生事业的改革和发展作出了历史性巨大贡献，并通过教材的创新建设和高质量发展，推动了我国高等医学本科教育的改革和发展，促进了我国医药学相关学科或领域的教材建设和教育发展，走出了一条适合中国医药学教育和卫生事业发展实际的具有中国特色医药学教材建设和发展的道路，创建了中国特色医药学教育教材建设模式。老一辈医学教育家和科学家们亲切地称这套教材是中国医学教育的"干细胞"教材。

　　本套第十轮教材修订启动之时，正是全党上下深入学习贯彻党的二十大精神之际。党的二十大报告首次提出要"加强教材建设和管理"，表明了教材建设是国家事权的重要属性，体现了以习近平同志为核心的党中央对教材工作的高度重视和对"尺寸课本、国之大者"的殷切期望。第十轮教材的修订始终坚持将贯彻落实习近平新时代中国特色社会主义思想和党的二十大精神进教材作为首要任务。同时以高度的政治责任感、使命感和紧迫感，与全体教材编者共同把打造精品落实到每一本教材、每一幅插图、每一个知识点，与全国院校共同将教材审核把关贯穿到编、审、出、修、选、用的每一个环节。

　　本轮教材修订全面贯彻党的教育方针，全面贯彻落实全国高校思想政治工作会议精神、全国医学教育改革发展工作会议精神、首届全国教材工作会议精神，以及《国务院办公厅关于深化医教协同进一步推进医学教育改革与发展的意见》(国办发〔2017〕63号)与《国务院办公厅关于加快医学教育创新发展的指导意见》(国办发〔2020〕34号)对深化医学教育机制体制改革的要求。认真贯彻执行《普通高等学校教材管理办法》，加强教材建设和管理，推进教育数字化，通过第十轮规划教材的全面修订，打造新一轮高质量新形态教材，不断拓展新领域、建设新赛道、激发新动能、形成新优势。

其修订和编写特点如下：

1. 坚持教材立德树人课程思政　认真贯彻落实教育部《高等学校课程思政建设指导纲要》，以教材思政明确培养什么人、怎样培养人、为谁培养人的根本问题，落实立德树人的根本任务，积极推进习近平新时代中国特色社会主义思想进教材进课堂进头脑，坚持不懈用习近平新时代中国特色社会主义思想铸魂育人。在医学教材中注重加强医德医风教育，着力培养学生"敬佑生命、救死扶伤、甘于奉献、大爱无疆"的医者精神，注重加强医者仁心教育，在培养精湛医术的同时，教育引导学生始终把人民群众生命安全和身体健康放在首位，提升综合素养和人文修养，做党和人民信赖的好医生。

2. 坚持教材守正创新提质增效　为了更好地适应新时代卫生健康改革及人才培养需求，进一步优化、完善教材品种。新增《重症医学》《老年医学》《临床营养学》《医学人文导论》，以顺应人民健康迫切需求，提高医学生积极应对突发重大公共卫生事件及人口老龄化的能力，提升医学生营养治疗技能，培养医学生传承中华优秀传统文化、厚植大医精诚医者仁心的人文素养。同时，不再修订第 9 版《卫生学》，将其内容有机融入《预防医学》《医学统计学》等教材，减轻学生课程负担。教材品种的调整，凸显了教材建设顺应新时代自我革新精神的要求。

3. 坚持教材精品质量铸就经典　教材编写修订工作是在教育部、国家卫生健康委员会的领导和支持下，由全国高等医药教材建设学组规划，临床医学专业教材评审委员会审定，院士专家把关，全国各医学院校知名专家教授编写，人民卫生出版社高质量出版。在首届全国教材建设奖评选过程中，五年制本科临床医学专业第九轮规划教材共有 13 种教材获奖，其中一等奖 5 种、二等奖 8 种，先进个人 7 人，并助力人卫社荣获先进集体。在全国医学教材中获奖数量与比例之高，独树一帜，足以证明本套教材的精品质量，再造了本套教材经典传承的又一重要里程碑。

4. 坚持教材"三基""五性"编写原则　教材编写立足临床医学专业五年制本科教育，牢牢坚持教材"三基"（基础理论、基本知识、基本技能）和"五性"（思想性、科学性、先进性、启发性、适用性）编写原则。严格控制纸质教材编写字数，主动响应广大师生坚决反对教材"越编越厚"的强烈呼声；提升全套教材印刷质量，在双色印制基础上，全彩教材调整纸张类型，便于书写、不反光。努力为院校提供最优质的内容、最准确的知识、最生动的载体、最满意的体验。

5. 坚持教材数字赋能开辟新赛道　为了进一步满足教育数字化需求，实现教材系统化、立体化建设，同步建设了与纸质教材配套的电子教材、数字资源及在线课程。数字资源在延续第九轮教材的教学课件、案例、视频、动画、英文索引词读音、AR 互动等内容基础上，创新提供基于虚拟现实和人工智能等技术打造的数字人案例和三维模型，并在教材中融入思维导图、目标测试、思考题解题思路，拓展数字切片、DICOM 等图像内容。力争以教材的数字化开发与使用，全方位服务院校教学，持续推动教育数字化转型。

第十轮教材共有 56 种，均为国家卫生健康委员会"十四五"规划教材。全套教材将于 2024 年秋季出版发行，数字内容和电子教材也将同步上线。希望全国广大院校在使用过程中能够多提供宝贵意见，反馈使用信息，以逐步修改和完善教材内容，提高教材质量，为第十一轮教材的修订工作建言献策。

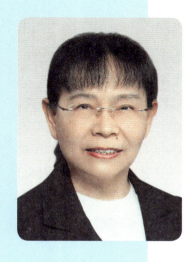

钱亦华

　　教授,博士研究生导师。现任中国解剖学会人体解剖学与数字解剖学分会常务委员、神经解剖学分会常务委员,陕西省解剖学会副理事长等。曾任中国解剖学会理事,教育部第四、第五轮全国高等医学院校学科评估专家,中国高等教育协会基础医学教育分会常务委员,中国神经科学学会神经退行性疾病分会委员。为国家重点研发计划"政府间国际科技创新合作"重点专项评审专家、国家自然科学基金项目同行评议函评专家。

　　从事科研及解剖学教学工作38年。主要从事阿尔茨海默病发病机制及其防治研究,主持、参加国家自然科学基金项目6项,以第一完成人获陕西省科学技术进步奖二等奖1项。已培养博士研究生、硕士研究生20余名,发表科研论文100余篇。发表教学论文33篇,2013年度荣获"王宽诚育才奖",2015年获"视觉传导通路"微课竞赛省级三等奖,2018年荣获首批"西安交通大学医学部教学名师"称号,2019年、2020年分别获校级、省级教学成果奖特等奖。参与编写教材、著作、译著38部,其中主编6部、副主编4部。

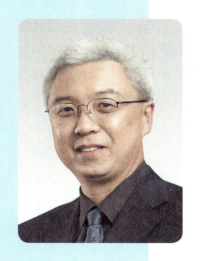

张卫光

　　教授,博士研究生导师。现任北京大学医学图书馆馆长,北京大学基础医学院人体解剖学与组织胚胎学系常务副主任,北京大学生物医学实验教学中心副主任,中国解剖学会副秘书长,《解剖学报》副主编,北京高校青年教师教学基本功比赛评选委员会委员。

　　长期从事人体解剖学的教学和科研工作,主要研究方向为骨和遗体保护等的临床解剖学研究,以及脂质代谢研究。主持教学及科研基金项目20余项,发表科研论文140余篇;培养博士研究生、硕士研究生20名,本科生创新人才近100名。主持国家级线下本科一流课程等5门,主持教育部、中华医学会、北京大学等教学改革项目20多项,主编、主译教材或专著20余部,发表教学论文10余篇。曾获教育部课程思政教学名师、北京市高等学校教学名师称号及北京高校教师教学创新大赛特等奖等。

副主编简介

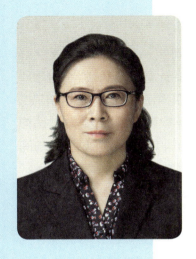

张雅芳

教授,博士研究生导师。哈尔滨医科大学人体解剖学教研室主任。曾任中国解剖学会理事、教育与继续教育工作委员会委员等。

从事人体解剖学教学工作37年。主要从事肿瘤转移机制研究,主持和参加国家自然科学基金等省部级以上课题10余项;发表SCI收录论文38篇;获省部级科学技术进步奖4项,获国家发明专利授权1项。主持省部级教学改革项目4项,获国家级和省级教学成果奖3项。获得黑龙江省优秀教师、黑龙江省卫生健康系统三八红旗手等称号,主编、副主编教材和专著17部。

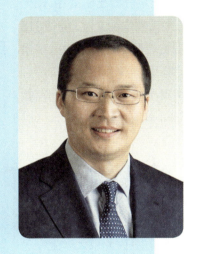

丁 强

二级教授,主任医师,博士研究生导师,公共卫生专业硕士研究生导师。现任南京医科大学党委副书记,南京医科大学第一附属医院/江苏省人民医院党委书记。

从事医疗及教学工作20余年,主要研究方向为乳腺癌转化医学研究,主持编写《临床应用局部解剖学》等教材3部、管理专著2部、省级卫生行业标准3项。主持国家级项目4项,国际合作项目1项,医学重点人才项目1项,省级课题10余项;以通信作者发表SCI收录论文40余篇,在高水平管理类期刊发表论著48篇。荣获江苏省科学技术进步奖、江苏省教学成果奖等奖项10余项,荣获江苏省"科教强卫工程"医学重点人才、全省脱贫攻坚暨对口帮扶支援合作先进个人等称号。

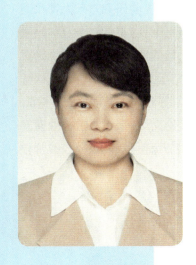

武 艳

教授,博士研究生导师。现任北京农学院副院长,北京老年痴呆防治协会、北京神经科学学会理事,英国皇家生物学学会会士。曾任首都医科大学教务处处长,中国高等教育学会医学教育专业委员会常务理事,北京医学教育协会副会长,北京解剖学会副秘书长。

从事解剖学教学工作19年。入选教育部新世纪优秀人才支持计划、北京市科技新星计划、北京市属高等学校高层次人才引进与培养计划(青年拔尖人才)、北京市百千万人才工程、北京市高层次创新创业人才支持计划(百千万工程领军人才),获得北京高校优秀本科教学管理人员称号。在 *Progress in Neurobiology*、*Aging Cell* 等期刊发表多篇论文,主编、主译专著4部。

前言

《局部解剖学》是我国改革开放伊始诞生的首套全国高等医药院校系列教材中的一本。教材初版定位为"试用教材",由中国医科大学(单位)任主编,四十六年中,相继有数位教授担任主编,多次修版。其中,第 2 版由曹献廷教授担任主编,第 3、4 版由徐恩多教授担任主编,第 5~7 版由彭裕文教授担任主编,第 8 版由刘树伟、李瑞锡两位教授担任主编,第 9 版由崔慧先、李瑞锡两位教授担任主编。正是这些专家带领的编写团队辛勤劳动,使得本教材内容与时俱进,日臻完善,为我国医药卫生事业培养了一代又一代的医学人才,作出了值得永远铭记的贡献。

四十六年来,虽几经改版,但教材的基本内容、逻辑构架和诸多插图始终被沿用。初版教材没有编写配套的解剖操作教程,实为美中不足,此后虽增编了配套操作指导教材,但在实际教学使用中多有不便。第 5 版主编彭裕文教授及其编写团队改革性地集局部解剖学理论与解剖操作于一书,把各局部解剖操作指导有机地融入相应章节,大大提升了教材的整体性、严谨性和实用性。这一编写体例一直被后版沿用。

局部解剖学是基础医学向临床医学过渡的桥梁学科,需要紧密结合临床应用,因此第 8 版教材首次编写了"临床病例分析",增加典型实用的影像及血管铸型图片。第 9 版教材为纸数融合教材,在纸质教材基础上增添了每章教学课件、专业术语英文读音、局部解剖操作视频等,便于学生学习,大大提高了教学效果,编写的配套《局部解剖学习题集》,习题形式完全符合执业医师资格考试要求。

第 10 版教材是以全国高等学校五年制本科临床医学专业第十轮规划教材主编人会议精神为指导,强化数字赋能高等教育,打造纸数一体化新形态教材形式;将人才培养与教材建设相结合,从单纯知识传授向创新能力培养转变,充分体现"两性一度"内涵,在前九版教材基础上修订的新版本。本版教材旨在传承并进一步体现"三基"(基础理论、基本知识、基本技能)、"五性"(思想性、科学性、先进性、启发性、适用性)和"三特定"(特定对象、特定要求、特定限制)原则;保留前九版教材的基本结构、基本内容,针对师生在教材使用过程中发现的问题及临床需求进行修订。主要改动有:①优化结构,合并了一些解剖结构密切相关的内容。②内容适当增减与调整。删减第一章的颞下颌关节内容等;将原第二章第六节的颈部淋巴引流内容融入到了相关章节内,不作为单独一节,在形式上与全书其他章统一,在内容上提升了颈部各局部结构的完整性;临床病例由原来的 54 个增加到 68 个,附有必要的影像检查图片,使学生早期接触临床知识,实现基础与临床的融合。③通过数字平台,多维度丰富拓展学生知识,纳入系列数字内容,包括课件、习题、动画、AR 模型、操作视频、思维导图、临床病例分析解析等。④进一步规范、统一解剖操作步骤及描述。⑤修订配套教材《局部解剖学习题集》。

本教材主要内容包括绪论、头部、颈部、胸部、腹部、盆部与会阴、脊柱区、上肢、下肢九个部分,插图仍以套色线条图为主,以红、蓝、黄、绿分别标示动脉、静脉、神经、淋巴管(结)或胆管、筋膜等。文中的人体解剖学名词以2014年全国科学技术名词审定委员会公布的《人体解剖学名词》(第2版)为准。计量单位严格遵循《中华人民共和国法定计量单位》的统一规定。

综上所述,第10版《局部解剖学》是一部既有传承又有创新、与时俱进的多维度、多方位、多形式传递局部解剖学知识的新形态教材。

本书付梓之际,我们要特别感谢前九版的主编、副主编和编委会成员的卓越贡献;感谢广大师生和读者提出的宝贵意见和建议;感谢全国高等学校五年制本科临床医学专业教材评审委员会和人民卫生出版社所做的顶层设计;感谢西安交通大学和南京医科大学的领导及相关老师对本教材编写给予的支持和付出的劳动;感谢全体编委、绘图技师负责任的工作。特别感谢西安交通大学医学部陈新林教授和北京大学医学部丁慧如老师的辛勤付出。

虽然全体编委在编写中力求精益求精,审校过程亦是认真负责,但由于编委的认识和编写水平所限,书中错误和缺憾之处在所难免,敬请用书师生和广大读者不吝赐教。

钱亦华 张卫光
2024年1月

目录

绪　论

　　局部解剖学 regional anatomy 是按照人体的局部分区来研究器官和结构的位置、形态、体表标志与投影以及层次和毗邻关系等的科学。它是人体解剖学的重要组成部分,是临床医学各学科,尤其是外科学、妇产科学和影像诊断学等的重要基础,具有很强的实际应用意义。

一、局部解剖学的学习目的和学习方法

　　学习局部解剖学的主要目的是使学生通过**解剖** dissecting 与**观察** observing 人体标本,掌握人体各部位器官和结构的位置、形态以及层次和毗邻关系,从而为学习临床课程和成为一名优秀的临床医师奠定良好基础。

　　局部解剖学的学习主要包括理论学习和人体解剖及观察,实践性和直观性很强,因此,运用以下方法有助于提高学习效果。

　　1. 理论指导实践　局部解剖学开课于系统解剖学之后,本教材也是先介绍各部位器官结构的理论知识,再介绍解剖操作。对系统解剖学知识的掌握程度和对局部结构理论知识的把握将直接影响对人体局部实际解剖和观察的效果。因此,学生上理论课和实习操作课之前一定要预习,课中认真听讲,方可对人体结构有系统了解,对局部结构心中有数,解剖操作时才能做到"下刀从容",解剖出的结构才能境界分明、层次清晰、结构完整。

　　2. 掌握解剖技能　局部解剖学的基本技能是解剖操作和结构观察。要做好解剖操作,必须熟悉各种解剖器械的使用方法和各种人体结构的解剖要领,要亲手操作、解剖,并善于观察,才能更好地掌握人体各区域、各器官结构的形态特点、结构配布和层次、毗邻关系等。如果具有一定的绘画能力,能够把所解剖区域的人体结构绘制成简图,则可以增强理解记忆,提高学习效果,实现"锦上添花"。

　　3. 密切联系临床　局部解剖学是介于基础和临床之间的桥梁课程,学习时要密切联系临床应用实际,注意推演解剖的人体各部位器官结构和毗邻关系在临床疾病诊断和手术治疗时的应用目的,达到学以致用的效果。本版教材每章都设有"临床病例分析"的内容,学生要利用好这些典型病例,加强对疾病多发部位、标志性结构、手术易损结构和常见手术入路等临床相关问题的学习和讨论,从而提高学习的效果;同时通过临床病例学习,加强基础与临床融会贯通,用以促学,以提高分析问题、解决问题、逻辑推理和自我学习能力。

　　4. 注意体表标志　人体的体表标志在疾病诊断和外科手术中具有重要应用价值。因此在解剖前要注意重要结构体表标志的扪摸和体表投影的观察,还可以利用自己和同学的身体来学习表面解剖,掌握体表标志和人体结构在体表的投影。

　　5. 重视相关知识　断层解剖和管腔铸型等相关知识有助于深刻理解局部解剖学。断层解剖可在人体不同断面上,在保持结构于原位的状态下显示其形态变化与位置关系,对研究器官与结构的位置、层次和毗邻具有重要价值。血管铸型能以逼真的造型和丰富的色彩再现血管的走行、分支与分布;其他管腔铸型,如支气管、肝管等铸型,有利于展示器官的内部管道。

　　6. 借助多元化新兴媒体技术　新媒体技术结合"互联网+"已成为学习解剖知识的重要途径和手段,推动了自主学习的开展。多媒体资源丰富,不但有人体形态结构的二维图像,还有三维和动态三维图像,对学习解剖学很有帮助。另外,本教材的各章节都有对应数字内容,内容丰富、新颖、实用,可在电脑或手机等终端学习。

二、人体的分部、层次和基本结构

人体可分为头部、颈部、躯干部(包括胸部、腹部、盆部与会阴及脊柱区)、上肢和下肢五个部分,每一部分又可进一步分成若干个亚区。头部与躯干部的基本特点大致相同,均由皮肤、浅筋膜、深筋膜、肌、骨骼等按层次共同构成腔壁,围成腔或室,容纳并保护中枢神经、心血管、感觉器官、内脏器官等。四肢的结构以骨骼为支架,肌跨越关节附着于骨,深筋膜包裹着肌,浅筋膜封裹于皮下。除角膜等少数结构只有神经分布外,全身各局部、各器官均有血管、淋巴管和神经分布。

(一)皮肤

皮肤 skin 被覆于体表面,是体内结构的重要保护装置。组织学上皮肤可分为两层,浅层为表皮,深层为真皮。真皮突起无数乳头,嵌入表皮深面,真皮深面借结缔组织纤维束(皮肤支持带)与浅筋膜相连。人体各部皮肤厚薄不一(0.5~4mm),通常肢体屈侧皮肤较薄,伸侧较厚,但手、足的皮肤相反。手掌、足底及项、背、肩部皮肤最厚,眼睑、乳房、阴茎、小阴唇的皮肤最薄。另外,身体各部的皮肤纹理(Langer 线)也不一致,做皮肤切口时应注意上述特点。

(二)浅筋膜

浅筋膜 superficial fascia 又称皮下筋膜或皮下组织,属疏松结缔组织,内有纤维交织且富有脂肪,几乎遍布于全身皮下。浅筋膜的发育情况因人而异,儿童、女性及丰腴者较厚,老年、男性及瘦弱者则较薄。同一个体的不同部位,因器官功能的不同,浅筋膜的厚度也不一致:腹壁、臀部的浅筋膜较厚,有储脂作用;而眼睑、乳头、乳晕、阴茎等处浅筋膜甚薄,几为缺如。浅筋膜内纤维束的强弱和松紧,关系到皮肤的移动性以及解剖时剥离皮肤的难易。头皮、项、背、手掌、足底等部位的浅筋膜致密,使皮肤紧密连接于深部结构;其他部位的浅筋膜则较疏松并富有弹性。

浅筋膜内有浅动脉、浅静脉、浅淋巴管及皮神经分布(绪图-1)。浅动脉一般细小不明显,难以寻找,而腹股沟区的三条浅动脉,即腹壁浅动脉、旋髂浅动脉、阴部外动脉则位置恒定、易于辨认,临床上常用其建立皮瓣。浅静脉数量较多且明显,有的较粗大;一般不与动脉伴行,行程中多相互吻合,并常与深静脉相交通;浅静脉最后穿深筋膜注入深静脉。浅淋巴管丰富,但很细小,管壁薄而透明,难以辨认。浅淋巴管行程中的某些部位(如头、颈、腋窝、腹股沟等处)可见到淋巴结。皮神经先走行于深筋膜深面,然后穿出深筋膜,走行在浅筋膜内,并以细支分布于皮肤。

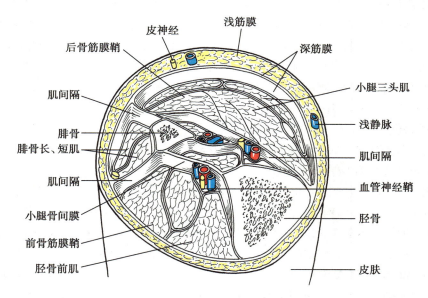

绪图-1 小腿横断面显示结构配布规律

（三）深筋膜

深筋膜 deep fascia 又称固有筋膜，是位于浅筋膜深面并包裹着肌的纤维组织膜。身体各部位深筋膜的厚薄强弱不同，躯干部较弱，四肢较强，上肢较弱，下肢较强。四肢的深筋膜还深入肌群之间并连于骨，构成肌间隔。腕、踝部深筋膜在局部特别增厚，形成支持带，约束其深面的肌腱。某些部位的深筋膜作为肌的起止点，增强成腱样结构，如胸腰筋膜、髂胫束等。深筋膜还可包绕血管神经束形成血管神经鞘，或包被某些器官形成筋膜鞘（囊），或有骨参与包裹骨骼肌和血管、神经称为骨筋膜鞘。在某些部位两层深筋膜之间，或在深筋膜与肌、骨等器官之间，由疏松结缔组织充填，称筋膜间隙，感染时脓液可在间隙中积聚蔓延。在解剖操作过程中，应注意各处深筋膜的厚薄、纤维走向及与肌的关系，还要注意其形成的结构，如肌间隔、支持带、血管神经鞘等（绪图-1）。

（四）肌

肌 muscle（指骨骼肌）绝大多数起止于骨骼，部分肌可附着于筋膜、关节囊、韧带等处，少数肌附着于皮肤、黏膜或构成脏器壁（脏器横纹肌）。每块肌有特定的血管、神经分布，其动脉与支配该肌的神经伴行成束，循肌间到肌，在肌的特定部位进入肌内，此处为该肌的血管神经门，也称肌门。某些肌或腱在与骨、关节囊、筋膜的接触处，往往有滑膜囊形成。囊壁菲薄，囊内有滑液，有减少摩擦的作用。关节附近的滑膜囊有的与关节腔相通。在手足一些贴邻骨面的长腱上，深筋膜与滑膜囊共同形成双层筒状的腱鞘，鞘的外层称腱纤维鞘，内层称腱滑膜鞘。

（五）血管

包括**动脉** artery 和**静脉** vein，二者常与**神经** nerve 伴行。

1. 动脉　管径较伴行静脉小，壁厚，腔圆，有弹性。没有灌注固定液的人体标本，动脉颜色发白，管腔内空虚，不含血液。

2. 静脉　管径较同级动脉粗，管壁较薄，弹性较差。人体标本的静脉管腔内常含有凝固的血块，呈紫蓝色。静脉内有瓣膜，瓣膜处明显膨大，且含淤血。静脉的属支多，吻合多，浅静脉常在皮下吻合成网；深静脉常与动脉伴行，与中、小型动脉伴行的静脉常为两条，位于动脉的两侧。

（六）淋巴管和淋巴结

1. 淋巴管 lymphatic vessel　除胸导管和右淋巴导管较粗外，一般都很细小，壁薄透明，不经染色一般不易辨别。

2. 淋巴结 lymph node　为实质性结构，常呈扁椭圆形，灰红色，中等硬度。解剖时所见的淋巴结如黄豆大小者，多为正常；如有蚕豆大小或更大，则常为病态。淋巴结常沿血管分布，多位于人体的凹窝或较隐蔽处。

（七）神经

神经 nerve 呈白色条索状，多与血管伴行，形成血管神经束。有的还被结缔组织鞘包裹，只有剖开鞘后才能观察其内的血管和神经。内脏神经常缠绕在脏器和血管壁上形成神经丛，解剖时较难分离。

（八）骨和骨连结

骨 bone 构成人体的支架，起支持和保护作用，如颅保护脑，椎管保护脊髓，胸廓保护心、肺、肝、脾等，骨表面供骨骼肌附着。**骨连结** joints 为骨与骨之间的连结装置，可分为直接连结和间接连结，后者又称关节，常有一些重要的辅助结构，如韧带、关节唇、关节盘、滑膜襞和滑膜囊等。

（九）脑和脊髓

脑 brain 位于颅腔内，可分为端脑、间脑、中脑、脑桥、延髓和小脑六部分，脑的表面由内向外有软脑膜、脑蛛网膜和硬脑膜包裹，十二对脑神经连于脑。**脊髓** spinal cord 位于椎管内，由内向外被软脊膜、脊髓蛛网膜和硬脊膜包裹，有 31 对脊神经与之相连。

（十）内脏

内脏 viscera 是指消化、呼吸、泌尿和生殖四个系统的器官，分布于头、颈、胸、腹、盆各部。按结构可分其为两类，一类是中空型器官，内为空腔，管/腔壁为分层结构，如消化道、呼吸道、泌尿生殖道;另一类是实质性器官,多为分叶性结构,如肝、胰、肾、睾丸等,也有的实质性器官不分叶,例如卵巢。实质性器官的血管、神经、淋巴管及该器官的导管一般集中进出脏器,进出处常有一凹陷,称为该脏器的"门"。

三、解剖器械的准备和使用

(一)解剖器械的准备

"工欲善其事,必先利其器"。学习局部解剖学,进行解剖操作,首先必须进行解剖器械的准备。常用的解剖器械包括解剖刀、解剖镊、解剖剪、血管钳、拉钩、肋骨剪、椎管锯和咬骨钳等。每种器械有不同的大小和型号,应注意选择合适的器械。

要保证解剖操作的效果和较高的效率,必须保持解剖刀和解剖剪等的锋利。每次解剖操作完成以后,必须把所有使用过的解剖器械擦拭干净,妥善保存,防止生锈,防止刀尖和刀刃等受到损坏。同时,要注意安全,防止误伤自己和他人。

(二)解剖器械的使用

1. **解剖刀 scalpel** 是解剖操作最先使用的器械。刀刃用于切开皮肤和切断肌;刀尖用于修洁血管、神经和肌;刀柄用于进行钝性分离或探查。使用时,应右手持刀,其方式视需要而定(绪图-2)。做皮肤切口时,常用抓持式或执弓式(操琴法)。执弓式为拇指与中、环、小指夹持刀柄,示指按于刀背,形如执小提琴的弓;而解剖或修洁肌、血管和神经等,则常用执笔式,即用拇、示、中三指捏持刀柄的前部接近刀片处,犹如执笔写字,当手指和手腕运动时,刀尖或刀刃作小范围活动,以利于解剖操作准确和细致。

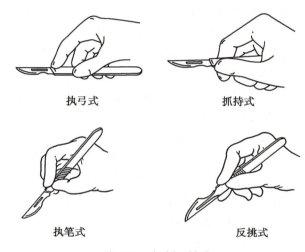

执弓式 抓持式

执笔式 反挑式

绪图-2 解剖刀持法

2. **解剖镊 forceps** 常用者为无齿和有齿两种(绪图-3)。无齿解剖镊用于夹持和分离血管、神经和肌等;有齿解剖镊仅用于夹持皮肤或非常坚韧的结构,不可用于夹持血管、神经和肌等容易损坏的结构。解剖操作时,两手所持器械相互配合,通常是右手持解剖刀或解剖剪,左手持解剖镊;有时也可两手同时持解剖镊,配合操作,分离血管和神经。使用解剖镊一般采用执笔式,动作要简洁规范,不可用力推扭,以免造成镊尖对合不良(绪图-4)。

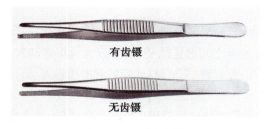

有齿镊

无齿镊

绪图-3 两种解剖镊

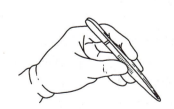

绪图-4 解剖镊持法

3. **解剖剪 scissors** 有长短、弯直之别,剪尖有尖头和圆头之分,也有一尖一圆的,应该按需要选择使用。圆头解剖剪一般用于剪开组织或剪断神经、血管,也可以用于撑开或分离组织;一尖一圆或尖头的直剪,常用于剪线或拆线。解剖操作最常用的为尖头剪。正确使用解剖剪的方法是,将右手的拇指和环指各伸入解剖剪的一个环内,中指放在环的前方,示指抵压在解剖剪的运动轴处,起到稳定和定向的作用(绪图-5)。

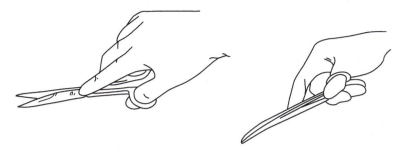

绪图-5　解剖剪/血管钳持法

4.**血管钳(止血钳)**hemostatic forceps　主要用于钳夹皮肤,协助翻皮。也常用于分离软组织及神经、血管等,还用于钳夹肌腱、韧带等韧性结构,起牵引固定的作用。其握持方法与解剖剪相同(绪图-5)。

5.**拉钩** hook　有宽窄不同、钩端深浅不同和弯曲度不同的多种类型。一般用于牵拉、暴露和固定结构,以利于深层结构的解剖操作。

6.**其他解剖器械**　肋骨剪常用于剪断肋骨;椎管双刃锯常用于打开椎管;弓形锯常用于锯开颅骨;咬骨钳用于切断骨并修整骨的断端等。

四、解剖操作的基本技术和方法

(一)皮肤剥离法

首先,在皮肤拟做切口的部位,用镊子尖划一线痕,再沿此线痕将解剖刀的刀尖与皮肤呈直角刺入,感到抵抗力突然减小时,提示刀尖已经抵达浅筋膜,立即将刀刃倾斜呈45°,持稳解剖刀,切开皮肤。切皮深度以切透皮肤而不伤及浅筋膜为宜。

要注意体会人体不同部位皮肤的厚度和强度。用有齿解剖镊或止血钳牵起皮瓣的一角,用解剖刀紧贴真皮与皮下组织之间,切断皮下致密结缔组织,剥离皮肤,掀起皮片(绪图-6)。如果不需要解剖和观察皮下结构,可以将皮肤和皮下组织一并掀起,直接暴露深筋膜;项部和背部的皮肤与皮下组织结合紧密,常不易剥离,为节省时间可用此法。

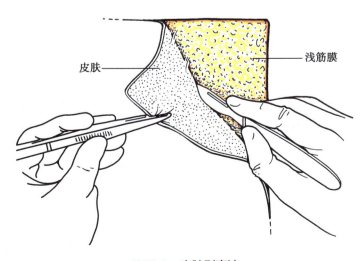

皮肤　　浅筋膜

绪图-6　皮肤剥离法

人体解剖常用皮肤切口如绪图-7所示。

（二）浅筋膜解剖法

解剖浅筋膜的目的，主要是寻找观察浅筋膜中的皮神经、浅静脉、浅动脉和浅淋巴结。在面部和颈部皮下还要注意解剖和观察面肌及颈阔肌等皮肌；在女性标本要注意解剖观察乳腺。

在皮神经从深筋膜浅出处，沿其走向用剪刀分离、剖查、寻认，直至其末梢。

浅静脉和浅动脉位于浅筋膜中，一般隐约可见。但当人体脂肪组织厚时，则不易直接见到。此时应沿其可能经过的部位，切开皮下脂肪，再用剪刀分离、暴露。

某些部位的浅筋膜内有浅淋巴结分布，可用刀尖分开皮下结缔组织，找到淋巴结后，用镊子提起。推开淋巴结周围的结缔组织，可见与淋巴结相连的输入与输出淋巴管。腹股沟部是以此法观察淋巴结及其淋巴管的最佳部位。

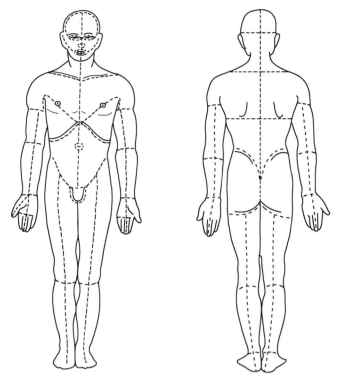

绪图-7　人体解剖常用皮肤切口

女性乳房是胸前区浅筋膜中的重要结构，既可原位解剖，也可整体取下，离体解剖。解剖方法为钝性刮除脂肪组织，显露乳腺（见第七章）。

保留需要继续观察的皮神经、浅静脉和浅动脉等结构，将浅筋膜全部去除，暴露深筋膜。

（三）深筋膜解剖法

深筋膜包被于肌的表面。通常用有齿解剖镊将深筋膜提起，用解剖刀的刀刃紧贴肌的表面切断深筋膜的纤维。运刀方向可与肌纤维的方向一致，也可与肌纤维的方向垂直。

人体各部位深筋膜的厚度、致密程度、与肌的结合关系等有很大差异。四肢与背部的深筋膜厚而致密，可成片切除；躯干的大部分深筋膜与浅面的肌结合牢固，只能小片切除；某些部位的深筋膜作为肌的起点（如前臂上 1/3 的筋膜），有些形成腱鞘（如腕部），很难切除；在头颈和四肢的一些部位，深筋膜还形成血管神经鞘、筋膜隔和支持带等重要结构，解剖时要小心辨认。最易剥离的深筋膜为肱二头肌筋膜，最难剥离的是背阔肌的筋膜。学生应通过解剖不同部位的筋膜体会深筋膜的特点，理解其功能。

（四）肌解剖法

解剖肌要注意修洁出肌的边界，去除肌表面的结缔组织，即深筋膜，观察肌的位置、形态、层次、起止、肌纤维的走行方向、肌腹和肌腱的配布及血管、神经的分布，并注意理解该肌的作用。

有时为了观察深处的结构，需要将肌切断。此时应注意断端尽量整齐；营养和支配肌的血管和神经应尽量保持完整。若需同时切断并排的两块或数块肌时，每块肌的断端应错开 1~2cm，以便以后复位观察。

（五）血管、神经解剖法

解剖血管和神经的目的是将其清晰地暴露并观察，通过解剖操作认清它们的起始、层次、毗邻、走行、分支和分布范围，需注意有无变异情况出现。

部分解剖从粗的血管和神经开始，由粗到细，仔细剖查，直到进入器官为止；部分解剖可逆向追踪血管、神经的分支至来源处。操作以钝性分离为主。对于粗大的血管神经束，可先用刀尖沿血管和神经的走向,划开包绕它们的结缔组织;然后用无齿解剖镊提起血管或神经,沿其两侧,用解剖剪做钝性分离(绪图-8)。清除血管或神经周围的结构时,应该在直视下小心进行。去除较粗大的静脉,应作双重结扎,在结扎线之间剪断。较小的伴行静脉可直接清除。

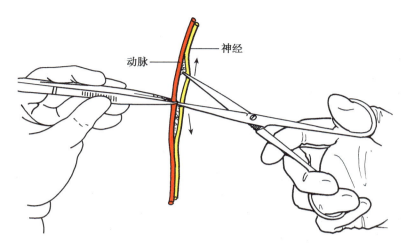

绪图-8　血管、神经解剖法

(六)浆膜腔探查法

人体内有胸膜腔、心包腔和腹膜腔等多个浆膜腔,形态各异、大小不同,易发生感染、积液或肿瘤细胞转移扩散。探查浆膜腔是为了体会和了解其位置、形态、境界、毗邻和大小等。

探查浆膜腔的主要方法,是切开浆膜的壁层以后,用手伸入浆膜腔,按一定的顺序仔细探查浆膜腔的各个部分,特别是壁层和脏层的各个部分及其相互移行和返折处。如果遇到浆膜腔内有明显的粘连,可以用手指小心进行钝性分离以后再探查;如果遇到浆膜腔内液体较多,影响探查,可用电吸引器吸除后再进行探查。

(七)脏器解剖法

解剖脏器的目的是暴露和观察其形态、位置、毗邻和内部结构,探查其血管和神经的分布等。所以,首先要原位暴露脏器,观察其位置、表面形态、浆膜配布、毗邻关系和体表投影,然后解剖暴露其血管和神经。必要时再切断其血管、神经和功能管道等固定装置,整体取下脏器,进行离体解剖观察,如心、肺、肝、肾等。

(八)骨性结构处理法

骨组织坚硬,不同部位的骨可用不同的器械处理。如用肋骨剪剪断肋骨,用椎管锯打开椎管,用钢丝锯或弓形锯锯开颅骨,用咬骨钳切断骨和修整骨的断端。骨的断端常较锐利,应避免被扎伤。

五、解剖操作的具体要求

1. 要体现人文精神　局部解剖所用的人体标本均来源于具有大爱和无私奉献精神的遗体捐献者,是医学生无言的老师。建议在首次解剖课前,做默哀缅怀仪式,有条件的学校可同时进行献花仪式。解剖过程中,要遵循人道主义精神和医学伦理的规则,自觉地尊重和爱护标本。解剖时要举止庄重,严肃认真,要像在患者身上实施手术一样,精益求精,不随意破坏任何一个结构,借此养成严谨的工作作风和良好的职业风范。

2. 要珍惜动手机会　局部解剖学是临床医学专业的必修课,既是理论强化课,又是技能训练课。能够亲自动手操作、实施人体解剖对医学生来说,机会十分珍贵,因此一定要重视解剖操作,珍惜解剖操作机会。要不怕"脏"、不怕累、不怕异味刺激,勤动手,多动脑,善观察。要注意团结协作,加强讨论总结,充分利用人体标本,在努力学好局部解剖学理论的前提下,初步掌握与外科手术相关的操作技能。

3. **要做好预习复习** 预习是保证解剖操作正确规范和提高课堂效率的必要措施。每次解剖操作之前,必须认真研读教材的文字和插图,同时复习有关的系统解剖学和局部解剖学理论知识,对照相关解剖学图谱、解剖操作视频,提前准备好解剖器械,了解将要解剖内容的重点、难点和解剖操作步骤,做到心中有数。

4. **要规范解剖操作** 规范的解剖操作是保证解剖质量和学好局部解剖学的必要前提,也能为临床外科手术操作打下良好的基础。首先必须正确使用解剖器械,必须严格按照教师和教材规定的解剖步骤和操作要求,按层次依次进行。既要解剖清楚,暴露充分,又不可盲目切割,任意行事。

5. **要仔细观察辨认** 观察和辨认解剖结构,是学习局部解剖学的关键和目的。解剖的过程中,要细致观察,仔细辨认,善于理论联系实际进行分析思考。

6. **要重视变异与畸形** 变异是指某些结构呈现的个体差异,出现率可高可低,往往对外观和功能影响不大;畸形是指异常的形态和结构,出现率相当低,往往对外观或功能有严重影响。在解剖操作过程中,可能会发现与教材的文字描述或图谱显示有所不同,会遇到书本没有反映的变异或畸形。某些变异(如血管的起点、走行和分支类型)和畸形(如先天性心血管畸形)具有十分重要的临床意义。所以,在解剖过程中一旦发现变异或畸形,要及时报告老师,让更多的同学一起观察,并开展讨论和研究,抓住不可多得的机会丰富大家的解剖学知识。

(钱亦华)

第一章 | 头 部

本章思维导图

第一节 | 概 述

头部 head 可分为颅与面两部分。颅的内腔为颅腔,容纳脑及其被膜、相应的血管、神经、脑脊液,面部有视器、位听器、口、鼻等器官。鼻腔与口腔是呼吸道和消化道的门户。视器、位听器以及口、鼻黏膜中的味器和嗅器属特殊感受器。

一、境界与分区

头部以下颌骨下缘、下颌角、乳突尖端、上项线和枕外隆凸的连线为界与颈部区分。头部又以眶上缘、颧弓上缘、外耳门上缘至乳突的连线为界,分为后上方的颅部和前下方的面部。

二、表面解剖

(一) 体表及骨性标志

头部的下述体表及骨性标志,对于头部结构的定位具有重要意义(图 1-1,图 1-2)。

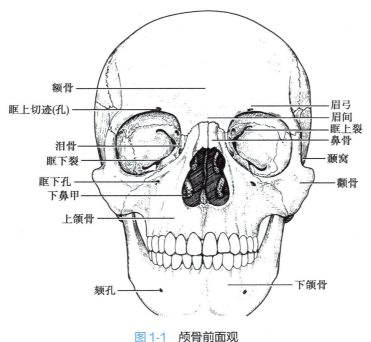

图 1-1 颅骨前面观

图中标注:额骨、眶上切迹(孔)、泪骨、眶下裂、眶下孔、下鼻甲、上颌骨、颏孔、眉弓、眉间、眶上裂、鼻骨、颞窝、颧骨、下颌骨

扫描图片
体验 AR

1. **眉弓** superciliary arch 为位于眶上缘上方、额结节下方的弓状隆起,男性隆起较显著。眉弓适对大脑额叶的下缘,其内侧份的深面有额窦。

2. **眶上切迹** supraorbital notch 有时成孔,即眶上孔,位于眶上缘的内、中 1/3 交界处,距正中线约 2.5cm,眶上血管和神经由此通过。用力按压时,可引起明显压痛。据统计,两侧均呈切迹者占59.2%,两侧成孔者占 36.1%,一侧成孔而另一侧为切迹者占 4.7%。

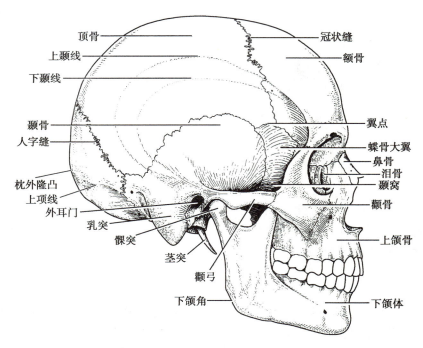

图1-2　颅骨侧面观

3. **眶下孔** infraorbital foramen　位于眶下缘中点的下方约0.8cm处,眶下血管及神经由此穿过。此处可进行眶下神经阻滞麻醉。

4. **颏孔** mental foramen　位于下颌第二前磨牙根下方,下颌体上、下缘连线的中点或稍上方,距正中线约2.5cm处。此孔呈卵圆形,开口多向后上方,有颏血管和神经通过,为颏神经麻醉的穿刺部位。颏孔的位置和开口方向均有随年龄变化的特点,位置可随年龄的增长而逐渐上移和后移,在7~8岁儿童略低于成人,15岁时接近成人位置,脱牙老人由于下颌牙槽吸收则多接近下颌体上缘;开口方向在婴儿期朝前上方或前方,6岁以后则朝向后上方。

眶上切迹(孔)、眶下孔和颏孔的连线,一般为一条直线(图1-1)。

5. **翼点** pterion　为额、顶、颞、蝶四骨汇合之处,位于颧弓中点上方约二横指处,多呈H形。翼点是颅骨的薄弱部分,其内面有脑膜中动脉沟,沟内有脑膜中动脉前支通过,此处受暴力打击时易发生骨折,并常伴有该动脉的撕裂出血,形成硬膜外血肿。

6. **颧弓** zygomatic arch　由颞骨的颧突和颧骨的颞突共同组成,全长均可触及。颧弓上缘,相当于大脑半球颞叶前端的下缘。颧弓下缘与下颌切迹间的半月形中点对应,为咬肌神经封闭及上、下颌神经阻滞麻醉的进针点。

7. **耳屏** tragus　为位于耳甲腔前方的扁平突起。在耳屏前上方约1cm处可触及颞浅动脉的搏动。耳屏前方也可以检查颞下颌关节的活动情况。

8. **髁突** condylar process　位于颧弓下方、耳屏前方。在张、闭口运动时,可触及髁突向前、后滑动,若髁突滑动受限,将导致张口困难。

9. **下颌角** angle of mandible　位于下颌体下缘与下颌支后缘相交处,有较明显的性别差异。下颌角位置突出,骨质较为薄弱,为下颌骨骨折的好发部位。

10. **乳突** mastoid process　位于耳垂后方,其基底部的前内方有茎乳孔,面神经由此孔出颅。在乳突后部的内面有乙状窦沟,容纳乙状窦。乳突根治术时,须注意勿伤及面神经和乙状窦。

11. **前囟点** bregma　为冠状缝与矢状缝的相交点,又名冠矢点。新生儿此处的颅骨骨化尚未完成,仍为结缔组织膜性连接,呈菱形,称为**前囟** anterior fontanelle,在1~2岁时闭合。临床上可借前囟的膨出或内陷,判断颅内压的高低。

12. **人字点 lambda**　为矢状缝与人字缝的相交点。有的人此处呈一线性凹陷,可以触知。新生儿的后囟即位于此处。后囟较前囟小,呈三角形,出生后3~6个月即闭合。患佝偻病和脑积水时,前、后囟均闭合较晚。

13. **枕外隆凸 external occipital protuberance**　是位于枕骨外面正中的最突出的隆起,与枕骨内面的窦汇相对应。枕外隆凸的下方有枕骨导血管,颅内压增高时此导血管常扩张,施行颅后窝开颅术时若沿枕外隆凸做正中切口,注意勿伤及导血管和窦汇,以免导致大出血。

14. **上项线 superior nuchal line**　为自枕外隆凸向两侧延伸至乳突的骨嵴,内面与横窦平齐。

(二)体表投影

为了判定脑膜中动脉和大脑半球上外侧面主要沟回的体表投影,可先确定以下6条标志线(图1-3)。①下水平线:通过眶下缘与外耳门上缘;②上水平线:经过眶上缘,与下水平线平行;③矢状线:是从鼻根越颅顶正中线到枕外隆凸的弧线;④前垂直线:通过颧弓中点;⑤中垂直线:经髁突中点;⑥后垂直线:经过乳突基部后缘。这些垂直线向上延伸,与矢状线相交。

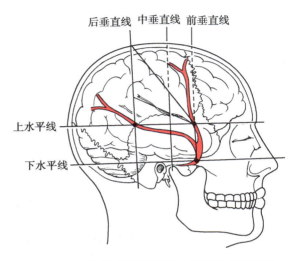

图1-3　大脑主要沟回和脑膜中动脉的体表投影

1. **脑膜中动脉的投影**　本干经过前垂直线与下水平线交点;前支通过前垂直线与上水平线的交点;后支则经过后垂直线与上水平线的交点。脑膜中动脉的分支状况,时有变异。探查前支,钻孔部位在距额骨颧突后缘和颧弓上缘各4.5cm的两线相交处;探查后支,则在外耳门上方2.5cm处进行。

2. **中央沟的投影**　在前垂直线和上水平线交点与后垂直线和矢状线交点的连线上,介于中垂直线与后垂直线间的一段。

中央沟位于冠状缝的后方约两横指处,且与冠状缝平行,其上端在鼻根与枕外隆凸连线中点后方1cm处。

3. **中央前、后回的投影**　分别位于中央沟投影线前、后各1.5cm宽的范围内。

4. **运动性语言中枢的投影**　通常位于左侧大脑半球额下回后部的运动性语言中枢,其投影区在前垂直线与上水平线相交点稍上方。

5. **外侧沟的投影**　其后支位于上水平线与中央沟投影线夹角的等分线上,前端起自翼点,沿颞骨鳞部上缘的前份向后,终于顶结节下方不远处。

6. **大脑下缘的投影**　为由鼻根中点上方1.25cm处开始向外,沿眶上缘向后,经颧弓上缘、外耳门上缘至枕外隆凸的连线。

第二节 ｜ 面　部

面部可划分为眶区、鼻区、口区和面侧区,面侧区又分为颊区、腮腺咬肌区和面侧深区。本节仅介绍面部浅层结构、腮腺咬肌区和面侧深区。

一、面部浅层结构

(一)皮肤和浅筋膜

面部皮肤薄而柔软,有弹性。移动性视其与深部组织连接的松紧情况而定,睑部连接疏松,鼻尖等部位连接紧密。面部皮肤含有较多的皮脂腺、汗腺和毛囊,是皮脂腺囊肿和疖肿的好发部位。浅筋膜由疏松结缔组织构成,其中颊部脂肪聚成的团块,称颊脂体。睑部皮下组织少而疏松,此部位易形成水肿。浅筋膜内有神经、血管和腮腺管穿行。由于血供丰富,面部创口愈合快,抗感染能力亦较强,但创伤时出血较多。

面静脉与颅内的海绵窦借多条途径相交通,因此面部感染有向颅内扩散的可能,尤其是口裂以上,两侧口角至鼻根的三角形区域,因该处面静脉缺乏静脉瓣,感染向颅内扩散的可能性更大,被称为"危险三角区"。面部的小动脉有丰富的内脏运动神经分布,反应灵敏,当情绪激动或患某些疾病时,面部的色泽也随之变化。

(二)面肌

面肌属于皮肌,薄而纤细,起自面颅诸骨或筋膜,止于皮肤,收缩时使面部呈现各种表情,故又称表情肌。面肌主要集中在眼裂、口裂和鼻孔的周围。面肌由面神经支配,面神经受损时,可引起面瘫。

(三)血管、淋巴引流和神经

1. 血管　分布于面部浅层的主要动脉为面动脉,有同名静脉伴行(图 1-4)。

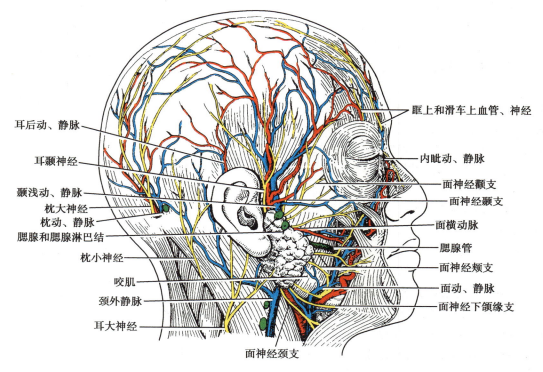

图 1-4　面部浅层结构

(1)**面动脉** facial artery:于颈动脉三角内起自颈外动脉,穿经下颌下三角,在咬肌止点前缘处出现于面部。面动脉行程迂曲,斜向前上行,经口角和鼻翼外侧至内眦,改称**内眦动脉** angular artery。面动脉的搏动在下颌骨下缘与咬肌前缘相交处可以触及。面动脉供区出血时,压迫此点可有一定的止血作用。面动脉的后方有面静脉伴行,浅面有部分面肌覆盖,并有面神经的下颌缘支和颈支越过。面动脉的分支有下唇动脉、上唇动脉和鼻外侧动脉。

(2)**面静脉** facial vein:起自内眦静脉,伴行于面动脉的后方,位置较浅,至下颌角下方与下颌后静脉的前支汇合成面总静脉,穿深筋膜,注入颈内静脉。面静脉经眼静脉与海绵窦相交通。口角平面以上的一段面静脉通常无瓣膜,面肌的收缩可促使血液逆流进入颅内。

2. 淋巴　面部浅层的淋巴管非常丰富,吻合成网。这些淋巴管通常注入下颌下淋巴结和颏下淋巴结。此外,面部还有一些不恒定的淋巴结,如位于眶下孔附近的颧淋巴结,颊肌表面的颊淋巴结和位于咬肌前缘处的下颌淋巴结,以上3群淋巴结的输出管均注入下颌下淋巴结。

3. 神经 面部的感觉神经为三叉神经,面肌的运动神经是面神经的分支。

(1)**三叉神经** trigeminal nerve:为混合神经,发出眼神经、上颌神经和下颌神经3大分支,其感觉支除分布于面深部外,终末支穿面颅各孔,分布于相应区域的皮肤。以下只介绍3个较大的分支。

1)**眶上神经** supraorbital nerve:为眼神经的分支,与同名血管伴行。由眶上切迹或孔穿出至皮下,分布于额部皮肤。

2)**眶下神经** infraorbital nerve:为上颌神经的分支,与同名血管伴行,穿出眶下孔,在提上唇肌的深面下行,分为数支,分布于下睑、鼻背外侧及上唇的皮肤。

3)**颏神经** mental nerve:为下颌神经的分支,与同名血管伴行,出颏孔,在降口角肌深面分为数支,分布于下唇及颏区的皮肤。

三叉神经3个主支在面部的分布以眼裂和口裂为界,眼裂以上为眼神经的分支分布,口裂以下为下颌神经的分支分布,两者之间为上颌神经的分支分布(图1-5)。

(2)**面神经** facial nerve:由茎乳孔出颅,向前穿入腮腺,先分为上、下两干,再各分为数支并相互交织成丛,最后呈扇形分为5组分支,支配面肌。

1)**颞支** temporal branch:有1~2支,多为2支,经下颌骨髁突浅面或前缘,距耳屏前1.0~1.5cm处出腮腺上缘,越过颧弓后段浅面,行向前上方,分布至枕额肌额腹、眼轮匝肌的上份及耳部肌。

2)**颧支** zygomatic branch:有1~4支,多为2~3支,经腮腺上前缘穿出,上部分支

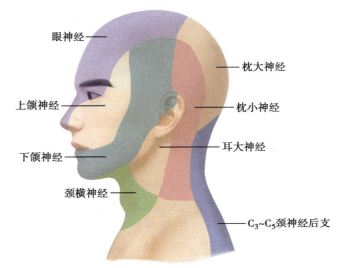

图1-5 三叉神经在头面部的分布区示意图

较细,行向前上方,经耳轮脚与外眦连线的中1/3段,越颧骨表面至上、下睑眼轮匝肌;下部分支较粗,沿颧弓下方平均1.3mm向前至颧肌和上唇方肌深面,分布至此二肌。在做翼点入路开颅时,切口应尽量靠近耳屏,分离浅筋膜时,应注意不要损伤面神经的颞支和颧支,以免引起术侧额纹消失、眼睑不能闭合。

3)**颊支** buccal branch:出腮腺前缘,支配颊肌和口裂周围诸肌。

4)**下颌缘支** marginal mandibular branch:从腮腺下端穿出后,行于颈阔肌深面,越过面动、静脉的浅面,沿下颌骨下缘前行,支配下唇诸肌及颏肌。

5)**颈支** cervical branch:由腮腺下端穿出,在下颌角附近至颈部,行于颈阔肌深面,并支配该肌。

二、面侧区

面侧区为位于颧弓、鼻唇沟、下颌骨下缘与胸锁乳突肌上份前缘之间的区域,包括颊区、腮腺咬肌区和面侧深区。本节重点介绍后两个区域。

(一)腮腺咬肌区

此区主要结构为腮腺、咬肌以及有关的血管、神经等。

1. 腮腺 parotid gland 略呈锥体形,底向外侧,尖向内侧突向咽旁,可分为浅、深两部,通常以下颌骨后缘或以穿过腮腺的面神经丛作为两者的分界(图1-6)。

(1)腮腺的位置和毗邻:腮腺位于面侧区,上缘邻接颧弓、外耳道和颞下颌关节;下平下颌角;前邻咬肌、下颌支和翼内肌的后缘,浅部向前延伸,覆盖于咬肌后份的浅面;后缘邻接乳突前缘及胸锁乳

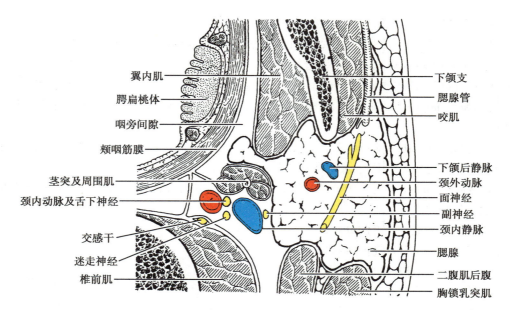

图 1-6　腮腺和面侧区的横断面（左侧，下面观）

突肌前缘的上份；深部位于下颌后窝内及下颌支的深面。腮腺的深面与茎突诸肌及深部血管、神经相邻。这些肌肉与血管、神经（包括颈内动、静脉，舌咽、迷走、副及舌下神经）共同形成"腮腺床"，紧贴腮腺的深面，并借茎突与位于其浅面的颈外动脉分开（图 1-7，图 1-8）。

（2）腮腺咬肌筋膜：为颈深筋膜浅层向上的延续，在腮腺后缘分为深、浅两层，包绕腮腺形成腮腺鞘，两层在腮腺前缘处融合，覆盖于咬肌表面，称为咬肌筋膜。

腮腺鞘与腮腺结合紧密，并发出间隔，深入到腺实质内，将腮腺分隔成许多小叶。由于腮腺有致密的筋膜鞘包裹，炎症时常引起剧痛。腮腺鞘的浅层特别致密，而深层薄弱且不完整，腮腺化脓时，脓肿因不易从浅层穿透而穿入深部，形成咽旁脓肿或穿向颈部。因化脓性腮腺炎多为小叶性脓肿，故在切开排脓时，应注意引流每一脓腔。

（3）**腮腺管** parotid duct：由腮腺浅部的前缘发出，在颧弓下一横指处，向前横行越过咬肌表面，至

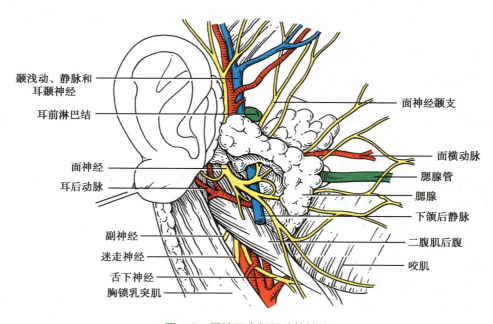

图 1-7　腮腺及穿经腮腺的结构

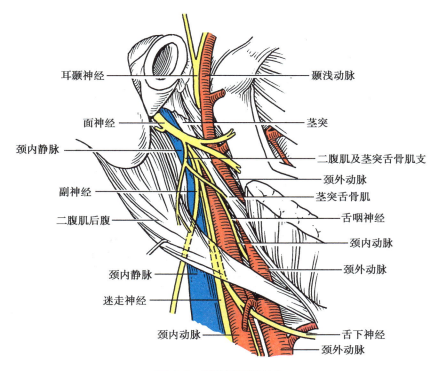

耳颞神经 —— 颞浅动脉

面神经 —— 茎突

颈内静脉 —— 二腹肌及茎突舌骨肌支

—— 颈外动脉

副神经 —— 茎突舌骨肌

二腹肌后腹 —— 舌咽神经

—— 颈内动脉

颈内静脉 —— 颈外动脉

迷走神经

颈内动脉 —— 舌下神经

—— 颈外动脉

图 1-8 腮腺深面的结构

咬肌前缘急转向内侧,穿颊肌,在颊黏膜下潜行一段距离,然后开口于与上颌第二磨牙相对处的颊黏膜上。开口处黏膜隆起,称腮腺乳头,可经此乳头插管,进行腮腺管造影。用力咬合时,在咬肌前缘处可以触摸到腮腺管。腮腺管的体表投影相当于自鼻翼与口角间的中点至耳屏间切迹连线的中 1/3 段。

(4)**腮腺淋巴结** parotid lymph node:位于腮腺表面和腺实质内。浅淋巴结引流耳郭、颅顶前部和面上部的淋巴,深淋巴结收集外耳道、中耳、鼻、腭和颊深部的淋巴,两者均注入颈外侧淋巴结。

2. **面神经与腮腺的关系** 面神经 facial nerve 在颅外的行程中,因穿经腮腺而分为 3 段。

第 1 段:是面神经干从茎乳孔穿出至进入腮腺以前的一段,位于乳突与外耳道之间的切迹内。此段长 1~1.5cm,向前经过茎突根部的浅面。此段虽被腮腺所遮盖,但尚未进入腮腺实质内,故显露面神经主干可在此处进行。

第 2 段:为腮腺内段。面神经主干于腮腺后内侧面进入腮腺,在腮腺内通常分为上、下两干,再发出分支,彼此交织成丛,最后形成颞、颧、颊、下颌缘、颈 5 组分支。面神经位于颈外动脉和下颌后静脉的浅面。正常情况下,面神经外膜与腮腺组织容易分离,但在病变时二者常紧密粘连,术中分离较为困难。腮腺肿瘤可压迫面神经,引起面瘫。

第 3 段:为面神经穿出腮腺以后的部分。面神经的 5 组分支,分别由腮腺浅部的上缘、前缘和下端穿出,呈扇形分布,至各相应区域支配面肌。

3. **穿经腮腺的血管和神经** 纵行的有颈外动脉,颞浅动、静脉,下颌后静脉及耳颞神经;横行的有上颌动、静脉,面横动、静脉和面神经及其分支。上述血管、神经的位置关系,由浅入深依次为:面神经及其分支,下颌后静脉,颈外动脉及耳颞神经。

(1)**下颌后静脉** retromandibular vein:颞浅静脉和上颌静脉与同名动脉伴行,穿入腮腺,汇合形成下颌后静脉,在颈外动脉的浅面下行,分为前、后两支,穿出腮腺。前支与面静脉汇合成面总静脉,注入颈内静脉;后支与耳后静脉合成颈外静脉。

(2)**颈外动脉** external carotid artery:由颈部上行,经二腹肌后腹和茎突舌骨肌深面,入下颌后窝,由深面穿入腮腺,行于下颌后静脉的前内侧,至下颌颈平面分为两个终支。上颌动脉行经下颌颈内侧入颞下窝;颞浅动脉在腮腺深面发出面横动脉,然后越颧弓至颞区。

（3）**耳颞神经** auriculotemporal nerve：穿入腮腺鞘，经腮腺深面至颞区。当耳颞神经因腮腺肿胀或受肿瘤压迫时，可引起由颞区向颅顶部放射的剧痛。

4. **咬肌** masseter muscle　起自颧弓下缘及其深面，止于下颌支外侧面和咬肌粗隆。该肌的后上部为腮腺所覆盖，表面覆以咬肌筋膜，浅面有面横动脉、腮腺管、面神经的颊支和下颌缘支横过。咬肌与颞肌、翼内肌、翼外肌共同组成咀嚼肌（图1-9），它们都作用于颞下颌关节，受三叉神经第3支的运动纤维支配。

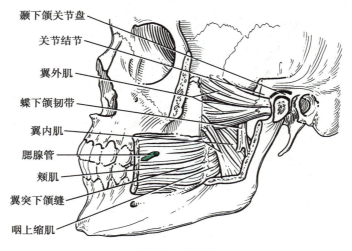

图 1-9　咀嚼肌

（二）面侧深区

此区位于颅底下方，口腔及咽的外侧，其上部通颞窝。

1. **境界**　面侧深区由顶、底和四壁围成，顶为蝶骨大翼的颞下面，底平下颌骨下缘，前壁为上颌骨体的后面，后壁为腮腺深部，外侧壁为下颌支，内侧壁为翼突外侧板和咽侧壁（图1-10）。

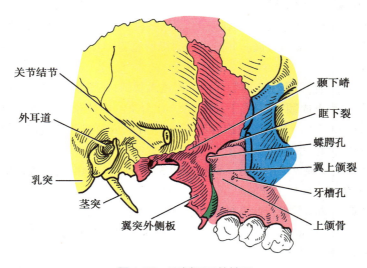

图 1-10　面侧深区的境界

2. **内容**　面侧深区有翼内、外肌及出入颅底的血管、神经通过。翼静脉丛与上颌动脉位于颞下窝浅部，翼内肌、翼外肌、下颌神经及其分支位于深部（图1-11，图1-12）。

（1）翼内、外肌

1）**翼内肌** medial pterygoid muscle：起自翼窝，肌纤维斜向外下，止于下颌支内侧面的翼肌粗隆。

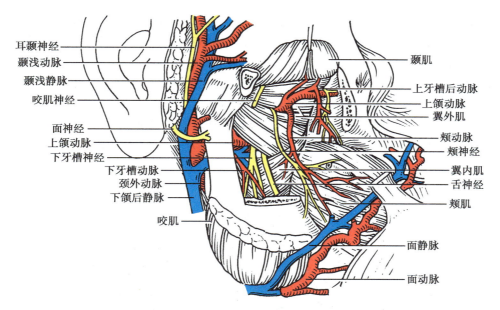

图 1-11　面侧深区的血管、神经（浅部）

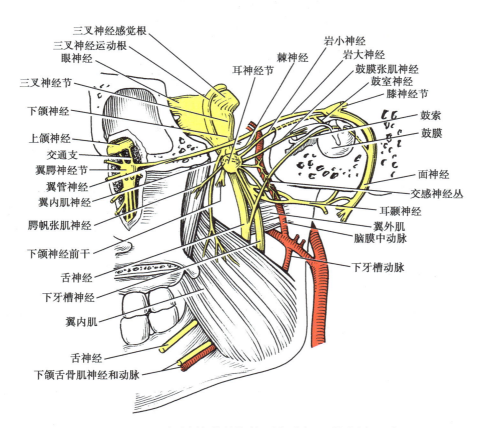

图 1-12　颞下窝内侧部的结构（切除部分颅骨，从内侧面观）

翼内肌单侧收缩时，使下颌骨向对侧移动，两侧同时收缩时，使下颌骨上提和前移。

2）**翼外肌** lateral pterygoid muscle：有两头，上头起自蝶骨大翼的颞下面，下头起自翼突外侧板的外面。两束肌纤维均斜向外后方，止于下颌颈前面的翼肌凹。

翼内肌位于颞下窝的下内侧部，翼外肌位于上外侧部。两肌腹间及其周围的疏松结缔组织中，有血管、神经交错穿行。

（2）**翼静脉丛** pterygoid venous plexus：是位于颞下窝内，翼内肌、翼外肌与颞肌之间的静脉丛。翼静脉丛收纳与上颌动脉分支伴行的静脉，最后汇合成上颌静脉，回流到下颌后静脉。翼静脉丛与上颌动脉位于颞下窝的浅部；翼内肌、翼外肌、下颌神经及其分支则位于颞下窝的深部。

翼静脉丛通过眼下静脉和面深静脉与面静脉相通，并经卵圆孔静脉丛及破裂孔导血管与海绵窦相通，故口、鼻、咽等部的感染，可沿上述途径蔓延至颅内。

（3）**上颌动脉** maxillary artery：平下颌颈高度起自颈外动脉，经下颌颈的深面入颞下窝，行经翼外肌的浅面或深面，经翼上颌裂入翼腭窝。上颌动脉以翼外肌为标志可分为 3 段（图 1-13）。

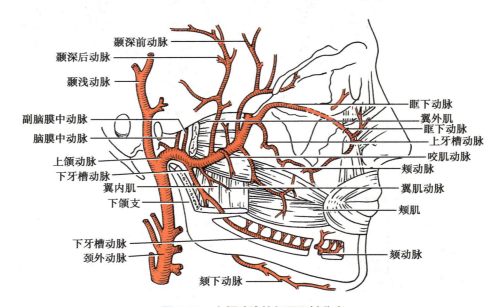

图 1-13　上颌动脉的行程及其分支

第 1 段：位于下颌颈深面，自起点至翼外肌下缘。其主要分支有：①**下牙槽动脉** inferior alveolar artery 经下颌孔入下颌管，分支至下颌骨、下颌牙及牙龈，终支出颏孔，分布于颏区；②**脑膜中动脉** middle meningeal artery 行经翼外肌深面，穿耳颞神经两根之间垂直上行，经棘孔入颅，分布于颞顶区内面的硬脑膜。

第 2 段：位于翼外肌的浅面或深面，分支至翼内肌、翼外肌、咬肌和颞肌，另发出**颊动脉** buccal artery 与颊神经伴行，分布于颊肌及颊黏膜。

第 3 段：位于翼腭窝内，主要分支有：①**上牙槽后动脉** posterior superior alveolar artery 向前下穿入上颌骨后面的牙槽孔，分布于上颌窦，上颌后份的牙槽突、牙、牙龈等；②**眶下动脉** inferior orbital artery 经眶下裂、眶下管，出眶下孔，沿途发出分支，分布于上颌前份的牙槽突、牙、牙龈，最后分布于下睑及眶下方的皮肤。

（4）**下颌神经** mandibular nerve：为三叉神经最大的分支，自卵圆孔出颅进入颞下窝，主干短，位于翼外肌的深面。下颌神经发出的运动支支配咀嚼肌，包括翼内肌神经，翼外肌神经，颞深前、后神经和咬肌神经。下颌神经还发出下述 4 个感觉支（图 1-14）。

1）**颊神经** buccal nerve：经翼外肌两头之间穿出，沿下颌支前缘的内侧下行至咬肌前缘，穿颊肌分布于颊黏膜、颊侧牙龈，另有分支穿颊脂体分布于颊区和口角的皮肤。

2）**耳颞神经** auriculotemporal nerve：以两根起自下颌神经，环绕脑膜中动脉，然后又合成一干，沿翼外肌深面，绕下颌骨髁突的内侧至其后方转向上行，穿入腮腺鞘，于腮腺上缘处浅出，分布于外耳道、耳郭及颞区的皮肤。

3）**舌神经** lingual nerve：经翼外肌深面下行，途中接受鼓索的味觉纤维和副交感纤维，继续向前

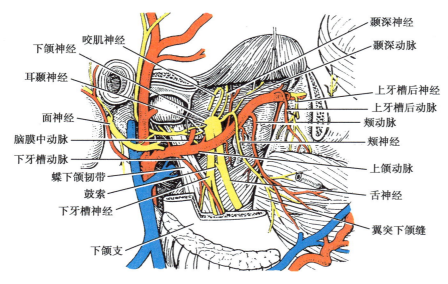

图 1-14 面侧深区的血管、神经（深部）

下行,穿经下颌支与翼内肌之间,达下颌下腺的上方,再沿舌骨舌肌的浅面前行至口底,分布于下颌舌侧牙龈、下颌下腺、舌下腺、舌前 2/3 及口底的黏膜。

4）**下牙槽神经** inferior alveolar nerve:位于舌神经的后方,与同名动、静脉伴行,经下颌孔,入下颌管,发支分布于下颌骨及下颌诸牙。出颏孔后称颏神经,分布于颏区皮肤。

三、面部的间隙

面部的间隙位于颅底与上、下颌骨之间,是散在于骨、肌肉与筋膜之间的间隙,彼此相通。间隙内充满疏松结缔组织,感染可沿间隙扩散。主要介绍以下 3 个间隙（图 1-15）。

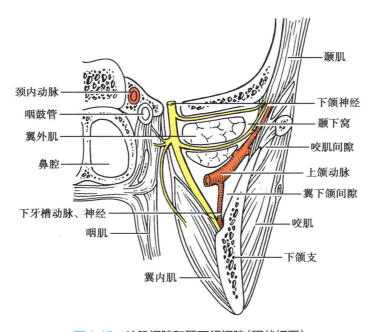

图 1-15 咬肌间隙和翼下颌间隙（冠状切面）

1. **咬肌间隙** masseter space 位于咬肌深部与下颌支上部之间的间隙,咬肌的血管、神经即通过下颌切迹穿入此隙,从深面进入咬肌。此间隙的前方紧邻下颌第三磨牙,许多牙源性感染如第三磨牙冠周炎、牙槽脓肿和下颌骨骨髓炎等均有可能扩散至此间隙。

2. 翼下颌间隙 pterygomandibular space 位于翼内肌与下颌支之间,与咬肌间隙仅隔下颌支,两间隙经下颌切迹相通。上界为翼外肌下缘,下界是翼内肌在下颌支附着处,前界为颞肌、颊肌,后界为腮腺和下颌支后缘。间隙内容纳下牙槽神经、舌神经,下牙槽动、静脉及疏松结缔组织。翼下颌间隙向前与颊肌和咬肌之间的颊间隙相通,向后隔颈深筋膜浅层与咽旁间隙相邻,向上与颞下间隙相通。翼下颌间隙的感染常来自下颌磨牙的炎症。下牙槽神经阻滞麻醉就是把药液注射于此间隙内。

3. 舌下间隙 sublingual space 呈马蹄铁形,上界为口底黏膜,下界为下颌舌骨肌及舌骨舌肌,前外侧为下颌舌骨肌起点以上的下颌骨体内侧面骨壁,后界止于舌根。间隙内有舌下腺、下颌下腺的深部及腺管、下颌下神经节、舌神经、舌下神经和舌下血管等。舌下间隙向后在下颌舌骨肌群后缘处与下颌下间隙相交通,向后上与翼下颌间隙相通,在前方两侧舌下间隙彼此相通。

第三节 │ 颅 部

颅部由颅顶、颅底和颅腔三部分组成。颅顶又分为额顶枕区和颞区,并包括其深面的颅顶诸骨。颅底有内、外面之分。内面分为颅前窝、颅中窝和颅后窝3部分。颅底有许多重要的孔道,是神经、血管出入颅的部位。

一、颅顶

(一)额顶枕区

1. 境界 前为眶上缘,后为枕外隆凸和上项线,两侧借上颞线与颞区分界。

2. 层次 覆盖于此区的软组织由浅入深分为五层,依次为:皮肤、浅筋膜(皮下组织)、帽状腱膜及颅顶肌(额、枕肌)、腱膜下间隙和颅骨外膜(图1-16)。其中,浅部3层紧密连接,难以将其各自分开,因此常将此3层合称"头皮"。深部两层连接疏松,较易分离。

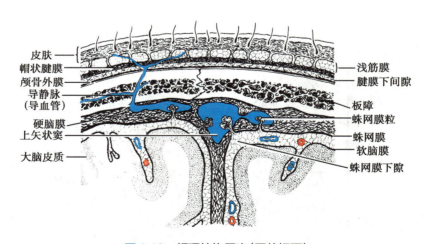

图1-16 颅顶结构层次(冠状切面)

(1)皮肤:此区皮肤厚而致密,并有两个显著特点,一是含有大量毛囊、汗腺和皮脂腺,为疖肿或皮脂腺囊肿的好发部位;二是具有丰富的血管,外伤时易出血,但创口愈合较快。

(2)浅筋膜:由致密结缔组织和脂肪组织构成,并有许多结缔组织小梁,使皮肤和帽状腱膜紧密相连,并将脂肪分隔成许多小格,内有血管和神经穿行。感染时渗出物不易扩散,早期即可压迫神经末梢引起剧痛。此外,小格内的血管,多被周围结缔组织固定,创伤时血管断端不易自行收缩闭合,故出血较多,常需压迫或缝合止血。浅筋膜内的血管和神经可分为前、后、外3组(图1-17)。

1)前组:又包括内、外侧两组。外侧组距正中线约2.5cm,有眶上动脉、眶上静脉和眶上神经。内

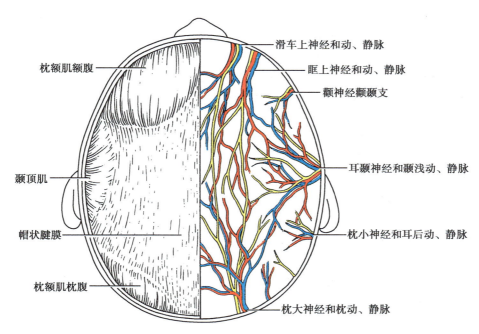

图 1-17　枕额肌及颅顶部的血管、神经

侧组距正中线约 2cm,有滑车上动脉、滑车上静脉和滑车上神经。眶上动脉系眼动脉的分支,与眶上神经伴行,在眼眶内行于上睑提肌和眶上壁之间,至眶上缘穿过眶上孔(切迹)到达额部。滑车上动脉是眼动脉的终支之一,与滑车上神经伴行,在外侧组的内侧绕额切迹至额部。上述两组动脉和神经的伴行情况,常是眶上动脉在眶上神经的外侧,滑车上动脉在滑车上神经的内侧。眶上神经和滑车上神经都是眼神经的分支,所以三叉神经痛患者可在眶上缘的内、外 1/3 处有压痛。

2)后组:枕动脉和枕大神经分布于枕部。枕动脉是颈外动脉的分支,从颈部向后走行,经颞骨乳突的枕动脉沟,斜穿枕部一些肌肉而达枕部皮下。枕大神经穿过项深部肌群后,在上项线平面距正中线 2cm 处穿斜方肌腱膜,然后和枕动脉伴行,走向颅顶。枕动脉在枕大神经外侧,两者间有一定的距离。封闭枕大神经可于枕外隆凸下方一横指处,向两侧约 2cm 处进行。

颅顶的动脉有广泛的吻合,不但左右两侧互相吻合,而且颈内动脉系统和颈外动脉系统也互相联系,所以头皮在发生大块撕裂时也不易坏死。由于血管、神经从四周向颅顶走行,所以因开颅手术而做皮瓣时,皮瓣的蒂应在下方。瓣蒂应是血管和神经干所在部位,以保证皮瓣的营养。而做一般切口则应呈放射状,以免损伤血管和神经。

颅顶的神经都走行在皮下组织中,而且分布互相重叠,所以局部麻醉时须将药物注射在皮下组织内,皮下组织内有粗大的纤维束,注射时可感到阻力较大。因神经分布互相重叠,故阻滞一支神经常常得不到满意的效果,应当将神经阻滞的范围扩大。

3)外侧组:包括耳前和耳后两组,来源于颞区(见后述)。

(3)**帽状腱膜** epicranial aponeurosis:前连枕额肌的额腹,后连枕腹,两侧逐渐变薄,续于颞筋膜。整个帽状腱膜都很厚实坚韧,并与浅层的皮肤和浅筋膜紧密相连,被称为头皮。

头皮外伤若未伤及帽状腱膜,则伤口裂开不明显;若帽状腱膜同时受伤,由于枕额肌的牵拉则伤口裂开,尤以横向裂口为甚。缝合头皮时一定要将此层缝好,一方面可以减少皮肤的张力,有利于伤口愈合,另一方面也有利于止血。开颅术后因脑水肿和颅内压高,此时硬脑膜张力较大无法缝合,可以使用人工脑膜进行修补。自体筋膜因其良好的生物相容性和较低的排斥反应风险,通常是首选的修补材料。这样可以避免脑脊液漏及颅内感染,同时也要密缝帽状腱膜。

(4)**腱膜下间隙** subaponeurotic space:此层又称帽状腱膜下疏松结缔组织,是位于帽状腱膜与骨膜之间的薄层疏松结缔组织。此间隙范围较广,前至眶上缘,后达上项线。头皮借此层与颅骨外膜疏松连接,故移动性大,开颅时可经此间隙将皮瓣游离后翻起,头皮撕脱伤也多沿此层分离。

腱膜下间隙出血易广泛蔓延,形成较大的血肿,瘀斑可出现于鼻根及上眼睑皮下。此间隙内的静脉,经导静脉与颅骨的板障静脉及颅内的硬脑膜静脉窦相通,若发生感染,可经上述途径继发颅骨骨髓炎或向颅内扩散,因此此层被认为是颅顶部的"危险层"。

（5）颅骨外膜:由致密结缔组织构成,借少量结缔组织与颅骨表面相连,二者易于剥离。严重的头皮撕脱伤可将头皮连同部分骨膜一并撕脱。骨膜与颅缝紧密愈着,骨膜下血肿常局限于一块颅骨的范围内。

（二）颞区

1. **境界**　位于颅顶的两侧,介于上颞线与颧弓上缘之间。

2. **层次**　此区的软组织,由浅入深亦有5层,依次为:皮肤、浅筋膜、颞筋膜、颞肌和颅骨外膜。

（1）皮肤:颞区的皮肤移动性较大,手术时无论选择纵行还是横行切口,均易缝合,愈合后的瘢痕亦不明显。

（2）浅筋膜:所含脂肪组织较少。血管和神经可分为耳前和耳后两组。

1）耳前组:有颞浅动脉、颞浅静脉和耳颞神经,三者伴行,出腮腺上缘,越颧弓到达颞区。颞浅动脉为颈外动脉的两终支之一,其搏动可在耳屏前方触及,该动脉在颧弓上方2~3cm处分为前、后两支;颞浅静脉汇入下颌后静脉;耳颞神经是三叉神经第三支下颌神经的分支,可在耳轮脚前方进行局部阻滞麻醉。

2）耳后组:有耳后动脉、耳后静脉和枕小神经,分布于颞区后部。耳后动脉起自颈外动脉;耳后静脉汇入颈外静脉;枕小神经来自第2、3颈神经前支,属颈丛的分支。

（3）**颞筋膜** temporal fascia:上方附着于上颞线,向下分为深、浅两层,浅层附着于颧弓的外面,深层附着于颧弓的内面。两层之间夹有脂肪组织,颞中动脉(发自上颌动脉)及颞中静脉由此经过。

（4）**颞肌** temporal muscle:呈扇形,起自颞窝和颞筋膜深面,前部肌纤维向下,后部肌纤维向前,逐渐集中,经颧弓深面,止于下颌骨的冠突(图1-18)。经颞区开颅术切除部分颞骨鳞部后,颞肌和颞筋

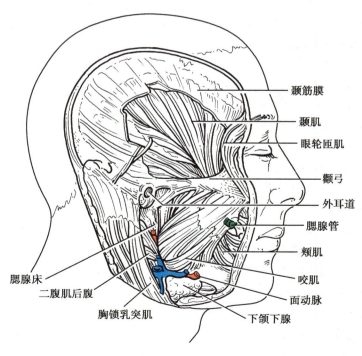

图 1-18　颞区层次结构

右侧标注（从上到下）：颞筋膜、颞肌、眼轮匝肌、颧弓、外耳道、腮腺管、颊肌、咬肌、面动脉、下颌下腺

左侧标注（从下到上）：腮腺床、二腹肌后腹、胸锁乳突肌

膜有保护脑膜和脑组织的作用,故开颅减压术常采用颞区入路。颞肌深部有颞深血管和神经,颞深动脉来自上颌动脉,颞深神经来自下颌神经,支配颞肌。

（5）骨膜 periosteum:较薄,紧贴于颞骨表面,因此此区很少发生骨膜下血肿。骨膜与颞肌之间含有大量脂肪组织,称颞筋膜下疏松结缔组织,并经颧弓深面与颞下间隙相通,再向前则与面的颊脂体相连续。因此,颞筋膜下疏松结缔组织中有出血或炎症时,可向下蔓延至面部,形成面深部的血肿或脓肿,而面部炎症,如牙源性感染也可蔓延到颞筋膜下疏松结缔组织中。

（三）颅顶骨

颅顶骨在胚胎发育时期是膜内化骨,出生时尚未完全骨化,因此在某些部位仍保留膜性结构,如前囟和后囟等处。

颅顶各骨均属扁骨。前方为额骨,后方为枕骨。在额、枕骨之间是左、右顶骨。两侧前方小部分为蝶骨大翼;后方大部分为颞骨鳞部。颅顶各骨之间以颅缝相接合,发生颅内压增高时,在小儿骨缝可稍分离。

成人颅顶骨的厚度约为 0.5cm,最厚的部位可达 1cm,颞区最薄,仅有 0.2cm。由于颅顶骨各部的厚度不一,故开颅钻孔时应予注意。

颅顶骨呈圆顶状,并有一定的弹性。受外力打击时常集中于一点,成人骨折线多以受力点为中心向四周放射,而小儿颅顶骨弹性较大,故外伤后常发生凹陷性骨折。

颅顶骨分为外板、板障和内板三层。外板较厚,对张力的耐受性较大,而弧度较内板为小。内板较薄,质地亦较脆弱,又称玻璃样板。因此,外伤时可出现外板保持完整,而内板发生骨折。骨折片可刺伤局部的血管、脑膜和脑组织等而引起血肿。

板障是内、外板之间的骨松质,含有骨髓,并有板障静脉位于板障管内。板障管在 X 线片上呈裂纹状,有时可被误认为骨折线,应注意鉴别。由于板障静脉位于骨内,手术时不能结扎,常用骨蜡止血。板障静脉通常可归纳为 4 组(图 1-19):①**额板障静脉** frontal diploic vein;②**颞前板障静脉** anterior temporal diploic vein;③**颞后板障静脉** posterior temporal diploic vein;④**枕板障静脉** occipital diploic vein。当头皮撕脱伤及颅骨骨膜时,应在颅骨上密集钻孔至板障层,等待肉芽组织长出后再植皮封闭创面。

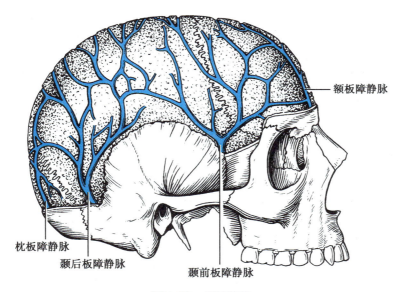

图 1-19　板障静脉

二、颅底内面

颅底有许多重要的孔道,是神经、血管出入颅的部位(图 1-20)。颅底有内、外面之分。内面分为颅前窝、颅中窝和颅后窝 3 部分。

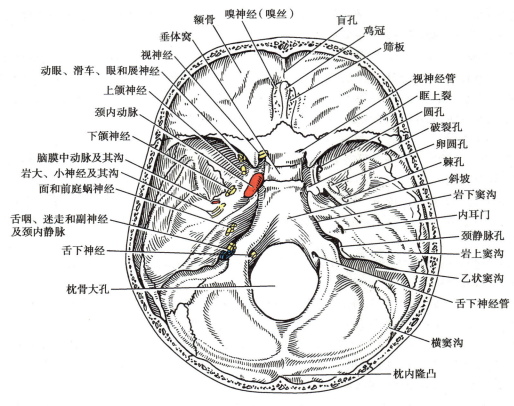

图1-20 颅底内面

颅底在结构和邻接上有其特点,当颅底损伤时除本身的症状外,还可出现邻近器官受损的表现。颅底结构特点为:①颅底的各部骨质厚薄不一,由前向后逐渐增厚,颅前窝最薄,颅后窝最厚,骨质较薄的部位在外伤时易骨折。②颅底的孔、裂、管是神经、血管出入的通道,而某些骨内部又形成空腔性结构,如鼻旁窦、鼓室等,这些部位都是颅底的薄弱点,外伤时容易骨折,而且常伴有脑神经和血管损伤。③颅底与颅外的一些结构关系密切,常相互连通,如翼腭窝、咽旁间隙、眼眶等,这些部位的病变,如炎症、肿瘤等可蔓延入脑;相反,颅内病变也可引起其中某些部位的病变。④颅底骨与硬脑膜紧密愈着,外伤后不会形成硬膜外血肿,但常伴脑膜损伤,引起脑脊液外漏。中颅底硬膜由两层组成,相互间结构疏松,除形成 Meckel 腔及海绵窦外,还在中颅底形成一个潜在的硬膜间腔,内有三叉神经的分支走行。此间腔向内至小脑幕游离缘,向后外至下颌神经的后缘,向前外至眶上裂到圆孔、卵圆孔的连线上相互融合,并与出入孔裂的神经血管鞘延续。

(一) 颅前窝

颅前窝 anterior cranial fossa 容纳大脑半球额叶,正中部凹陷,由筛骨筛板构成鼻腔顶,前外侧部形成额窦和眶的顶部。颅前窝骨折涉及筛板时,常伴有脑膜和鼻腔顶部黏膜撕裂,脑脊液或血液直接漏至鼻腔,若伤及嗅神经会导致嗅觉丧失;骨折线经过额骨眶板时,可见结膜下出血的典型症状。此外,额窦亦常受累,脑脊液和血液也可经额窦而流入鼻腔。

位于颅前窝脑的动脉主要来自大脑前动脉,它是颈内动脉的两个终末支之一,在视神经前上方走行,到达大脑纵裂,在此通过较短的横行的前交通动脉(长 4~8mm)与对侧大脑前动脉吻合,并分出皮质支和中央支,供应额叶及其附近区域。大脑前动脉发出的走行于眶面的皮质支主要有眶额内侧动脉和额极动脉,供应相应区域。

(二) 颅中窝

颅中窝 middle cranial fossa 呈蝶形,可分为较小的中央部(蝶鞍区)和两个较大而凹陷的外侧部。

1. **蝶鞍区** 位于蝶骨体上面,为蝶鞍及其周围区域。该区主要的结构有垂体、垂体窝和两侧的海绵窦等。

（1）**蝶鞍** sella turcica：包括前床突、交叉前沟、鞍结节、垂体窝、鞍背和后床突。蝶鞍的形态与颅形及蝶窦的发育程度有关。

蝶鞍的形态可出现如下变异：①前、后床突间出现骨性桥连结，称为鞍桥，出现率为6%，多为双侧性，有时不完整。②前、后床突之间有时有韧带连结，形成孔，孔内有颈内动脉经过，出现率为10%；如此孔过小，可影响颈内动脉供血区的血液循环，需手术切断韧带。③前床突侧移或缺如。

（2）**垂体** hypophysis：为灰红色卵圆形小体，位于蝶鞍中央的垂体窝内，借漏斗和垂体柄穿过鞍膈与第三脑室底的灰结节相连。垂体横径12~14mm，前后径8~10mm，高度6.7~5.2mm，在冠状断面和矢状断面上均呈横置的肾形，在横断面上整个垂体呈椭圆形，垂体前叶呈肾形。垂体肿瘤可突入第三脑室，发生脑脊液循环障碍，引起颅内压增高。

垂体的血液供应来自颈内动脉和大脑前动脉等发出的单条垂体下动脉和数条细小的垂体上动脉。垂体门脉系统将下丘脑产生的垂体释放激素和释放抑制激素输送到垂体前叶，以控制垂体激素的分泌。垂体的静脉注入海绵窦。

（3）**垂体窝** hypophyseal fossa：垂体窝的顶为硬脑膜形成的鞍膈，鞍膈的前上方有视交叉和经视神经管入颅的视神经。垂体前叶的肿瘤可将鞍膈的前部推向上方，压迫视交叉，出现视野缺损。垂体窝的底仅隔一薄层骨壁与蝶窦相邻。垂体病变时可使垂体窝的深度增加，甚至侵及蝶窦。垂体窝的前方为**鞍结节** tuberculum sella，后方为**鞍背** dorsum sella，垂体肿瘤时，两处的骨质可因受压而变薄，甚至出现骨质破坏现象。垂体窝的两侧为海绵窦，垂体肿瘤向两侧扩展时，可压迫海绵窦，发生海绵窦淤血及脑神经受损的症状。在垂体肿瘤切除术中，要注意避免损伤视神经及视交叉、海绵窦和颈内动脉等。

（4）**海绵窦** cavernous sinus：位于蝶鞍的两侧，前达眶上裂内侧部，后至颞骨岩部的尖端，为一对重要的硬脑膜静脉窦，由硬脑膜两层间的腔隙构成。窦内有颈内动脉和展神经通行。颅底骨折时，除可伤及海绵窦外，亦可伤及颈内动脉和展神经。窦内间隙有许多结缔组织小梁，将窦腔分隔成许多小的腔隙，窦中血流缓慢，感染时易形成血栓。两侧海绵窦经鞍膈前后的海绵间窦相交通，故一侧海绵窦的感染可蔓延到对侧。

在窦的外侧壁内，自上而下排列有动眼神经、滑车神经、眼神经与上颌神经。海绵窦一旦发生病变，可出现海绵窦综合征，表现为上述神经麻痹与神经痛、结膜充血以及水肿等症状。

窦的前端与眼静脉、翼静脉丛、面静脉和鼻腔的静脉相交通，面部的化脓性感染可借上述通道扩散至海绵窦，引起海绵窦炎与血栓形成。

窦的内侧壁上部与垂体相邻，垂体肿瘤可压迫窦内的动眼神经和展神经等，以致引起眼球运动障碍、眼睑下垂、瞳孔开大及眼球突出等。窦的内侧壁下部借薄的骨壁与蝶窦相邻，故蝶窦炎亦可引起海绵窦血栓形成。

窦的后端在颞骨岩部尖端处，分别与岩上、下窦相连。岩上窦汇入横窦或乙状窦，岩下窦经颈静脉孔汇入颈内静脉。窦的后端与位于岩部尖端处的三叉神经节靠近。海绵窦向后还与枕骨斜坡上的基底静脉丛相连，后者向下续于椎内静脉丛。椎内静脉丛又与体壁的静脉相通，故腹膜后间隙的感染可经此途径蔓延至颅内（图1-21）。

显示海绵窦的最佳断层是冠状断层。海绵窦位于蝶鞍两旁，两侧形状和大小对称，外缘平或稍外凸。如出现下列CT征象，应考虑为异常海绵窦：①大小不对称；②形状不对称，尤其外侧壁；③窦内局限性异常密度区。

（5）**基底动脉环**：又称 Willis 环，是颅底最大的动脉吻合环，连合颈内动脉系和椎-基底动脉系（图1-22），位于蝶鞍上方脚间池深部的蛛网膜下隙内，环绕视交叉、漏斗以及脚间窝的其他结构。从颈内动脉发出的大脑前动脉在前方通过前交通动脉与对侧大脑前动脉吻合，在后方两支大脑后动脉从基底动脉分出，通过两侧的后交通动脉与颈内动脉相连。基底动脉环是调节两侧颈内动脉

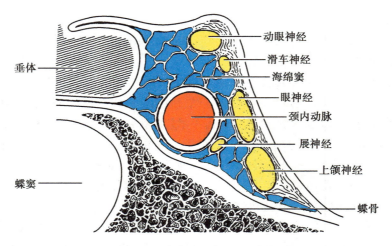

垂体

动眼神经

滑车神经

海绵窦

眼神经

颈内动脉

展神经

上颌神经

蝶窦

蝶骨

图 1-21　海绵窦（冠状断面）

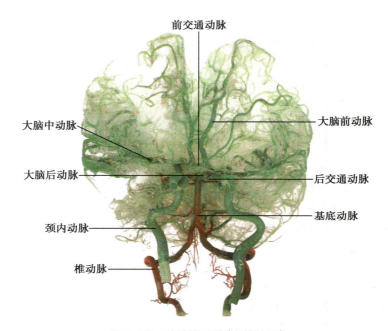

前交通动脉

大脑中动脉

大脑后动脉

颈内动脉

椎动脉

大脑前动脉

后交通动脉

基底动脉

图 1-22　脑动脉系统（血管铸型）

系和椎-基底动脉系血流的重要结构,如果某支血管阻塞,可改变血流方向通过此动脉环供应相应脑区。

　　形成动脉环的血管在类型和管径上均存在较大的个体差异,有时某条血管的明显狭窄会降低其血流调节的作用,动脉环的某支动脉或者交通动脉在某些个体可以完全缺如,或有各种各样的发育不全,或者成双支。动脉环的血流动力学受到交通动脉不同管径的影响,同时与大脑前、后动脉起始部位及与交通动脉的连接方式有关。不同个体间最大的管径变异是后交通动脉。通常与后交通动脉连接前的大脑后动脉的直径大于后交通动脉,在这些个体中,枕叶的血供主要来自椎-基底动脉系。有时相反,在这些个体中,枕叶的血供主要来自颈内动脉发出的后交通动脉。大脑前动脉起始段的发育不全常常比前交通动脉多,并在 1/3 的个体中造成动脉环的缺陷。

　　颈内动脉终末段转向视神经的下方,穿行于视神经和动眼神经之间,在大脑外侧沟内后方分出大脑前动脉和大脑中动脉,大脑中动脉的第一个分支处(前支和顶支的分叉处)由于血流的冲击力较大,是脑动脉瘤的好发部位。

　　2. 颅中窝外侧部　容纳大脑半球的颞叶。眶上裂内有动眼神经、滑车神经、展神经、眼神经及眼上静脉穿行。在颈动脉沟外侧,由前内向后外有圆孔、卵圆孔和棘孔,分别有上颌神经、下颌神经及脑膜中动脉通过。脑膜中动脉多数发自上颌动脉(94%),经棘孔入颅,分为额支和顶支。通常额支在经过翼点附近行于骨管内(60%),骨管平均长度为1.0cm,此处骨质较薄,受到外力打击时容易受损而出血;在分离硬膜时,也可能撕破而发生颅内出血。该动脉常与硬脑膜粘连,不易分离,但在硬膜外入路中,必须切断脑膜中动脉,才能充分翻开岩骨表面的硬膜。在弓状隆起的外侧有鼓室盖,由薄层骨板构成,分隔鼓室与颞叶及脑膜。在颞骨岩部尖端处有三叉神经压迹,三叉神经节在此处位于硬脑膜形成的间隙内;去除颞骨岩嵴及鼓室盖的部分骨质,可见面神经及其膝神经节、鼓索等(图1-23)。

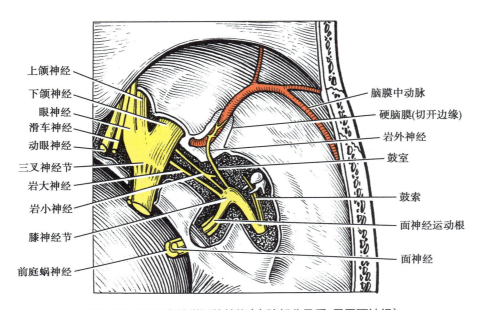

图1-23　颞骨岩嵴附近的结构(去除部分骨质,显露面神经)

颅中窝由于有多个孔、裂和腔的存在,为颅底骨折的好发部位,骨折多发生于蝶骨中部和颞骨岩部。蝶骨中部骨折时,常同时伤及脑膜和蝶窦黏膜而使蝶窦与蛛网膜下隙相通,血性脑脊液经鼻腔流出;如伤及颈内动脉,可造成颈动脉-海绵窦瘘,而引起眼静脉淤血,并伴有搏动性突眼症状;如累及穿过窦内和窦壁的神经,则出现眼球运动障碍和三叉神经刺激症状。岩部骨折侵及鼓室盖且伴有鼓膜撕裂时,血性脑脊液经外耳道溢出,穿经岩部内的面神经和前庭蜗神经亦可能受累。

(三)颅后窝

颅后窝 posterior cranial fossa 由颞骨岩部后面和枕骨内面组成。在3个颅窝中,此窝最深,面积最大,容纳小脑、脑桥和延髓。窝底的中央有枕骨大孔,为颅腔与椎管相接处,孔的长径约为3.6cm,宽约3cm,延髓经此孔与脊髓相连,并有左、右椎动脉和副神经的脊髓根通过。颅内的3层脑膜在枕骨大孔处与脊髓的3层被膜相互移行,但硬脊膜在枕骨大孔边缘与枕骨紧密愈着,故硬脊膜外隙与硬脑膜外隙互不相通。枕骨大孔的前方为斜坡。在枕骨大孔的前外侧缘有舌下神经管,为舌下神经出颅的部位。枕骨外侧部与颞骨岩部间有颈静脉孔,舌咽神经、迷走神经、副神经和颈内静脉在此通过。

颞骨岩部后面的中份有内耳门。内耳道位于颞骨岩部内,从内耳门开始行向前外,至内耳道底。后壁微凹,上壁、下壁及前壁光滑,长度有很大差异。其内有面神经、前庭蜗神经和迷路动脉、迷路静脉通过。

枕内隆凸为窦汇所在处,横窦起自窦汇的两侧,在同名沟内,走向颞骨岩部上缘的后端,续于乙状窦。乙状窦沿颅腔侧壁下行,继而转向内侧,达颈静脉孔,续于颈内静脉。乙状窦与乳突小房仅以薄层骨板相隔,术中凿开乳突时,注意勿损伤乙状窦。

　　颅后窝骨折时,由于出血和渗漏的脑脊液无排出通道,易被忽视,而更具危险性。当小脑或脑干受累时,可出现相应的症状。骨折后数日,乳突部皮下可出现瘀斑。

　　颅后窝脑组织的血供主要来源于椎动脉及其分支(又称椎-基底动脉系)。

　　小脑幕 tentorium of cerebellum 是一个由硬脑膜形成的宽阔的半月襞,介于大脑半球枕叶与小脑之间,并构成了颅后窝的顶,略呈拱形。小脑幕圆凸的后外侧缘附着于横窦沟及颞骨岩部的上缘,达后床突而终止;其凹陷的前内侧缘游离,向前延伸附着于前床突,形成小脑幕切迹(图1-24)。小脑幕切迹与鞍背共同形成一卵圆形的孔,环绕着中脑。

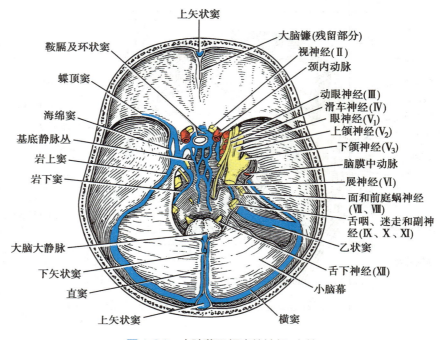

图1-24　小脑幕及颅底的神经、血管

　　小脑幕切迹上方与大脑半球颞叶的海马旁回钩紧邻。当幕上的颅内压显著增高时(如颅内血肿),海马旁回钩被推移至小脑幕切迹的下方,形成小脑幕切迹疝,使脑干受压,并导致动眼神经的牵张或挤压,出现同侧瞳孔散大、对光反射消失、对侧肢体轻瘫等体征。

　　枕骨大孔的后上方邻近小脑半球下面内侧部的小脑扁桃体,颅内压增高时,小脑扁桃体因受挤压而嵌入枕骨大孔时,则形成枕骨大孔疝,压迫延髓的呼吸中枢和心血管运动中枢,将危及患者的生命。

(四)脑的静脉

　　脑的静脉通过复杂的深部和浅表静脉系统回流,其特点是没有静脉瓣,管壁薄、缺少平滑肌,血液流向复杂,它们穿过蛛网膜和硬脑膜内侧面,进入硬脑膜静脉窦。

　　脑干的静脉引流到脊髓、相邻的硬脑膜静脉窦或者伴随后4对脑神经的小静脉进入岩下窦、枕窦或颈静脉球上部。

　　小脑的静脉引流至相邻的静脉窦,或者从其上方表面进入大脑大静脉。

　　大脑半球外侧面的静脉分为大脑上、中(浅、深)下静脉3组,分别引流入上矢状窦、大脑中浅静脉和横窦。大脑下静脉在额叶视区处汇入大脑上静脉,引流到上矢状窦;与基底静脉和大脑中(浅、深)静脉在颞叶吻合,引流到海绵窦、岩上窦和横窦。

　　大脑半球内侧面的静脉汇合成大脑前静脉后注入基底静脉,基底静脉向后环绕大脑脚,注入大脑大静脉。大脑半球深部和第三脑室及侧脑室脉络丛的血液由大脑内静脉引流,左右两侧的大脑内静脉相互平行走向后方,在胼胝体压部下方汇合形成大脑大静脉,在接受左、右基底静脉后汇入直窦。

颅内外静脉形成广泛而丰富的交通联系(图1-25)。

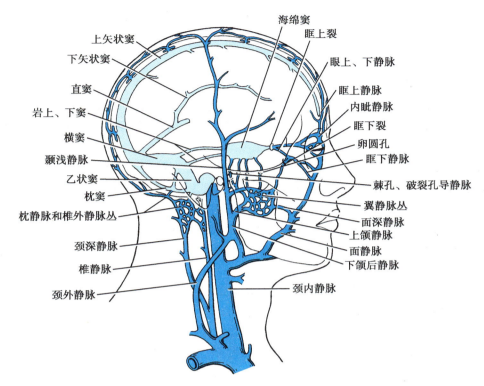

图1-25　颅内、外静脉的交通

颅内的静脉血,除经乙状窦汇入颈内静脉外,尚有下列途径使颅内、外的静脉相互交通。

1. 通过面部静脉与翼静脉丛的交通途径

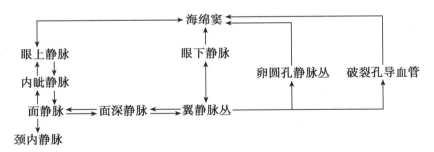

2. 通过导静脉的交通途径

(1)**顶导静脉** parietal emissary vein:通过顶孔,使颞浅静脉与上矢状窦相交通。

(2)**乳突导静脉** mastoid emissary vein:经乳突孔,使枕静脉与乙状窦相交通。

(3)**髁导静脉** condylar emissary vein:有时存在,通过髁管,使枕下静脉丛与乙状窦相交通。

(4)**额导静脉** frontal emissary vein:见于儿童及部分成人,通过盲孔,使额窦及鼻腔的静脉与上矢状窦相交通。

3. 通过板障静脉的交通途径

(1)额板障静脉:使眶上静脉与上矢状窦相交通。

(2)颞前板障静脉:使颞深前静脉与蝶顶窦相交通。

（3）颞后板障静脉：使颅外浅静脉与横窦相交通。

（4）枕板障静脉：使枕静脉与横窦相交通。

第四节 ｜ 头部解剖操作

一、解剖面部

（一）切口与翻皮

人体标本取仰卧位，肩部垫高，使头部后仰。先触摸骨性标志：眉弓、眼眶下缘、颧弓、乳突、枕外隆凸、下颌角、颏隆凸。用镊子尖、刀柄后缘或彩色笔在切口上画线，再用解剖刀沿线做如下皮肤切口（见绪图-7）。

1. 面正中切口　自颅顶正中向前下经鼻背、人中至颏隆凸做一正中切口。

2. 睑裂周切口　自鼻根中点向外到眼内眦，再沿睑裂上、下缘到眼外眦，并继续向外至耳前做一横切口。注意保护跨过颧弓上行的颞浅动脉、颞浅静脉和耳颞神经。

3. 鼻孔与口裂周切口　沿鼻孔周缘和口裂唇缘各做一环形切口。

4. 下颌骨下缘切口　自颏隆凸沿下颌体下缘至下颌角，再到乳突尖做一横切口。在咬肌前缘注意保护行经此处的面动、静脉。

因面部皮肤较薄，故各切口要浅（约2mm）。眼睑部皮肤最薄（1~2mm）。面部皮肤与鼻软骨、耳软骨结合紧密，其他区域移动性较大，在翻皮片时要细心。

自中线向外侧剥离皮肤。用有齿镊或止血钳提起切口处皮片的角部，刀刃迎向皮面，尽量使深面的肌少受损伤。前额部注意皮肤与皮下结缔组织黏附，完整保留结缔组织，勿损伤额肌。面下部注意浅筋膜较厚，面肌位于其间。

（二）层次解剖

1. 解剖面肌　面部表情肌附着于皮肤，剥离皮肤时这些附着点已被切断，沿断端辨认面肌，解剖镊牵拉周围结缔组织，用手术刀或手术剪细心分离并修洁面肌。

（1）在眼内角处摸认睑内侧韧带（拉眼睑向外时紧张），然后修洁眼轮匝肌眶部，再修洁眼轮匝肌睑部。睑部的肌纤维色淡而薄，修洁时要小心，不要当作脂肪除去。注意眼轮匝肌内侧附着于眶缘内侧、睑内侧韧带和泪骨，外侧附着于眶缘周围的皮肤，受面神经的颞支和颧支支配。

（2）解剖口轮匝肌，注意不要切掉与口轮匝肌交织的其他肌。口轮匝肌内侧附着于上颌骨、下颌骨和正中面皮肤，外侧附着于口角。

（3）在前额解剖枕额肌的额腹（即额肌），刀刃应与肌纤维平行。在额腹的内侧缘，找出下降到鼻背的降眉肌。

（4）沿鼻外侧找出上部的提上唇鼻翼肌和下部的鼻肌，追踪到鼻翼和上唇，注意不要损伤面肌浅面的面静脉。在鼻上半部靠眼内角处找出鼻睫神经发出的滑车下神经，在鼻下半部找出筛前神经的终支——鼻外神经。

（5）跟踪面静脉到颧大肌深面，依次解剖颧大肌、颧小肌和提上唇肌。

（6）追踪颈阔肌，可见其后部纤维向前弯向口角，此为笑肌。在口角下方，辨认并解剖降口角肌和它前面的降下唇肌、颏肌。

面肌由内侧向外侧的排列特点是：①眼轮匝肌与口轮匝肌之间，依次为鼻肌、提上唇鼻翼肌、提上唇肌、颧小肌、颧大肌；②口轮匝肌与下颌骨下缘之间，依次为颏肌、降下唇肌、降口角肌、笑肌（颈阔肌）。

2. 解剖面动、静脉

（1）在咬肌前缘跨下颌骨下缘处找到面动脉，面静脉行于其后方。

（2）从口角处离断颈阔肌，注意勿伤及其深面结构，游离颈阔肌至下颌骨下缘。

（3）向下追踪面动脉至下颌下腺深面，面静脉则行于下颌下腺浅面。

（4）止血钳钝性分离并向上朝口角方向追踪面动脉，观察面动脉蜿蜒的走行特点和口角处发出的上、下唇动脉。

（5）继续沿鼻外侧追踪面动脉至眼内眦更名为内眦动脉。

3. 解剖腮腺区

在耳郭前下方辨认腮腺轮廓，并按如下步骤实施解剖。

（1）解剖腮腺咬肌筋膜：紧靠耳郭前面，自颧弓到下颌角切开腮腺表面的腮腺咬肌筋膜，向前、上、下三个方向逐渐翻起除去筋膜，修洁时可能见到一些小的淋巴结即腮腺淋巴结。

（2）解剖穿出腮腺前缘上份至上端的结构：①先在腮腺前缘、颧弓下方约一指宽处找到腮腺管，追踪到咬肌前缘，在腮腺管上方寻找副腮腺（一小部分分离的腮腺）、面横血管和面神经颧支（有上、下两支）；②在腮腺的上端找出颞浅动脉和静脉，并在血管的后方找出耳颞神经，在血管的前方找出面神经的颞支。

（3）解剖穿出腮腺前缘下份及下端的结构：①在腮腺导管下方寻找面神经的颊支和下颌缘支；②在腮腺的下端找出面神经的颈支和下颌后静脉的前支和后支。注意下颌后静脉前支多与面静脉汇合形成面总静脉，面神经颈支走行在下颌后静脉前、后支之间。

在腮腺上、前、下三面的结构依次有：①耳颞神经；②颞浅血管；③面神经的颞支；④面横血管；⑤面神经的颧支；⑥腮腺管；⑦面神经的颊支；⑧面神经的下颌缘支；⑨面神经的颈支；⑩下颌后静脉的前支及后支。

（4）解剖面神经、颈外动脉和颞浅动脉，并观察在腮腺内的排列。

1）追踪面神经各支到进入面肌处，同时在颧弓上方 2.5cm 附近找出穿颞筋膜浅出皮下的颧神经颧颞支（即颧颞神经），在眼轮匝肌外下方找出浅出皮下的颧神经颧面支（即颧面神经）。

2）翻开眼轮匝肌外侧份，寻找穿至颧骨附近的面神经颧支。将颧大肌、颧小肌和提上唇肌从起点分离向下翻开，修洁面动、静脉和它们的分支。注意找到面深静脉，它由面静脉越过颊肌时分出，向后穿过脂肪到咬肌的深面。

3）去掉咬肌前缘深面的颊脂体，追踪面神经的颊支到颊肌，找出与颊支有吻合的颊神经，修洁颊神经并向后追踪到咬肌深面的下颌支前缘。

4）追踪面神经下颌缘支到降口角肌深面。

5）解剖提口角肌和颊肌，注意不要损伤颊神经。追踪腮腺导管到穿入颊肌处，在其附近可看到几个小的很像淋巴结的臼齿腺。

6）除去腮腺浅部，向后追踪面神经各支至其本干；同时寻找耳大神经和耳颞神经的交通支；追踪面神经干到茎乳孔，找出面神经干进入腮腺以前分出的支：耳后神经（面神经耳支）以及到二腹肌后腹和茎突舌骨肌的分支。

7）除去腮腺实质，找出并修洁下颌后静脉、颈外动脉及其分支。

8）在面神经进入腮腺处切断面神经，向前翻开。除去下颌后静脉，在耳后动脉起点的上方切断颈外动脉，向上翻开。除去余下的腮腺实质，修洁腮腺周围的结构。

4. 解剖眶上神经、眶下神经和颏神经

（1）在眶上缘分离眼轮匝肌和额肌，解剖穿出额肌纤维的滑车上神经、血管，以及眶上神经、血管，前者在眶上缘内侧部的上方距正中线约一指宽处；后者在眶上缘内、中 1/3 交界处，常有两支，穿眶上孔或眶上切迹上行。

（2）翻开眼轮匝肌下内侧份，在眶下缘中点下方约 1cm 处纵行切开提上唇肌，找到穿出眶下孔的眶下神经和血管，修洁它们的分支。

（3）在下颌体外侧先钝性分离确认降口角肌边界，然后在口角处切断并向下翻开降口角肌，找出由颏孔穿出的颏神经。

5. 解剖泪器

（1）解剖泪腺：①自外侧切开眼轮匝肌眶部附着缘并翻向内侧,在眼眶外上象限切开眶隔;②在眶缘处钝性分离眶脂体与眶内容物,并紧贴眶缘骨面向下分离,在眼眶外上 1/3 处寻找泪腺睑部;③然后钝性分离泪腺与上眼眶,用咬骨钳去除覆盖在泪腺眶部的额骨,从正面充分暴露整个泪腺,找到泪腺动脉和泪腺神经。

（2）解剖泪小管：①从外眦向内眦依次剪开睑结膜和球结膜连接处,并将分离的眼睑翻向内侧。注意保护经过眼眶上缘内侧的眶上神经和滑车上神经,以及经过眼眶下缘内侧的滑车下神经。②在内眦区域由内向外逐层分离结膜及结膜下组织,暴露由眼轮匝肌后部构成的 Horner 肌(又称眼轮匝肌泪部),找出泪小管,沿泪小管分离出泪总管,充分暴露泪总管和泪囊。

6. 解剖咬肌 修洁咬肌,观察其起止和形态,向前翻开其后缘上部,寻找自上颌动脉和下颌神经发出,相互伴行,经颞肌腱后通过下颌切迹到咬肌深面的咬肌动脉和咬肌神经。

7. 解剖颞肌及颞下颌关节

（1）在颧弓根部寻找颞浅动、静脉及其伴行的耳颞神经,观察该血管、神经的分支分布。

（2）修洁颞筋膜：用解剖刀沿上颞线切开颞筋膜浅层并向下剥离,观察其深面的颞肌。在颧弓上方纵行切开,可见颞筋膜浅层附着于颧弓上缘,深层在颧弓深面与咬肌深面筋膜相续。沿颧弓上缘切断浅层筋膜并移除,注意保留穿过颞筋膜的颧神经颧颞支和颞筋膜浅、深两层之间分布的颞中动脉(颞浅动脉的分支),用刀柄检查深层筋膜延续情况。

（3）锯断颧弓：①离断部位:后断端紧靠颧弓根部关节结节的前方,靠近下颌头前缘处;前断端由颧弓上缘最前端斜越颧骨向前下,到颧骨下缘与上颌骨颧突连接处;②锯断颧弓后,追踪颧神经颧颞支到它穿出颧骨颞面的小孔;③将颧弓和咬肌向外下牵拉,从颧骨内侧面离断颧神经穿颧骨的分支,寻找跨过下颌切迹上方到咬肌的神经和血管,离断该神经和血管(可带上一小块肌,便于以后辨认)以及由颞肌加入咬肌的纤维;④分离咬肌与下颌支上部,保留咬肌在下颌角的附着点。

（4）修洁颞肌,观察其起止形态:在颞肌下部的深面找出向前下行走的颊神经(有时穿过颞肌),将它自颞肌分离,注意加以保护。然后自下颌切迹中点到下颌支前缘与下颌体交界处斜断冠突。将冠突和颞肌向上翻,用刀柄使颞肌与颞窝下部的骨分离,以显露颞深神经和颞深动脉,以及之前已看到穿入颞筋膜和颞肌深面的颞中动脉。

（5）修洁颞下颌关节的关节囊:观察颞下颌韧带(即外侧韧带);保留颞浅血管和耳颞神经,然后用解剖刀除去颞下颌韧带,观察颞下颌关节囊,下部由连于下颌髁突与关节盘的紧张纤维包绕,上部由连于关节盘与颞骨的松弛纤维包绕。打开关节腔,观察关节盘和关节腔的形态,注意关节盘中间薄周边厚,辨认上、下滑膜腔,观察翼外肌腱附着于下颌颈两侧和关节盘。体验颞下颌关节的运动,在上滑膜腔,关节盘与下颌窝之间可以前、后滑动;在下滑膜腔,下颌头与关节盘之间可以进行铰链运动。探查位于关节囊内侧的蝶下颌韧带和茎突下颌韧带。

8. 解剖面侧深区(颞下窝)和舌下区 用刀柄自下颌颈和下颌支后缘的深面插入,使下颌颈和下颌支与深面的软组织分离,刀柄向下移动受阻处就是下牙槽神经和血管穿入下颌孔之点。用骨剪剪断下颌颈,并紧靠下颌孔上方水平锯断下颌支,将此段骨片去掉,小心除去脂肪及纤维组织,露出深面的肌、血管和神经。依次找出并修洁下列结构:①在下颌孔处找到下牙槽神经和下牙槽动脉,向上追踪到翼外肌下缘。在下牙槽神经进入下颌孔的稍上方,寻找它发出的细小的下颌舌骨肌神经。下牙槽神经和动脉的内面有一薄膜状的小带(自翼外肌下缘露出,向外下附着于下颌小舌)就是蝶下颌韧带。②在下牙槽神经的前方,翼内肌表面找出舌神经。③追踪颊神经到翼外肌两头之间;追踪颞深神经和咬肌神经到翼外肌上缘。④修洁位于翼外肌表面的上颌动脉及其分支。有时上颌动脉位于翼外肌深面则待以后解剖。在修洁过程中遇到一些小静脉交织成网,此即翼静脉丛,可剔除。翼静脉丛向后下汇合成 1~2 支较大的上颌静脉。⑤修洁翼外肌和翼内肌已暴露的部分,观察它们的起止和形态。

9. 解剖面侧深区浅部

（1）除去颞下颌关节盘、下颌头及翼外肌,注意勿损伤耳颞神经、上颌动脉以及穿过翼外肌两头之间的颊神经和其深面其他结构。

（2）修洁下颌神经及其分支,拉舌神经向前,在颞下窝上部找出加入其后缘的鼓索神经。凿开下颌管,追踪下牙槽神经到齿根和颏孔。向上钝性分离并追踪下牙槽神经和舌神经至颞下窝顶上的卵圆孔。

（3）修洁上颌动脉第一段,找出它的分支。追踪脑膜中动脉到棘孔,看清耳颞神经两个根包绕脑膜中动脉的情况,追踪修洁耳颞神经。

（4）扭转下颌神经干(必要时可以割断翻开),试寻找位于其深面的耳神经节和连于耳神经节的小支。

10. 解剖面侧深区深部

（1）用骨凿和咬骨钳除去圆孔到棘孔连线外侧的蝶骨大翼前外侧部,打开翼腭窝的后壁和颞下窝的顶,注意保留圆孔和棘孔,不要损伤其下的软组织。

（2）自圆孔前方仔细分离上颌神经,在上颌神经干的下方找到翼腭神经节和与翼腭神经节相连的翼腭神经(神经节支)。向前追踪上颌神经,找出它分出的颧神经、上牙槽后神经和它本干的延续——眶下神经。上牙槽后神经一般分为两支,在上颌结节附近穿入上颌骨内。颧神经经眶下裂入眶,分为两支在眶外侧壁和底交界处穿入颧骨,分布于颧、颞部皮肤,来自面神经的内脏运动神经纤维经颧神经至泪腺神经。眶下神经经眶下裂入眶,再经眶下沟、眶下管,由眶下孔穿出。

（3）追踪上颌动脉第三段和它的终支。这些终支都与上颌神经的分支伴行。

11. 解剖舌下间隙的内容

（1）使头部尽量后仰,沿下颌骨下缘离断面动脉、面静脉和二腹肌前腹,将下颌骨尽量向上翻,用拉钩固定。如果结构太硬,下颌骨向上拉开不够充分,可以在正中线稍外侧锯断下颌骨,再向上翻开固定。

（2）再次检查并进一步修洁二腹肌后腹和茎突舌骨肌。细心追踪面动脉到下颌下腺后面,找出面动脉在此处分出的扁桃体动脉和腭升动脉。追踪下颌下腺深部和下颌下腺导管到下颌舌骨肌后缘深面。找出舌下神经上方的舌神经和连于舌神经下方的下颌下神经节。

（3）切断下颌舌骨肌神经,将二腹肌前腹向下翻,进一步修洁并观察下颌舌骨肌。在下颌舌骨肌起点稍下切断该肌,向前下翻开,注意口底黏膜恰在该肌起点上方由下颌骨的内侧面伸展到舌下,不要损伤它。

（4）下颌舌骨肌翻开后,舌骨舌肌就完全暴露,它的前方自上而下有舌下腺、颏舌肌和颏舌骨肌,它的后方自上而下有茎突舌肌、茎突舌骨韧带和茎突咽肌。舌咽神经绕过茎突咽肌向前进入舌骨舌肌后缘深面。在舌骨舌肌表面由上而下有舌神经、下颌下神经节、下颌下腺深部和导管以及舌下神经等,分离并修洁这些结构。

（5）沿舌骨上缘切断舌骨舌肌,将它向上翻,注意不要损伤它浅面的结构,在舌骨大角上方找到舌动脉,向前追踪。修洁其他暴露的结构。

二、解剖颅部

（一）切口与翻皮

人体标本取仰卧位,头部垫高。先触摸骨性标志:眉弓、乳突、枕外隆凸。用镊子尖、刀柄后缘或彩色笔在切口上画线,再用解剖刀沿线做如下皮肤切口。把颅顶正中矢状皮肤切口向后延续到枕外隆凸,并从颅顶正中做一冠状切口向下到耳根上方,再向下切开耳根前、后的皮肤,翻去头部所有剩余皮片。

（二）层次解剖

1. 解剖浅筋膜内结构

（1）在前额找到前面已找出的滑车上神经和血管、眶上神经和血管,以及颅顶肌的额腹,向上追踪修洁直到颅顶帽状腱膜的前部,注意帽状腱膜的外侧缘越过颞线向下伸展到颞部。

（2）向上追踪面神经颞支,同时修洁颞筋膜前部。

（3）向上追踪颞浅血管和耳颞神经,追踪修洁时可看到包在帽状腱膜伸展部中的耳前肌和耳上肌,它们有时连成一片,修洁这两块肌和全部颞筋膜。

（4）在耳郭后面,追踪并修洁耳大神经、枕小神经、耳后血管、耳后神经（面神经耳支）和耳后肌。

（5）将标本翻转,面朝下,在枕外隆凸处的浅筋膜中找出由颈部上升的第三颈神经末支。在距枕外隆凸外侧 2.5cm 处切开浅筋膜,找出枕动脉和枕大神经,追踪它们到颅顶。

2. 解剖帽状腱膜、腱膜下间隙和颅骨外膜

（1）从上向下,修洁帽状腱膜的后部和颅顶肌的枕腹,注意不要损伤血管和神经。

（2）在正中线切开帽状腱膜,插入刀柄,检查其下的疏松结缔组织和颅顶肌前、后、左、右相连情况。分层仔细观察帽状腱膜、腱膜下间隙和颅骨外膜（见图 1-16,图 1-17）。

（三）开颅取脑

1. 锯除颅盖 自眉间至枕外隆凸以及在两侧耳郭之间纵行和冠状切开帽状腱膜,将 4 片帽状腱膜翻向下。在眶上缘上方 1cm 和枕外隆凸上方 1cm 的平面上环形扎上细绳,并用笔沿绳画线一圈,沿线切开骨膜,并向上、下剥离,可见骨膜紧连于骨缝,疏松贴附于颅骨。沿所画之线先锯一浅沟,进而锯开颅骨并撬开颅顶盖,操作时注意不要伤及硬脑膜。

2. 打开硬脑膜

（1）沿正中线由后向前切开硬脑膜,可见上矢状窦。切开上矢状窦,将血块除去,观察衬附内皮细胞而光滑的内面、向外膨出的外侧静脉陷窝及与之相连的蛛网膜粒。

（2）沿上矢状窦两侧,用钝头剪刀前后方向剪开硬脑膜,再由两侧耳郭处向上剪开硬脑膜,直到上矢状窦两侧缘,将 4 瓣硬脑膜翻向外下。

（3）切断所有进入上矢状窦的大脑上静脉。在硬脑膜前极,经大脑半球之间切断附着于鸡冠处的大脑镰,且向后轻拉,游离出大脑镰。

（4）在小脑幕前缘,经大脑纵裂切断进入直窦的大脑大静脉。

3. 取脑

（1）将头部移至解剖台的一端,使脑自然下垂,左手扶脑,用刀柄将嗅球自筛板分离,由鼻腔穿过筛板的嗅神经也随之离断。

（2）依次切断下列诸结构:视神经——色白粗大,进入视神经孔;颈内动脉——位于视神经外侧;漏斗——位于视神经后方,下连垂体;动眼神经——位于鞍背两旁;滑车神经——位于动眼神经的外侧,被小脑幕游离缘遮盖,用刀尖翻起此缘,可见滑车神经。

（3）使标本头部转向左侧,切断进入横窦和蝶顶窦的大脑下静脉,将颞极自蝶骨小翼深面分离,轻揭右侧大脑半球,沿颞骨岩部上缘,用刀尖切开小脑幕的附着缘,自岩部尖端的小脑幕游离缘切至颞骨岩部上缘后部近乙状窦沟处,不要切得过深,以免伤其深面的小脑。用同法处理左侧小脑幕。

（4）使脑向后坠（不可用力搬脑,否则易在脑干处拉断）,直到脑桥和延髓离开颅后窝前壁时,可见:①三叉神经运动根和感觉根,在近颞骨岩部尖端穿硬脑膜;②展神经在鞍背后面穿过硬脑膜;③面神经和前庭蜗神经进入内耳道;④舌咽、迷走、副神经从颈静脉孔离开颅腔;⑤舌下神经分为两股穿过硬脑膜出舌下神经管。

（5）依次切断上述左、右两侧诸神经,在枕骨大孔平面切断脊髓和两侧椎动脉,然后使头尽量后垂,轻轻取出延髓和小脑,全脑即可移出。

4. 观察硬脑膜 移开脑后,仔细观察硬脑膜形成的大脑镰、小脑幕、小脑幕切迹、小脑镰、硬脑膜静脉窦等结构。

5. 解剖颅底内面

（1）解剖颅前窝

1）仔细去除筛板表面的硬脑膜,找寻极为细小的筛前神经及其伴行的筛前动脉。筛前动脉起自

眼动脉,筛前神经为鼻睫神经的终末支,由筛板外缘中份入颅,前行,经鸡冠两旁的小孔出颅到鼻腔。

2）解剖眼眶:①用咬骨钳自前床突打开视神经管顶壁,由后向前依次剔除蝶骨小翼和额骨眶部,充分暴露眼眶顶部。②打开眶骨膜并注意保护与之紧贴的额神经,修洁额神经和伴行的血管,找出额神经内侧的滑车神经与上斜肌、外侧的泪腺神经;并沿额神经找出滑车上神经和眶上神经。在保留神经的同时,显露上睑提肌。③尽量靠前离断上睑提肌并翻向后,辨认上直肌,修洁上直肌至眼球附着处,离断上直肌并向后翻开,找出视神经和其内侧的内直肌,修洁横过视神经上方的鼻睫神经,显露位于视神经与外直肌之间的动眼神经、睫状神经节、展神经。④沿鼻睫神经分离出筛前神经和滑车下神经。

（2）解剖颅中窝

1）移出垂体:切开鞍膈前后缘,可见围绕垂体前后的海绵间窦,它们与海绵窦相通形成一环,切忌用镊子夹漏斗,以免损伤。切除鞍膈,由前向后将垂体由垂体窝用刀柄挑出,细心去除蛛网膜,分清前、后叶,后叶较小,被前叶包绕。

2）自棘孔处划开硬脑膜,暴露脑膜中动脉及其分支。

3）解剖海绵窦:①自蝶骨小翼后缘划开硬脑膜,找寻沿蝶嵴排列的短而窄的蝶顶窦,它汇入位于垂体窝两侧的海绵窦;②自颞骨岩部上缘切开小脑幕的附着缘,不要损伤三叉神经,观察岩上窦,该窦前通海绵窦,后通横窦;③自颞骨岩部尖的前面切除硬脑膜,暴露三叉神经节,以及眼神经、上颌神经和下颌神经;④追踪下颌神经到卵圆孔,并观察穿卵圆孔的导静脉,追踪上颌神经到圆孔,追踪眼神经及其3个分支（泪腺神经、额神经、鼻睫神经）到眶上裂,鼻睫神经分出较早,去除海绵窦外侧壁时,可见窦内有纤细小梁网,网眼内有血块;⑤保留动眼神经和滑车神经穿过硬脑膜的孔,追踪它们至眶上裂,动眼神经尚未到达时已分为上、下两支,勿用镊子夹神经,以免损伤;⑥除去剩余的海绵窦外侧壁,颈内动脉位于窦内,交感神经丛围绕动脉壁。找出颈内动脉外侧的展神经,并追踪至眶上裂。

4）解剖岩大、小神经:细心翻起尚存在于岩部前面的硬脑膜。找寻岩大、小神经,它们均很细,注意不要当结缔组织去掉。岩大神经由面神经管裂孔穿出,在岩大神经沟内向前内行,经三叉神经节的后方到破裂孔,与岩深神经汇合形成翼管神经。岩小神经位于岩大神经的外侧,行向下内,由卵圆孔旁的一小孔出颅入耳神经节。

5）将三叉神经节自颅底翻转向下,可见三叉神经运动根。

6）解剖硬膜间腔:去除眶上裂后外侧壁并扩大圆孔及卵圆孔,可暴露两层硬脑膜在此处的融合区,从这里切开硬膜,进入硬膜间腔的起点。在眶尖,可观察到颞极硬膜索带（颞极硬膜与眶上裂硬膜的连接）与神经血管鞘关系密切,相互间无确切的解剖界面,若直接切开,易损伤进入眶上裂的神经和血管,故临床上不适合在此处切开硬膜夹层。在硬膜间腔中,分离硬膜内层与三叉神经各分支之间的疏松联系,在海绵窦外侧壁,由于海绵窦固有层多不完整,在翻开海绵窦外壁硬膜时要注意内侧的静脉丛。

（3）解剖颅后窝

1）在一侧切开大脑镰下缘,观察下矢状窦。切开大脑镰附着小脑幕处,观察直窦,直窦前端接受大脑大静脉,后端一般汇入左横窦,上矢状窦、直窦和左横窦、右横窦可能汇合并扩大形成窦汇,位于枕内隆凸附近,并可在颅骨上见一浅窝。

2）自枕内隆凸向外划开横窦,然后向下和向前内划开乙状窦到颈静脉孔。观察乳突导静脉开口于乙状窦后壁的中份。

3）去除遮盖颈静脉孔的硬脑膜,但不要损伤舌咽、迷走、副神经。找出终于颈静脉孔前份的岩下窦。岩下窦位于颞骨岩部与枕骨基底部之间。

4）基底窦位于颅后窝的斜坡上。切开硬脑膜,检查基底窦时,勿伤展神经。

5）观察辨认第Ⅵ~Ⅻ对脑神经根（见图1-20,图1-24）。

6）解剖内耳道:内耳道的定位方法有如下,①在颞骨岩部弓状隆起的范围内试探性磨出前骨半规管的透明线作为标志,内耳道底投影点到弓状隆起最高点的平均距离为0.94cm。②面神经管裂孔的位置距内耳道底较近,易于辨认,因此也可用面神经管裂孔为标志定位内耳道。此法是连结从颞弓根点的颅内定位点到面神经管裂孔的颞面线,由面神经管裂孔向后引一条与颞面线成 90° 的垂直线,在垂线上取离面神经管裂孔后方 0.45~0.50cm 处为一点,向内移动 3mm 即为内耳道上壁,此法可避免不慎磨穿前骨半规管的危险,较安全省时。③采用岩大神经与弓状隆起(或前骨半规管)夹角平分线或与弓状隆起前方呈 60° 夹角方向,以后者更为可靠。

第五节 | 临床病例分析

本章临床病例分析解析

病例 1-1

患者,男,63 岁。主诉:车祸致头顶外伤 1 小时。现病史:患者 1 小时前因车祸导致头顶部流血不止。体格检查:颅顶部头皮可见一个深及颅骨的伤口,出血较多。CT 检查未见明显颅内病变。诊断为头皮外伤。急诊进行头部伤口清创缝合。请从解剖学角度思考分析:

(1)头皮损伤出血多的原因;

(2)头皮伤口较深时一定要逐层缝合的理由;

(3)头皮感染具有的潜在危险。

病例 1-2

患者,男,20 岁。主诉:眩晕、右眼复视、右侧面颊麻木 2 小时。现病史:患者为垒球运动员,2 小时前在比赛中被球击中右颊外上部,右面颊出现凹陷。体格检查:右眼眶周出现肿块和瘀斑。头颅 CT 提示右颧骨骨折。诊断为右颧骨骨折。请从解剖学角度思考分析:

(1)颊部撞击伤最有可能导致骨折的颅骨;

(2)在面颅部受伤也可能发生骨折的颅骨;

(3)导致眼眶受损的原因,以及可能伤及眼球的表现。

病例 1-3

患者,男,22 岁。主诉:眩晕、头痛 1.5 小时。现病史:患者 1.5 小时前在篮球比赛中被撞倒,头重重着地,立感眩晕、"眼冒金星"、视力模糊,持续约 20 秒。之后虽无其他受伤症状,但仍有头痛。体格检查:有液体从鼻腔滴出。CT 检查示颅前窝出现颅底骨折。诊断为颅底骨折。请从解剖学角度思考分析:

(1)患者如出现持续性头痛,可能出现的继发性变化;

(2)从鼻腔滴出的液体的来源。

病例 1-4

患者,男,21 岁。主诉:面部粉刺 3 年,加重 2 个月。现病史:患者 3 年前面部出现粉刺,2 个月前面部粉刺加重,出现多部位的感染与疖肿。体格检查:口唇上方区域有多发性带脓点疖肿。诊断为面部痤疮。门诊医生采取了对症处理并进行健康宣教:嘱患者不要挤压脓肿,因该处为面部"危险三角区",挤压可能导致炎症向颅内蔓延。请从解剖学角度思考分析:

(1)面部"危险三角区"的位置及危险性;

(2)口唇上方的感染蔓延到颅内所通过的途径;

(3)颅内感染可能导致的后果。

病例 1-5

患者,男,58 岁。主诉:左面部外侧出现一肿块 1 年,快速增大 2 个月。现病史:患者 1 年前在左面部外侧摸到一肿块,近 2 个月肿块快速增大,且感觉同侧面部肌无力,鼓腮吹气有困难。头颈部增强 CT 扫描显示:左腮腺浅叶内可见不规则结节状强化灶,局部边界不清晰,病灶部分似与邻近皮肤粘连。B 超检查引导下行肿块穿刺,病理学检查诊断为腮腺鳞状细胞癌。入院后行腮腺癌切除术治疗。请从解剖学角度思考分析:

（1）肿瘤细胞可能转移的部位;

（2）此肿瘤导致患者面部无力且吹口哨困难的原因;

（3）此肿瘤造成永久性面瘫的理论基础。

病例 1-6

患者,女,52 岁。主诉:左面部突发性短暂性剧烈痛 2 个月。现病史:患者 2 个月前左面部出现突发性短暂的剧烈疼痛,近来不断加剧。这种针扎样痛每天发生数次,每次持续 15~20 秒,令她痛不欲生。咀嚼或冷风吹在上唇时都会引起左侧上唇和面颊疼痛。此疼痛会放射至下眼睑、鼻外侧和口腔。体格检查:用力持续按压左上颌和眶下区时无触痛。左侧上唇有严重的感觉过敏,左侧上颌区域有针刺感,前额和下颌区无感觉异常。诊断为××神经痛。请从解剖学角度思考分析:

（1）突发针刺样疼痛的皮肤和黏膜区域的神经支配;

（2）该神经进出颅腔的部位;

（3）该神经受损后疼痛可能发生的区域。

病例 1-7

患者,男,45 岁。主诉:左侧面部下垂,左眼闭合不拢,咀嚼食物困难,食物从左侧嘴角漏出 2 天。现病史:患者 1 周前患感冒和耳部感染。2 天前发现左侧面部下垂,左眼不能闭合,咀嚼食物困难,且进食时食物会从左侧嘴角漏出。体格检查:患者左脸变平,无表情,左前额无皱纹,左侧面下部下垂,口水从左口角流出。左舌前 2/3 部味觉丧失。不能自主控制左侧面肌和颈阔肌。发笑时,面下部歪向右侧,右嘴角能上扬,但左嘴角不能。诊断为×神经麻痹。请从解剖学角度思考分析:

（1）基于上述体征的出现,可能出现损伤的神经;

（2）患者左眼不能闭合,左舌前 2/3 部失去味觉的原因;

（3）此面瘫可能是非永久性损伤的理论基础;

（4）此病例神经损伤的可能部位。

病例 1-8

患者,男,18 岁。主诉:车祸致头部损伤 4 小时。现病史:患者 4 小时前骑自行车时被行驶中的卡车撞倒,致头部损伤,当即昏迷,路人发现后叫救护车将其送至医院。途中患者曾清醒,1 小时后又陷入昏迷。体格检查:左侧瞳孔 3.5mm,光反射消失。头颅 CT 检查结果如图 1-26。诊断为颅内出血。请从解剖学角度思考分析:

（1）该部位出血的常见血管;

（2）此血管在头颈部的来源;

（3）患者又一次陷入昏迷且出现左侧瞳孔散大的原因。

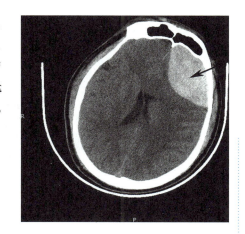

图 1-26　头颅 CT
箭头示硬膜外血肿。

（李七渝　黄明玉　夏　蓉　丁　强）

第二章 | 颈 部

第一节 | 概 述

颈部 neck 位于头部、胸部和上肢之间,前方正中有呼吸道和消化管的颈段;两侧有纵向走行的大血管和神经;后部正中是脊柱的颈段;颈根部除有斜行的血管神经束外,还有胸膜顶和肺尖由胸腔突入。颈部各结构之间有疏松结缔组织填充,形成诸多筋膜间隙。颈肌分为颈浅肌群、舌骨上肌群、舌骨下肌群和颈深肌群,可使头、颈灵活运动,并参与呼吸、吞咽和发音等运动。颈部淋巴结丰富,多沿血管、神经排列,肿瘤转移时易受累。

一、境界与分区

(一) 境界

上界是与头部的分界,为下颌骨下缘、下颌角、乳突尖、上项线和枕外隆凸的连线;下界是与胸部及上肢的分界,为胸骨颈静脉切迹、胸锁关节、锁骨上缘和肩峰至第 7 颈椎棘突的连线。

(二) 分区

颈部分为固有颈部和项部。

两侧斜方肌前缘之前和脊柱前方部分称为**固有颈部**,即通常所指的颈部;两侧斜方肌前缘之后和脊柱后方的区域称为**项部**。项部也属于脊柱区的一部分(见第六章)。

固有颈部分为颈前区、胸锁乳突肌区和颈外侧区。颈前区的内侧界为颈前正中线,上界为下颌骨下缘,外侧界为胸锁乳突肌前缘。双侧颈前区以舌骨为界分成舌骨上区和舌骨下区。舌骨上区有颏下三角和左、右下颌下三角;舌骨下区有左、右颈动脉三角和肌三角。颈外侧区位于胸锁乳突肌后缘、斜方肌前缘和锁骨上缘之间。肩胛舌骨肌将颈外侧区分为枕三角与锁骨上三角(大窝)。胸锁乳突肌区即为该肌所覆盖的区域(图 2-1)。

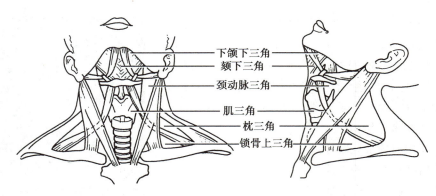

下颌下三角
颏下三角
颈动脉三角
肌三角
枕三角
锁骨上三角

图 2-1 颈部分区

二、表面解剖

(一) 体表标志

1. 舌骨 hyoid bone 位于颏隆凸的下后方,对应第 3、4 颈椎之间的椎间盘平面。沿舌骨体向两侧可扪及舌骨大角,是寻找舌动脉的体表标志。

2. **甲状软骨** thyroid cartilage 位于舌骨与环状软骨之间。甲状软骨的上缘约平第 4 颈椎高度,颈总动脉在此处分为颈内、外动脉。成年男子的左、右甲状软骨板融合处的上端向前突出,形成**喉结** laryngeal prominence。

3. **环状软骨** cricoid cartilage 位于甲状软骨下方。环状软骨弓两侧平对第 6 颈椎横突,是喉与气管及咽与食管的分界标志,也可作为计数气管环的标志。

4. **颈动脉结节** carotid tubercle 即第 6 颈椎横突前结节,平环状软骨弓。颈总动脉恰在其前方,故压迫此处可暂时阻断颈总动脉的血流。

5. **胸锁乳突肌** sternocleidomastoid 后缘中点有颈丛皮支穿出,为颈部皮肤浸润麻醉的阻滞点。胸锁乳突肌的胸骨头、锁骨头与锁骨的胸骨端上缘之间为**锁骨上小窝** lesser supraclavicular fossa。

6. **胸骨上窝** suprasternal fossa 是位于胸骨颈静脉切迹上方的凹陷,此处可触及气管颈段。

7. **锁骨上大窝** greater supraclavicular fossa 位于锁骨中 1/3 上方。在窝底可触及锁骨下动脉的搏动、臂丛和第 1 肋。

(二)体表投影

颈部结构的体表投影如图 2-2 所示。

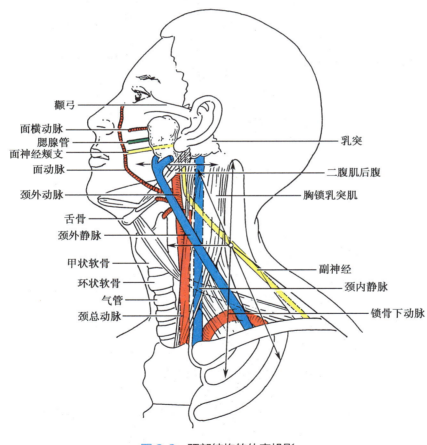

图 2-2 颈部结构的体表投影

1. **颈总动脉** common carotid artery **和颈外动脉** external carotid artery 从乳突尖与下颌角连线的中点,右侧至右胸锁关节,左侧至左锁骨上小窝作连线,即两侧两动脉的体表投影线。甲状软骨上缘是颈外动脉和颈总动脉的分界线。

2. **锁骨下动脉** subclavian artery 右侧自右胸锁关节、左侧自左锁骨上小窝,向外上至锁骨上缘中点画一弓形线,弓形的最高点距锁骨上缘约 1cm,即为锁骨下动脉的体表投影。

3. **颈外静脉** external jugular vein　自下颌角至锁骨中点的连线。颈外静脉是儿童静脉穿刺的常用部位。

4. **副神经** accessory nerve　从乳突尖与下颌角连线的中点,经胸锁乳突肌后缘中、上 1/3 交点,至斜方肌前缘中、下 1/3 交点的连线。

5. **臂丛** brachial plexus　从胸锁乳突肌后缘中、下 1/3 交点至锁骨中、外 1/3 交点稍内侧的连线。臂丛在锁骨中点后方比较集中,位置浅表,易于触及,常作为臂丛阻滞麻醉时锁骨上入路的部位。

6. **颈丛** cervical plexus　自胸锁乳突肌后缘中点浅出,呈扇形分布于颈前区及胸壁上区(图 2-3,图 2-4)。

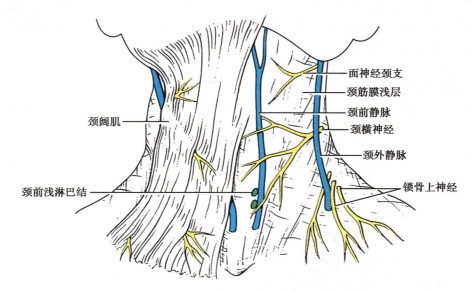

图 2-3　颈阔肌及颈部浅层结构

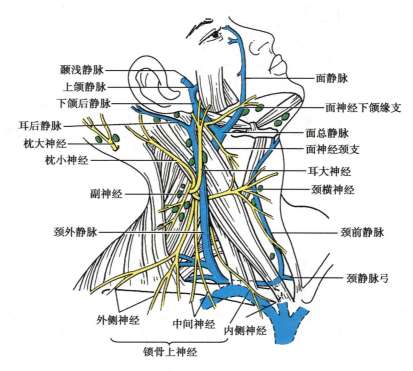

图 2-4　颈部浅层结构

7. **胸膜顶** cupula of pleura **及肺尖** apex of lung　由胸腔突出胸廓上口至颈根部,最高点位于锁骨内侧 1/3 段上方 2~3cm。

第二节 │ 颈部的层次结构

一、浅层结构

颈部皮肤较薄,移动性大,皮纹呈横向分布。手术宜采用横切口,以利皮肤愈合和术后美观。

颈浅筋膜为含有脂肪的疏松结缔组织。在颈前外侧部浅筋膜内,有菲薄的皮肌,称为**颈阔肌** platysma。该肌深面的浅筋膜内有颈前静脉、颈外静脉、颈外侧浅淋巴结、颈丛的皮支以及面神经的颈支等(图 2-3)。

(一)浅静脉

1. **颈前静脉** anterior jugular vein　起自颏下部,在颈前正中线两侧,沿下颌舌骨肌浅面下行,至锁骨上方时转向外侧,穿入胸骨上间隙,汇入颈外静脉末端或锁骨下静脉,少数汇入头臂静脉。左、右颈前静脉在胸骨上间隙内借横行的**颈静脉弓** jugular venous arch 相吻合。若左、右颈前静脉合为一支,沿颈前正中线下行,则称**颈前正中静脉**(图 2-4)。

2. **颈外静脉** external jugular vein　由下颌后静脉后支与耳后静脉和枕静脉等汇合而成,沿胸锁乳突肌浅面下行,于锁骨中点上方 2~5cm 处穿颈深筋膜,汇入锁骨下静脉或静脉角。该静脉末端虽有一对瓣膜,但不能阻止血液反流。当上腔静脉血回心受阻时,可致颈外静脉扩张。因为颈外静脉与颈深筋膜结合紧密,当静脉壁受伤破裂时,管腔不易闭合,可致气体栓塞。

(二)神经

1. **颈丛皮支**　颈丛皮支从胸锁乳突肌后缘中点浅出时,位置表浅且相对集中,常为颈部手术阻滞麻醉的穿刺点(图 2-4)。

(1)**枕小神经** lesser occipital nerve:勾绕副神经后,沿胸锁乳突肌后缘上升,分布至枕部及耳郭背面上部的皮肤。

(2)**耳大神经** great auricular nerve:颈丛皮支中最大的分支。绕胸锁乳突肌后缘,并沿胸锁乳突肌表面上行,分布至耳郭及腮腺区的皮肤。

(3)**颈横神经** transverse nerve of neck:横过胸锁乳突肌中份,穿颈阔肌浅面向前,分布至颈前区皮肤。

(4)**锁骨上神经** supraclavicular nerves:分为 3 支,行向外下方。在锁骨上缘处浅出,分别分布至颈前外侧部、胸前壁上部和肩部等处皮肤。

2. **面神经颈支** cervical branch of facial nerve　自腮腺下缘浅出后行向前下,走行于颈阔肌深面,支配该肌(图 2-4)。

(三)颈外侧浅淋巴结和颈前浅淋巴结

颈外侧浅淋巴结 superficial lateral cervical lymph node(图 2-5)沿颈外静脉排列,收纳腮腺、枕部及耳后部的淋巴,其输出管主要注入颈外侧深淋巴结上群。颈前淋巴结位于颈前正中部,舌骨下方,两侧胸锁乳突肌和颈动脉鞘之间,分为颈前浅淋巴结及颈前深淋巴结。**颈前浅淋巴结** superficial anterior cervical lymph node 沿颈前静脉排列,收纳舌骨下区的浅淋巴,其输出管注入颈外侧下深淋巴结或锁骨上淋巴结。

二、颈筋膜及其间隙

颈筋膜 cervical fascia 是位于浅筋膜和颈阔肌深面的深筋膜,包绕颈、项部的肌和器官。颈筋膜可分为浅、中、深三层,各层之间的疏松结缔组织构成筋膜间隙(图 2-6,图 2-7)。有关颈部筋膜及其间隙的解剖尚有不同的观点,进一步探明其构筑对微创外科手术具有非常重要的意义。

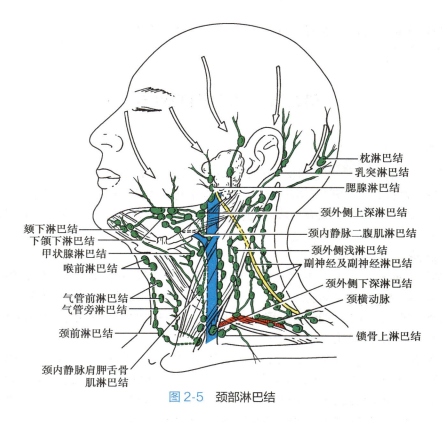

图 2-5　颈部淋巴结

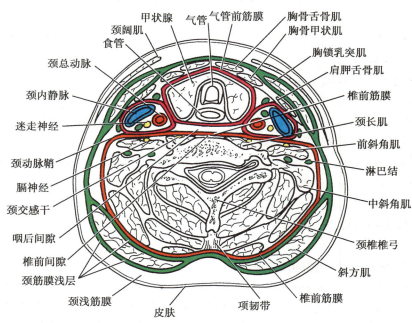

图 2-6　颈筋膜与筋膜间隙（横断面）

（一）颈筋膜

1. 浅层　即**封套筋膜** investing fascia。向上附于头颈交界线，向下附于颈、胸和上肢交界线，向前在颈前正中线处左、右相延续，向两侧包绕斜方肌和胸锁乳突肌并形成两肌的鞘，向后附于项韧带和第 7 颈椎棘突，形成完整的封套结构。在舌骨上部，此筋膜分为浅深两层，包裹二腹肌前腹和下颌下腺；在面后部，浅深两层包裹腮腺。在颈静脉切迹上方，也分为浅深两层，向下分别附着于颈静脉切迹的前、后缘。

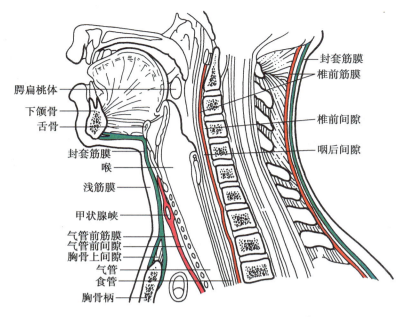

图 2-7　颈筋膜与筋膜间隙（正中矢状面）

2. 中层　又称**脏器筋膜**visceral fascia，位于舌骨下肌群深面，包裹着咽、食管颈部、喉、气管颈部、甲状腺和甲状旁腺等器官，并形成甲状腺鞘。在甲状腺与气管、食管上端邻接处，腺鞘后层增厚形成甲状腺悬韧带。前下部覆盖于气管者称为**气管前筋膜**pretracheal fascia；后上部覆盖颊肌和咽缩肌者称为**颊咽筋膜**buccopharyngeal fascia；向两侧包绕颈总动脉、颈内动脉、颈内静脉和迷走神经等形成**颈动脉鞘**carotid sheath。气管前筋膜向上附于环状软骨弓、甲状软骨斜线及舌骨，向下经气管前方及两侧入胸腔，与心包上部相续。

3. 深层　又称**椎前筋膜**prevertebral fascia，位于颈深肌群浅面，向上附着于颅底，向下续于前纵韧带及胸内筋膜，两侧覆盖臂丛、颈交感干、膈神经、锁骨下动脉及锁骨下静脉。此筋膜向下外方，由斜角肌间隙开始包裹锁骨下动脉、锁骨下静脉及臂丛，并向腋窝走行，形成腋鞘。

（二）颈筋膜间隙

1. 胸骨上间隙suprasternal space　封套筋膜在距胸骨柄上缘 3~4cm 处分为浅深两层，向下分别附于胸骨柄前、后缘，两层之间为胸骨上间隙。内有颈静脉弓、颈前静脉下段、胸锁乳突肌胸骨头、淋巴结及脂肪组织等。

2. 气管前间隙pretracheal space　位于气管前筋膜与气管颈部之间。内有甲状腺最下动脉、甲状腺下静脉和甲状腺奇静脉丛等。小儿还有胸腺上部、左头臂静脉和主动脉弓等。

3. 咽后间隙retropharyngeal space　位于椎前筋膜与颊咽筋膜之间，其延伸至咽外侧壁的部分为咽旁间隙。

4. 椎前间隙prevertebral space　位于颈椎、颈深肌群与椎前筋膜之间。颈椎结核脓肿多积于此间隙，并经腋鞘扩散至腋窝。当脓肿溃破后，可经咽后间隙向下至后纵隔（图 2-6，图 2-7）。

第三节 │ 颈前区

颈前区以舌骨为界分为舌骨上区和舌骨下区。

一、舌骨上区

舌骨上区包括中央的颏下三角和两侧的下颌下三角。

（一）颏下三角

颏下三角 submental triangle 是由左、右二腹肌前腹与舌骨体围成的三角区。其浅面为皮肤、浅筋膜及封套筋膜,深面由两侧下颌舌骨肌及其筋膜构成。此三角内有 1~3 个**颏下淋巴结** submental lymph node(见图 2-5),收纳颏部、下唇中部、口底及舌尖等处的淋巴,注入下颌下淋巴结及颈内静脉二腹肌淋巴结。

（二）下颌下三角

1. **境界**　下颌下三角 submandibular triangle 由二腹肌前、后腹和下颌骨体下缘围成,又称**二腹肌三角** digastric triangle(见图 2-1)。浅面有皮肤、浅筋膜、颈阔肌和封套筋膜,深面有下颌舌骨肌、舌骨舌肌及咽中缩肌。

2. **内容**

（1）**下颌下腺** submandibular gland:包裹在封套筋膜形成的筋膜鞘内。此腺呈 U 形,分浅、深两部:浅部较大,位于下颌舌骨肌浅面;绕该肌的后缘向前延至其深面,为该腺的深部。下颌下腺管由腺深部的前端发出,在下颌舌骨肌的深面前行,开口于口底黏膜的舌下阜(图 2-8)。

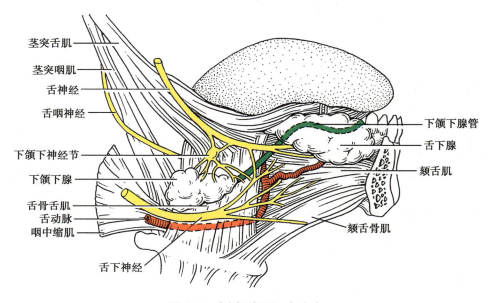

图 2-8　右侧下颌下三角内容

（2）**血管、神经和淋巴结**

1）**面动脉** facial artery:平舌骨大角起自颈外动脉,经二腹肌后腹的深面进入下颌下三角,沿下颌下腺深面前行,至咬肌前缘处绕过下颌骨体下缘入面部。

2）**舌下神经** hypoglossal nerve:在下颌下腺的内下方,行于舌骨舌肌表面,与二腹肌中间腱之间有舌动脉及其伴行静脉。舌动脉前行至舌骨舌肌后缘深面入舌。

3）**舌神经** lingual nerve:在下颌下腺深部内上方与舌骨舌肌之间前行入舌。

4）**下颌下神经节** submandibular ganglion:位于下颌下腺深部上方和舌神经下方,上方连于舌神经,向下发出分支至下颌下腺及舌下腺。

5）**下颌下淋巴结** submandibular lymph node(见图 2-5):在下颌下腺周围有 4~6 个下颌下淋巴结,收纳眼、鼻、唇、牙、舌及口底的淋巴,汇入颈外侧上、下深淋巴结。

二、舌骨下区

该区是指两侧胸锁乳突肌前缘之间、舌骨以下的区域,包括左、右颈动脉三角和肌三角。

（一）颈动脉三角

1. **境界**　颈动脉三角 carotid triangle 由胸锁乳突肌上份前缘、肩胛舌骨肌上腹和二腹肌后腹围成。其浅面有皮肤、浅筋膜、颈阔肌及封套筋膜，深面有椎前筋膜，内侧是咽侧壁及其筋膜。

2. **内容**　有颈内静脉及其属支、颈总动脉及其分支、舌下神经及其降支、迷走神经及其分支、副神经以及部分颈深淋巴结等（图 2-9）。

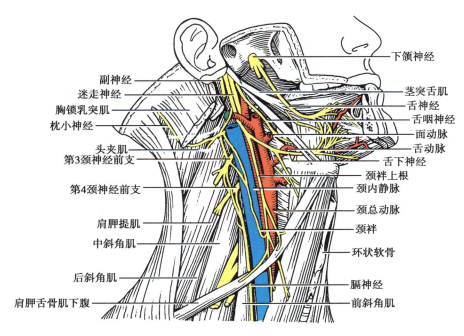

图 2-9　颈动脉三角内容

（1）动脉

1）**颈总动脉** common carotid artery：位于颈内静脉内侧，平甲状软骨上缘处分为颈内动脉和颈外动脉。颈内动脉起始部和颈总动脉的末端膨大，称为**颈动脉窦** carotid sinus，窦壁内有压力感受器。在颈总动脉分叉处的后方借结缔组织连有一米粒大小的扁椭圆形小体，称**颈动脉小球** carotid glomus，是化学感受器。二者分别有调节血压和呼吸的作用。

2）**颈外动脉** external carotid artery：平甲状软骨上缘起自颈总动脉，于颈内动脉前内侧上行，从甲状软骨上缘至舌骨大角处自前壁由下而上依次发出甲状腺上动脉、舌动脉和面动脉；与面动脉起点相对向后上发出枕动脉，近二腹肌后腹下缘高度向后发出耳后动脉；自起始部内侧壁向上发出咽升动脉。

3）**颈内动脉** internal carotid artery：由颈总动脉发出后，自颈外动脉的后外方行至其后方。该动脉在颈部无分支。

（2）**静脉**：颈内静脉 internal jugular vein 位于胸锁乳突肌前缘深面，颈总动脉外侧。其颈部的属支为面静脉、舌静脉和甲状腺上静脉、甲状腺中静脉。

（3）神经

1）**舌下神经** hypoglossal nerve：从二腹肌后腹深面进入三角，呈弓形向前越过颈内、外动脉浅面，再经二腹肌后腹深面进入下颌下三角。该神经在弓形处向下发出降支，称颈袢上根，该根沿颈总动脉浅面下降，在环状软骨水平与来自颈丛第 2、3 颈神经的颈袢下根组成**颈袢** cervical ansa，由袢发出分支支配舌骨下肌群。

2）**副神经** accessory nerve：经二腹肌后腹深面入颈动脉三角，继经颈内动、静脉之间行向后外侧，自胸锁乳突肌上份穿入该肌，并发出肌支支配该肌，本干向后至枕三角。

3）迷走神经 vagus nerve：行于颈动脉鞘内，沿颈内静脉和颈内动脉及颈总动脉之间的后方下降。在迷走神经上端的下神经节处发出喉上神经，在颈动脉三角还发出颈心支，沿颈总动脉表面下降，入胸腔参与组成心丛（图 2-10）。

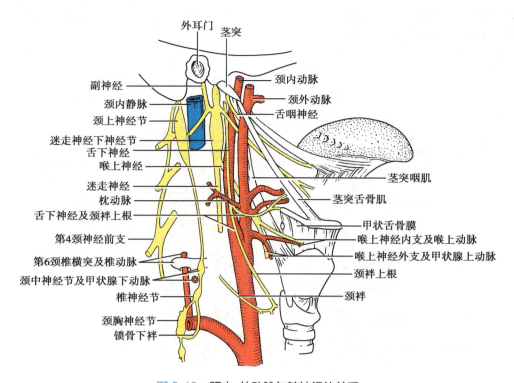

图 2-10　颈内、外动脉与脑神经的关系

（4）二腹肌后腹 posterior belly of digastric：是颈动脉三角与下颌下三角的分界标志，也是颈部及颌面部手术的主要标志。其表面有耳大神经、下颌后静脉及面神经颈支；深面有颈内动、静脉，颈外动脉，迷走神经，副神经，舌下神经，颈交感干；其上缘有耳后动脉、面神经和舌咽神经等；下缘有枕动脉和舌下神经（图 2-11）。

（二）肌三角

1. 境界　肌三角 muscular triangle 位于颈前正中线、胸锁乳突肌前缘和肩胛舌骨肌上腹之间。其浅面的结构由浅入深依次有皮肤、浅筋膜、颈阔肌、颈前静脉、皮神经和封套筋膜，深面为椎前筋膜。

2. 内容　肌三角内含有位于浅层的胸骨舌骨肌和肩胛舌骨肌上腹，位于深层的胸骨甲状肌和甲状舌骨肌，以及位于气管前筋膜深部的甲状腺、甲状旁腺、咽、喉、气管颈部和食管颈部等器官（图 2-12）。

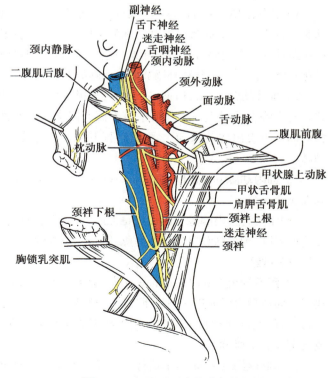

图 2-11　二腹肌后腹的毗邻关系

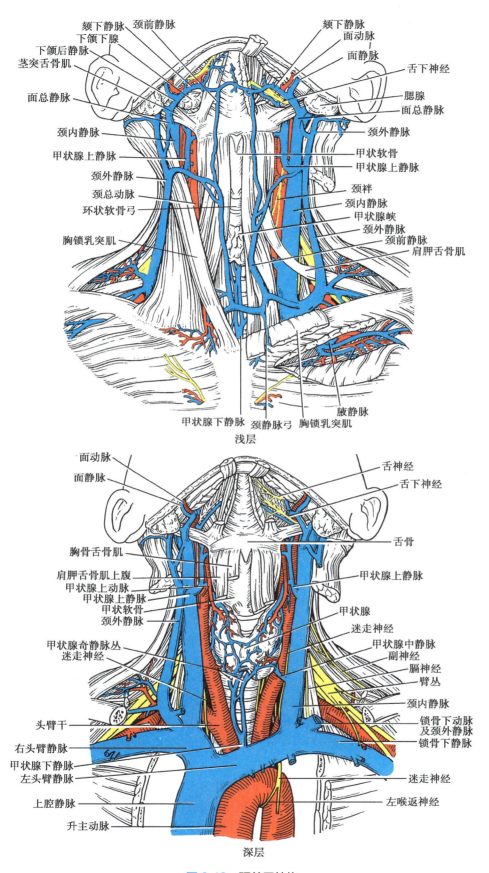

颏下静脉　颈前静脉　　　　　　颏下静脉
下颌下腺　　　　　　　　　　　面动脉
下颌后静脉　　　　　　　　　　面静脉
茎突舌骨肌　　　　　　　　　　　　　舌下神经
面总静脉　　　　　　　　　　　　　腮腺
　　　　　　　　　　　　　　　　面总静脉
颈内静脉　　　　　　　　　　　　颈外静脉
甲状腺上静脉　　　　　　　　　　甲状软骨
　　　　　　　　　　　　　　　　甲状腺上静脉
颈外静脉　　　　　　　　　　　　颈袢
颈总动脉　　　　　　　　　　　　颈内静脉
环状软骨弓　　　　　　　　　　　甲状腺峡
　　　　　　　　　　　　　　　　颈外静脉
胸锁乳突肌　　　　　　　　　　　颈前静脉
　　　　　　　　　　　　　　　　肩胛舌骨肌

甲状腺下静脉　颈静脉弓　胸锁乳突肌

浅层

面动脉　　　　　　　　　　　　　舌神经
面静脉　　　　　　　　　　　　　舌下神经

胸骨舌骨肌　　　　　　　　　　　舌骨
肩胛舌骨肌上腹
甲状腺上动脉　　　　　　　　　　甲状腺上静脉
甲状腺上静脉
甲状软骨　　　　　　　　　　　　甲状腺
颈外静脉　　　　　　　　　　　　迷走神经
甲状腺奇静脉丛　　　　　　　　　甲状腺中静脉
迷走神经　　　　　　　　　　　　副神经
　　　　　　　　　　　　　　　　膈神经
　　　　　　　　　　　　　　　　臂丛
　　　　　　　　　　　　　　　　颈内静脉
头臂干　　　　　　　　　　　　　锁骨下动脉
右头臂静脉　　　　　　　　　　　及颈外静脉
甲状腺下静脉　　　　　　　　　　锁骨下静脉
左头臂静脉　　　　　　　　　　　迷走神经
上腔静脉　　　　　　　　　　　　左喉返神经
升主动脉

深层

图 2-12　颈前区结构

（1）**甲状腺** thyroid gland

1）**形态与被膜**：甲状腺呈 H 形，分为左、右两侧叶及中间的甲状腺峡（图 2-13）。约半数以上的人存在从甲状腺峡向上伸出的锥状叶，其长短不一。国人甲状腺形态常出现变异（图 2-13）。甲状腺被气管前筋膜包裹，该筋膜形成甲状腺假被膜，即**甲状腺鞘**。甲状腺的外膜称真被膜，即**纤维囊**。真假被膜之间形成的间隙为**囊鞘间隙**，内有疏松结缔组织、血管、神经及甲状旁腺。假被膜内侧增厚形成的**甲状腺悬韧带**使甲状腺两侧叶内侧和峡部后面连于甲状软骨、环状软骨以及气管软骨环，将甲状腺固定于喉及气管壁上。吞咽时，甲状腺可随喉的活动而上下移动。

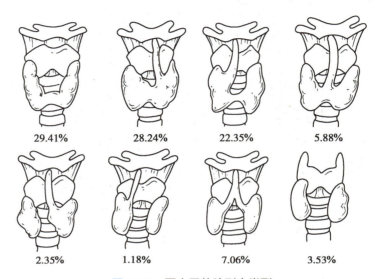

29.41%　　28.24%　　22.35%　　5.88%

2.35%　　1.18%　　7.06%　　3.53%

图 2-13　国人甲状腺形态类型

2）**位置与毗邻**：甲状腺的两侧叶位于喉下部和气管颈部的前外侧，上端达甲状软骨中部，下端至第 6 气管软骨。甲状腺峡位于第 2~4 气管软骨前方（图 2-13）。

甲状腺的前面由浅入深有皮肤、浅筋膜、封套筋膜、舌骨下肌群及气管前筋膜；左右两侧叶的后内侧邻近喉与气管、咽与食管以及喉返神经；侧叶的后外侧与颈动脉鞘及颈交感干相邻。甲状腺肿大时，如向后内侧压迫喉与气管，可出现呼吸、吞咽困难及声音嘶哑；如向后外方压迫颈交感干时，可出现 Horner 综合征，即患侧面部潮红、无汗、瞳孔缩小、眼裂变窄、上睑下垂及眼球内陷等。

3）**甲状腺的动脉和喉的神经**（图 2-14）

甲状腺上动脉 superior thyroid artery 发自颈外动脉起始部前壁，与喉上神经外支伴行向前下方，至甲状腺上端附近分为前、后两支。前支沿甲状腺侧叶前缘下行，分布于侧叶前面；后支沿侧叶后缘下行。甲状腺上动脉发出喉上动脉，伴喉上神经内支穿甲状舌骨膜入喉。

喉上神经 superior laryngeal nerve 是迷走神经的分支，沿咽侧壁下行，于舌骨大角处分为内、外两支。内支与同名动脉伴行穿甲状舌骨膜入喉，分布于声门裂以上的喉黏膜及会厌和舌根等处；外支伴甲状腺上动脉行向前下方，在距甲状腺上极 0.5~1.0cm 处，离开动脉弯向内侧，发出肌支支配环甲肌及咽下缩肌。故在甲状腺次全切除术结扎甲状腺上动脉时，应紧贴甲状腺上极进行，以免损伤喉上神经外支而影响发音。

甲状腺下动脉 inferior thyroid artery 是锁骨下动脉甲状颈干的分支，沿前斜角肌内侧缘上升，至第 6 颈椎平面，在颈动脉鞘与椎血管之间弯向内侧，近甲状腺侧叶下极潜入甲状腺侧叶的后面，分支分布于甲状腺、甲状旁腺、气管和食管等处，发出分支与甲状腺上动脉的分支吻合。

喉返神经 recurrent laryngeal nerve 是迷走神经的分支。左喉返神经勾绕主动脉弓至其后方，右喉返神经勾绕右锁骨下动脉至其后方，两者均在食管气管旁沟上行，至咽下缩肌下缘、环甲关节后方进入喉内，称为**喉下神经** inferior laryngeal nerve。其运动纤维支配除环甲肌以外的所有喉肌，感觉纤维

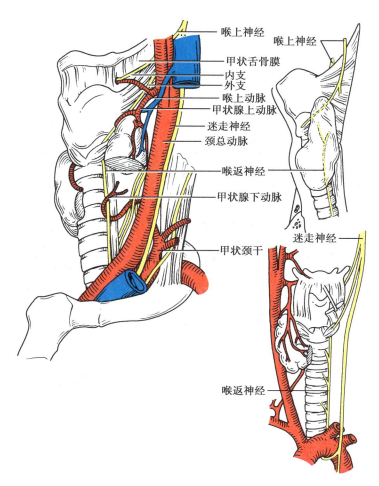

图 2-14　甲状腺的动脉及喉的神经

分布于声门裂以下的喉黏膜。左喉返神经行程较长,位置深,多在甲状腺下动脉后方与其交叉;右喉返神经行程较短,位置较浅,多在甲状腺下动脉前方与其交叉或穿行于该动脉的两个分支之间。甲状腺下动脉与喉返神经的相交部位约在侧叶中、下 1/3 交界处的后方。两侧喉返神经入喉前通常经过环甲关节后方,故甲状软骨下角可作为显露喉返神经的标志(图 2-15)。由于喉返神经与甲状腺下动脉的关系在侧叶下极附近比较复杂,因此,施行甲状腺次全切除术结扎甲状腺下动脉时,应远离甲状腺下端,以免损伤喉返神经而致声音嘶哑。

甲状腺最下动脉 arteria thyroidea ima(图 2-16)较小,出现率约为 10%,主要起自头臂干或主动脉弓,沿气管颈部前方上行,至甲状腺峡,参与甲状腺动脉之间的吻合,当低位气管切开或甲状腺手术时应加注意。

4)甲状腺的静脉(图 2-16)

甲状腺上静脉 superior thyroid vein 与同名动脉伴行,注入颈内静脉。

甲状腺中静脉 middle thyroid vein 起自甲状腺侧缘中部,短而粗,管壁较薄,经过颈总动脉的前方,直接注入颈内静脉。此静脉有时缺如。

甲状腺下静脉 inferior thyroid vein 起自甲状腺的下缘,经气管前面下行,主要汇入头臂静脉。两侧甲状腺下静脉在气管颈部前方常吻合形成**甲状腺奇静脉丛**。做低位气管切开时应注意。

(2)**甲状旁腺** parathyroid gland:为两对扁圆形小体,直径 0.6~0.8cm,呈棕黄色或淡红色,上、下各一对(图 2-17),位于甲状腺侧叶的后面,真假被膜之间的囊鞘间隙中,有时可位于甲状腺实质内或被膜外气管周围的结缔组织中。上甲状旁腺多位于甲状腺侧叶上、中 1/3 交界处的后方;下甲状旁腺多

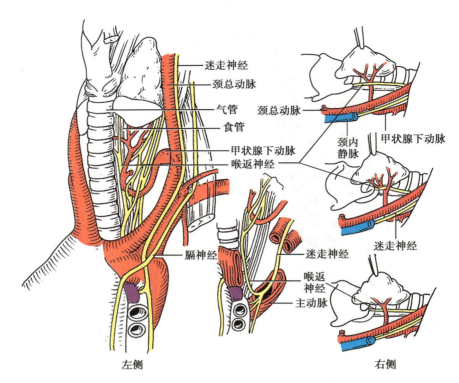

迷走神经
颈总动脉
气管
食管
甲状腺下动脉
喉返神经

膈神经

颈总动脉
颈内静脉
甲状腺下动脉

迷走神经
喉返神经
主动脉

迷走神经

左侧

右侧

图 2-15　甲状腺下动脉与喉返神经的关系

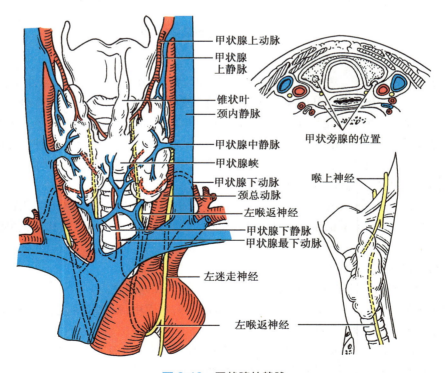

甲状腺上动脉
甲状腺上静脉
锥状叶
颈内静脉

甲状腺中静脉
甲状腺峡
甲状腺下动脉
颈总动脉
左喉返神经
甲状腺下静脉
甲状腺最下动脉

左迷走神经

左喉返神经

甲状旁腺的位置

喉上神经

图 2-16　甲状腺的静脉

位于侧叶下 1/3 的后方。

（3）**喉和气管颈部**：喉 larynx 不仅是呼吸的管道，也是发音的器官。它以软骨为支架，借关节、韧带和喉肌连结而成。喉位于颈前部中份，上借甲状舌骨膜与舌骨相连，向下与气管相通，喉前面被舌骨下肌群覆盖，后方紧邻咽，两侧为颈部的大血管、神经及甲状腺侧叶等（见图 2-14，图 2-16）。喉的活动性较大，可随吞咽或发音而上、下移动。

营养喉的动脉主要来自甲状腺上动脉的喉上动脉和环甲动脉，以及甲状腺下动脉的喉下动脉（见图 2-10，图 2-14），喉上动脉与喉下动脉分布于喉肌和黏膜，二者在喉内吻合。环甲动脉主要营养环甲肌。静脉与同名动脉伴行离喉，喉上静脉通过甲状腺上静脉或面静脉汇入颈内静脉，喉下

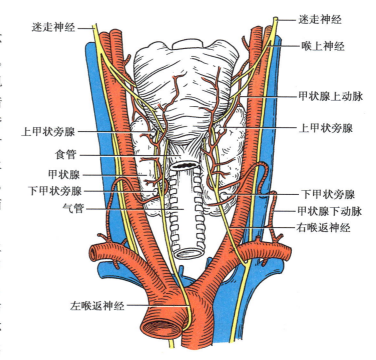

图 2-17　甲状旁腺的位置（后面观）

静脉通过甲状腺下静脉注入头臂静脉。喉前庭和喉中间腔淋巴管汇合后，穿甲状舌骨膜，伴喉上血管在颈总动脉分叉附近，注入颈外侧深淋巴结。声门下腔淋巴管穿环甲膜或环气管韧带，注入喉前淋巴结或气管旁淋巴结。喉由喉上神经及喉返神经支配（见图 2-10，图 2-14，图 2-15），二者均属迷走神经的分支，喉上神经管理声门裂以上喉腔黏膜感觉，支配环甲肌。喉返神经管理声门裂以下喉腔黏膜感觉，支配除环甲肌以外的所有喉内肌。

气管颈部 cervical part of trachea 上端平第 6 颈椎下缘，下端平胸骨颈静脉切迹处移行为气管胸部。成人长约 6.5cm，横径约 1.5~2.5cm，由 6~8 个气管软骨及其间的软组织构成。气管周围有疏松结缔组织包绕，故活动性较大，当仰头或低头时，气管可上、下移动 1.5cm。头转向一侧时，气管亦随之转向同侧，食管却移向对侧，故常规施行气管切开术时，头应严格保持正中位并尽量后仰，使气管接近体表，以免伤及食管及其周围的血管和神经。

气管颈部的毗邻：前方由浅到深依次为皮肤、浅筋膜、封套筋膜、胸骨上间隙及其内的静脉弓、舌骨下肌群、气管前筋膜和气管前间隙。平第 2~4 气管软骨前方有甲状腺峡，峡的下方有甲状腺下静脉、甲状腺奇静脉丛及可能存在的甲状腺最下动脉。气管颈部上端两侧为甲状腺侧叶，后方为食管，在二者之间的气管食管旁沟内有喉返神经上行。其后外侧有颈交感干和颈动脉鞘等。此外，幼儿的胸腺、左头臂静脉和主动脉弓等，常会高出胸骨颈静脉切迹达气管颈部前面。故对幼儿进行气管切开术时，应注意不宜低于第 5 气管软骨，以免伤及上述结构。

（4）**咽和食管颈部**：咽 pharynx 位于第 1~6 颈椎前方，为上宽下窄、前后略扁的漏斗形肌性管道，长约 12cm，其内腔称**咽腔** cavity of pharynx。咽上方固定于颅底，向下于第 6 颈椎体下缘平面续于食管（见图 2-7）。咽有前、后及侧壁，其后壁借疏松结缔组织连于椎前筋膜；两侧壁是茎突及起于茎突的诸肌，并与颈部大血管和甲状腺侧叶等相毗邻；前壁不完整，自上向下可分别通入鼻腔、口腔和喉腔。根据咽前方的毗邻，以腭帆游离缘和会厌上缘平面为界，将咽腔分为鼻咽、口咽、喉咽 3 部，其中后两者是消化道和呼吸道的共同通道。咽后上方的咽扁桃体，两侧的咽鼓管扁桃体、腭扁桃体和前下方的舌扁桃体，共同构成**咽淋巴环**，对消化道和呼吸道具有防御和保护作用。

食管颈部 cervical part of esophagus 上端平环状软骨下缘平面与咽相接，下端在颈静脉切迹平面处

移行为食管胸部。食管颈部的前方为气管颈部(见图2-17),食管颈部位置稍偏左侧,故食管颈部手术入路以左侧为宜;后方有颈长肌和脊柱;后外侧隔椎前筋膜与颈交感干相邻;两侧为甲状腺侧叶、颈动脉鞘及其内容物。

(5)颈前深淋巴结 deep anterior cervical lymph node:分布于喉、甲状腺和气管颈部的前方及两侧,包括喉前淋巴结、甲状腺淋巴结、气管前淋巴结和气管旁淋巴结,收集甲状腺、喉、气管颈部、食管颈部等处淋巴,其输出管注入颈外侧上、下深淋巴结(见图2-5)。

第四节 ｜ 胸锁乳突肌区和颈根部

一、胸锁乳突肌区

(一)境界

胸锁乳突肌区 sternocleidomastoid region 是指该肌在颈部所占据和覆盖的区域。胸锁乳突肌起自胸骨柄和锁骨的内侧端,止于颞骨乳突和枕骨上项线的外侧。该区的结构有颈袢、颈动脉鞘、颈丛、颈交感干和淋巴结等。

(二)内容及其毗邻

1. **颈袢 cervical ansa**　由第1~3颈神经前支的分支构成。来自第1颈神经前支的部分纤维先随舌下神经走行,至颈动脉三角内离开此神经,称为**舌下神经降支**,又名**颈袢上根**,沿颈内动脉和颈总动脉浅面下行。来自颈丛第2、3颈神经前支的部分纤维组成**颈袢下根**,沿颈内静脉浅面(或深面)下行。上、下两根在颈动脉鞘表面合成颈袢。颈袢位于肩胛舌骨肌中间腱的上缘附近,平环状软骨弓水平。颈袢发支支配肩胛舌骨肌、胸骨舌骨肌和胸骨甲状肌。甲状腺手术时,多平环状软骨切断舌骨下诸肌,可避免损伤颈袢的肌支(图2-18)。

2. **颈动脉鞘及其内容**　颈动脉鞘上起自颅底,下续纵隔。鞘内全长有颈内静脉和迷走神经,鞘内上部有颈内动脉,下部为颈总动脉。在颈动脉鞘下部,颈内静脉位于前外侧,颈总动脉位于后内侧,在二者之间的后外方有迷走神经。鞘的上部,颈内动脉居前内侧,颈内静脉在其后外方,迷走神经行于二者之间的后内方。

颈动脉鞘浅面有胸锁乳突肌、胸骨舌骨肌、胸骨甲状肌和肩胛舌骨肌下腹、颈袢及甲状腺上静脉、甲状腺中静脉;鞘的后方有甲状腺下动脉通过,隔椎前筋膜有颈交感干、椎前肌和颈椎横突等;鞘的内侧有咽、食管颈部,喉、气管颈部,喉返神经和甲状腺侧叶等。

3. **颈丛 cervical plexus**　由第1~4颈神经的前支组成,位于胸锁乳

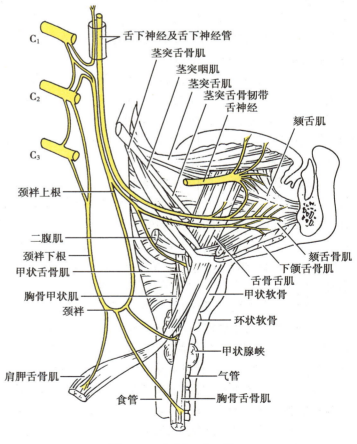

图2-18　颈袢及支配的肌

突肌上段与中斜角肌和肩胛提肌之间。分支有皮支及肌支,膈神经是其主要肌支。

4. **颈交感干** cervical part of sympathetic trunk　由颈上、中、下交感神经节及其节间支组成,位于脊柱两侧,被椎前筋膜所覆盖。**颈上神经节** superior cervical ganglion 最大,呈梭形,位于第 2~3 颈椎横突前方。**颈中神经节** middle cervical ganglion 最小或不明显,位于第 6 颈椎横突的前方。**颈下神经节** inferior cervical ganglion 位于第 7 颈椎平面,在椎动脉起始部后方,多与第 1 胸神经节融合为**颈胸神经节** cervicothoracic ganglion,又名**星状神经节** stellate ganglion。以上 3 对神经节各发出心支入胸腔,参与心丛组成。

二、颈根部

颈根部是指颈部、胸部及腋区之间的接壤区域,由进出胸廓上口的诸结构占据。

(一)境界

颈根部 root of neck 前界为胸骨柄,后界为第 1 胸椎体,两侧为第 1 肋。其中心标志是前斜角肌,此肌前内侧主要是往来于颈、胸之间的纵行结构,如颈总动脉、颈内静脉、迷走神经、膈神经、颈交感干、胸导管和胸膜顶等;前、后方及外侧主要是往来于胸、颈与上肢间的横行结构,如锁骨下动脉、静脉和臂丛等。

(二)内容及其毗邻

1. **胸膜顶** cupula of pleura　是覆盖肺尖部的壁胸膜,突入颈根部,高出锁骨内侧 1/3 上缘 2~3cm。前、中、后斜角肌覆盖其前、外及后方。其前方邻接锁骨下动脉及其分支、膈神经、迷走神经、锁骨下静脉,左侧还有胸导管;后方贴靠第 1、2 肋,颈交感干和第 1 胸神经前支;外侧邻臂丛;内侧邻气管、食管,左侧还有胸导管和左喉返神经;上方从第 7 颈椎横突、第 1 肋颈和第 1 胸椎体连至胸膜顶的筋膜,称为**胸膜上膜** suprapleural membrane,此膜又称 **Sibson 筋膜**,起悬吊作用。当行肺萎陷手术时,须切断上述筋膜,才能使肺尖塌陷。

2. **锁骨下动脉** subclavian artery　左侧起自主动脉弓,右侧在胸锁关节后方起自头臂干,于第 1 肋外侧缘续于腋动脉。以前斜角肌为界,锁骨下动脉分为三段。

(1)第 1 段:位于前斜角肌内侧,胸膜顶前方,左、右侧前方都有迷走神经跨过,左侧还有胸导管或膈神经跨过。该段动脉的分支如下。

1)**椎动脉** vertebral artery:沿前斜角肌内侧上行于胸膜顶前面,穿经上位 6 个颈椎横突孔,经枕骨大孔入颅,分布于脑、脊髓和内耳。

2)**胸廓内动脉** internal thoracic artery:在胸膜顶前方,正对椎动脉起始处发自锁骨下动脉下壁,经锁骨下静脉后方下行入胸壁。

3)**甲状颈干** thyrocervical trunk:起自锁骨下动脉上壁,分出甲状腺下动脉、肩胛上动脉及颈横动脉。

4)**肋颈干** costocervical trunk:起自锁骨下动脉第 1 或第 2 段后壁,分为颈深动脉和最上肋间动脉。

(2)第 2 段:位于前斜角肌后方,上方紧邻臂丛各干,下方跨胸膜顶。

(3)第 3 段:位于前斜角肌外侧,第 1 肋上面,其前下方邻锁骨下静脉,外上方为臂丛。

锁骨下动脉有时直接发出颈横动脉或肩胛上动脉。

3. **胸导管与右淋巴导管**　**胸导管** thoracic duct 沿食管左侧出胸腔上口至颈部,平第 7 颈椎高度,形成**胸导管弓** arch of thoracic duct。其前方为颈动脉鞘,后方有椎动脉、椎静脉、颈交感干、甲状颈干、膈神经和锁骨下动脉(图 2-19,图 2-20)。胸导管多数注入左静脉角,有时也可注入左颈内静脉或左锁骨下静脉。左颈干、左锁骨下干及左支气管纵隔干通常注入胸导管末端,也可单独注入静脉。

右淋巴导管 right lymphatic duct 长约 1.0~1.5cm,居右颈根部,接受右颈干、右锁骨下干和右支气管纵隔干,注入右静脉角。由于右淋巴导管出现率仅为 20% 左右,故有时各淋巴干也可直接注入右锁骨下静脉或右颈内静脉。

出入胸廓上口的结构

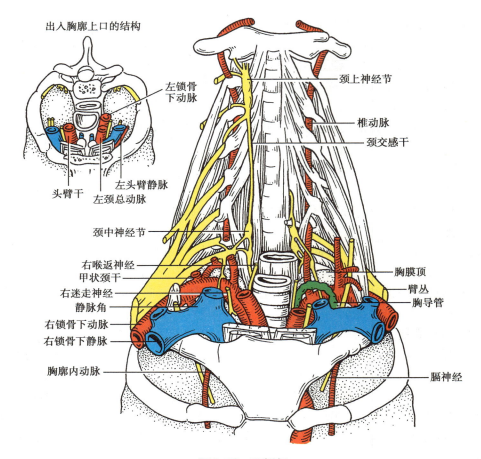

左锁骨下动脉

头臂干
左头臂静脉
左颈总动脉

颈中神经节

右喉返神经
甲状颈干
右迷走神经
静脉角
右锁骨下动脉
右锁骨下静脉

胸廓内动脉

颈上神经节

椎动脉

颈交感干

胸膜顶
臂丛
胸导管

膈神经

图 2-19　颈根部

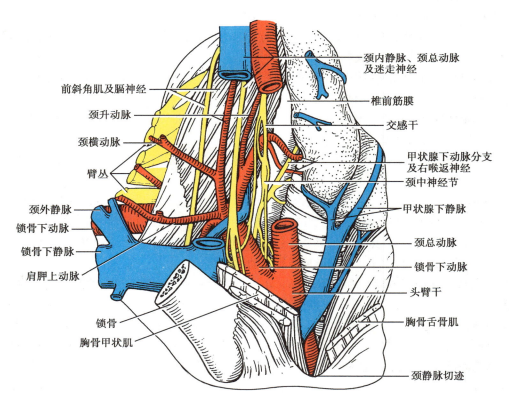

前斜角肌及膈神经

颈升动脉

颈横动脉

臂丛

颈外静脉
锁骨下动脉
锁骨下静脉
肩胛上动脉

锁骨
胸骨甲状肌

颈内静脉、颈总动脉
及迷走神经

椎前筋膜

交感干

甲状腺下动脉分支
及右喉返神经
颈中神经节

甲状腺下静脉

颈总动脉

锁骨下动脉

头臂干

胸骨舌骨肌

颈静脉切迹

图 2-20　前斜角肌的毗邻关系

4. **锁骨下静脉** subclavian vein　自第 1 肋外侧缘续于腋静脉。沿第 1 肋上面,经锁骨与前斜角肌之间,向内侧与颈内静脉汇合成头臂静脉。由于锁骨下静脉壁与第 1 肋、锁骨下肌、前斜角肌的筋膜相愈着,破裂后难以自动闭合,故伤后易致气栓。临床上广泛应用锁骨下静脉插管技术进行长期输液、心导管插管及中心静脉压测定等。

5. **迷走神经** vagus nerve　右迷走神经下行于右颈总动脉和右颈内静脉之间,经右锁骨下动脉第 1 段前面时发出右喉返神经,勾绕右锁骨下动脉的下面和后方返回颈部。左迷走神经在左颈总动脉和左颈内静脉之间下行入胸腔。

6. **膈神经** phrenic nerve　位于前斜角肌前面,椎前筋膜深面,由第 3~5 颈神经前支组成,向内下方斜行下降;其前方有胸锁乳突肌、肩胛舌骨肌中间腱、颈内静脉、颈横动脉和肩胛上动脉;左侧前方还邻接胸导管弓;内侧有颈升动脉上行。该神经在颈根部经胸膜顶的前内侧,迷走神经的外侧,穿锁骨下动、静脉之间进入胸腔(图 2-20)。

膈神经的起始部常发生变异形成副膈神经,其出现率为 48%,多起自第 5 颈神经(占 48.7%)或第 5、6 颈神经(占 27.6%),在膈神经的外侧下行(占 85.2%),经锁骨下静脉的后方进入胸腔。副膈神经在锁骨下静脉的下方与膈神经结合者占多数(57.1%)。

7. **椎动脉三角** triangle of vertebral artery　内侧界为颈长肌,外侧界为前斜角肌,下界为锁骨下动脉第 1 段,尖为第 6 颈椎横突前结节。三角的后方有第 7 颈椎横突、第 8 颈神经前支及第 1 肋颈;前方有迷走神经、颈动脉鞘、膈神经及胸导管弓(左侧)等。三角内的主要结构有胸膜顶、椎动脉、椎静脉、甲状颈干、甲状腺下动脉、颈交感干及颈胸(星状)神经节等(图 2-21)。

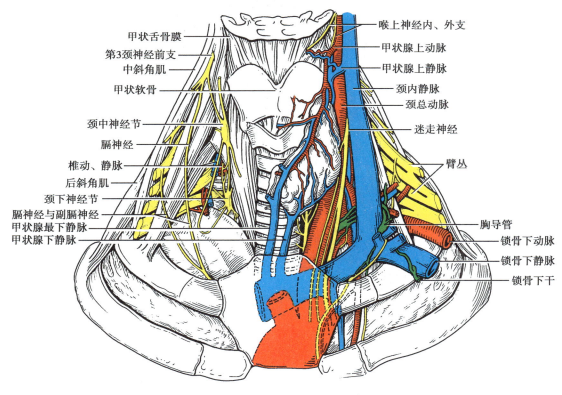

甲状舌骨膜
第3颈神经前支
中斜角肌
甲状软骨
颈中神经节
膈神经
椎动、静脉
后斜角肌
颈下神经节
膈神经与副膈神经
甲状腺最下静脉
甲状腺下静脉

喉上神经内、外支
甲状腺上动脉
甲状腺上静脉
颈内静脉
颈总动脉
迷走神经
臂丛
胸导管
锁骨下动脉
锁骨下静脉
锁骨下干

扫描图片
体验 AR

图 2-21　椎动脉三角及其内容

8. **斜角肌间隙** scalene space　颈深肌群包括内侧群和外侧群。内侧群位于脊柱颈部的前方,有头长肌和颈长肌等,合称椎前肌,能屈头、屈颈。外侧群位于脊柱颈部的两侧,主要有**前斜角肌** scalenus anterior、**中斜角肌** scalenus medius 和**后斜角肌** scalenus posterior,各肌均起自颈椎横突,前、中斜角肌分别止于第 1 肋上面的前斜角肌结节和锁骨下动脉沟的后方,后斜角肌止于第 2 肋。前、中斜角肌与第 1 肋之间形成一个三角形的间隙,称为**斜角肌间隙**,内有锁骨下动脉和臂丛通过。斜角肌的作用:在颈椎固定时,可上提肋,以助吸气;胸廓固定时可使颈前屈,一侧收缩可使颈向同侧侧屈。

第五节 │ 颈外侧区

颈外侧区是由胸锁乳突肌后缘、斜方肌前缘和锁骨中 1/3 上缘围成的三角区;该区被肩胛舌骨肌下腹分为上方较大的枕三角和下方较小的锁骨上三角。

一、枕三角

(一)境界

枕三角 occipital triangle 位于胸锁乳突肌后缘、斜方肌前缘与肩胛舌骨肌下腹上缘之间(图 2-22)。三角的浅面依次为皮肤、浅筋膜和封套筋膜;深面为椎前筋膜及其覆盖的前斜角肌、中斜角肌、后斜角肌、头夹肌和肩胛提肌。

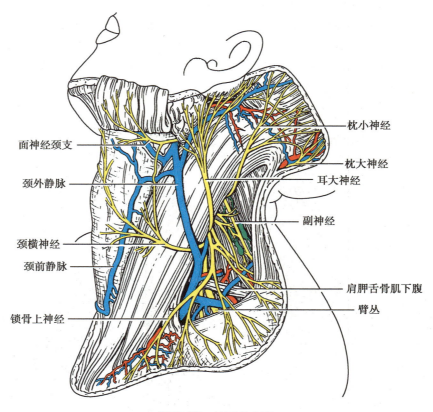

面神经颈支

颈外静脉

颈横神经

颈前静脉

锁骨上神经

枕小神经

枕大神经

耳大神经

副神经

肩胛舌骨肌下腹

臂丛

图 2-22　枕三角内容

(二)内容及其毗邻

1. **副神经** accessory nerve　自颈静脉孔出颅后,沿颈内静脉前外侧下行,经二腹肌后腹深面,在胸锁乳突肌上部的前缘穿入并发支支配该肌。其本干在胸锁乳突肌后缘上、中 1/3 交点处进入枕三角,有枕小神经勾绕,这是确定副神经的标志。在枕三角内,该神经沿肩胛提肌表面,经枕三角中份,向外下方斜行。此段位置表浅,周围有淋巴结排列,颈部淋巴结清除术时应避免损伤副神经。副神经自斜方肌前缘中、下 1/3 交界处进入该肌深面,并支配该肌(图 2-22)。

2. **颈丛和臂丛的分支**　颈丛皮支在胸锁乳突肌后缘中点处穿封套筋膜浅出(见图 2-4),分布于头、颈、胸前上部及肩上部的皮肤。臂丛分支有支配菱形肌的**肩胛背神经**,该神经位于副神经与臂丛上缘之间,略与副神经平行,但居椎前筋膜深面,可与副神经鉴别。此外,还有支配冈上肌、冈下肌的**肩胛上神经**,以及入腋区支配前锯肌的**胸长神经**等。

二、锁骨上三角

(一)境界

锁骨上三角 supraclavicular triangle 位于锁骨上方,在体表呈明显凹陷,故又名**锁骨上大窝** greater supraclavicular fossa,由胸锁乳突肌后缘、肩胛舌骨肌下腹和锁骨上缘中 1/3 围成(见图 2-1)。其浅面依次为皮肤、浅筋膜及封套筋膜;深面为斜角肌下份及椎前筋膜。

(二)内容及其毗邻

1. **锁骨下静脉** subclavian vein 于第 1 肋外侧缘续于腋静脉,有颈外静脉和肩胛背静脉注入。在该三角内,锁骨下静脉位于锁骨下动脉第 3 段的前下方;向内经膈神经和前斜角肌下端的前面,达胸膜顶前方;在前斜角肌内侧与颈内静脉汇合成头臂静脉,二者汇合处形成向外上开放的角,称为**静脉角** venous angle。胸导管和右淋巴导管分别注入左、右静脉角(图 2-23)。

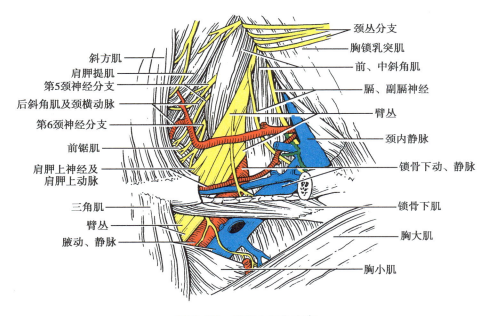

图 2-23 锁骨上三角内容

2. **锁骨下动脉** subclavian artery 经斜角肌间隙进入此三角,走向腋窝。位于三角内的是该动脉第 3 段,其下方为第 1 肋上面,后上方有臂丛,前下方为锁骨下静脉。在该三角内还可见该动脉的直接和间接的分支:肩胛背动脉、肩胛上动脉和颈横动脉,分别至斜方肌深面及肩胛区。

3. **臂丛** brachial plexus 由第 5~8 颈神经和第 1 胸神经前支的大部分组成臂丛的 5 个根,经斜角肌间隙进入此三角。臂丛在锁骨下动脉后上方合成 3 个干,各干再分为前、后两股。根、干、股组成臂丛锁骨上部,在锁骨中点上方,为锁骨上臂丛神经阻滞麻醉处。在三角内,臂丛发出肩胛背神经、肩胛上神经及胸长神经等。臂丛与锁骨下动脉均由椎前筋膜形成的筋膜鞘包绕,续于腋鞘(图 2-23)。

三、颈外侧深淋巴结

颈外侧深淋巴结 deep lateral cervical lymph node 主要沿颈内静脉排列,上至颅底,下至颈根部,通常以肩胛舌骨肌和颈内静脉交叉点为界,分为颈外侧上深淋巴结和颈外侧下深淋巴结。

1. **颈外侧上深淋巴结** superior deep lateral cervical lymph node 位于胸锁乳突肌深面,排列在颈内静脉周围,收纳颈外侧浅淋巴结、腮腺淋巴结、下颌下淋巴结及颏下淋巴结的输出管,并收纳喉、气管、食管、腭扁桃体及舌的淋巴，其输出管注入颈外侧下深淋巴结。该组淋巴结中位于二腹肌后腹与颈内静脉交角处者，称为**颈内静脉二腹肌淋巴结** jugulodigastric lymph node，又称**角淋巴结**，收纳鼻咽部、腭扁桃体及舌根部的淋巴，是鼻咽部、腭扁桃体及舌根部的肿瘤转移较早累及的淋巴结群。在枕三角内沿副神经周围分布者，称为**副神经淋巴结**，收纳耳后的淋巴，其输出管注入颈外侧下深淋巴结，或直接注入颈干（见图 2-5）。

2. **颈外侧下深淋巴结** inferior deep lateral cervical lymph node　位于肩胛舌骨肌中间腱下方，排列于颈内静脉和颈横血管周围。其中位于颈内静脉与肩胛舌骨肌中间腱交角处的淋巴结称为**颈内静脉肩胛舌骨肌淋巴结** juguloomohyoid lymph node，收纳舌尖部的淋巴，舌尖部的癌首先转移至该淋巴结（见图 2-5）。

另有淋巴结沿颈横血管排列称为**锁骨上淋巴结** supraclavicular lymph node，主要收纳颈外侧上深淋巴结的输出管及气管的淋巴，成为头、颈淋巴结的总集合处。其输出管集合成颈干，左侧注入胸导管，右侧注入右淋巴导管或直接注入静脉角（见图 2-5）。在左颈根部，斜角肌前方的淋巴结称为 Virchow 淋巴结，食管下部癌或胃癌转移时，常累及该淋巴结，可在胸锁乳突肌后缘和锁骨上缘的交角处触到此肿大的淋巴结。

第六节 | 颈部解剖操作

一、解剖颈前区和胸锁乳突肌区

（一）切口与翻皮

人体标本取仰卧位，垫高肩部，使头部尽量后仰。先触摸骨性标志：下颌骨下缘、下颌角、乳突、舌骨、甲状软骨和喉结、颈静脉切迹、锁骨和肩峰。用镊子尖或彩色笔在切口上画线，再用解剖刀沿线做如下皮肤切口（见绪图-7）。

1. **正中切口**　从颏下中点向下做正中切口，至颈静脉切迹。
2. **上横切口**　自正中切口的上端向左、右沿下颌骨下缘切至乳突。
3. **下横切口**　从颈部正中切口的下端向左、右沿锁骨切至肩峰。

从正中切口的上端或下端提起皮片，逐渐向外侧翻起，显露颈阔肌。

（二）层次解剖

1. **颈部浅层**

（1）解剖颈阔肌：观察颈阔肌的起止点和肌纤维走向后，横断该肌中部，并将断端向上、下翻起。此肌深面有颈丛皮支、面神经的颈支和下颌缘支、颈部的浅静脉和浅淋巴结，注意勿损伤这些结构。

（2）解剖颈前静脉：在颈部正中线两侧浅筋膜内寻找颈前静脉，向下追至其穿入深筋膜处。沿途可见颈前淋巴结，观察后清除。

（3）解剖颈外静脉及颈丛皮支：在下颌角的后下方，从胸锁乳突肌表面分离出颈外静脉。此静脉下端在锁骨上方穿入深筋膜。沿该静脉向下可见颈外侧浅淋巴结，观察后清除。从胸锁乳突肌后缘中点处找出并修整从胸锁乳突肌表面上行的耳大神经；从该肌后缘深面行向后上的枕小神经；从胸锁乳突肌中份表面前行的颈横神经；向下跨越锁骨内侧端、中份和外侧的锁骨上神经的 3 个分支。

2. **舌骨上区**

（1）解剖颏下三角：清除颏下深筋膜浅层及颏下淋巴结，辨认颏下三角的境界（左、右两侧二腹肌的前腹与舌骨体）及深面的下颌舌骨肌。

（2）解剖下颌下三角：修整二腹肌腹，确认下颌下三角的境界（二腹肌前、后腹和下颌骨下缘），切开深筋膜浅层形成的下颌下腺鞘，清除邻近的下颌下淋巴结，观察下颌下腺。

1）解剖面动脉：在下颌下腺与下颌骨之间找出面动脉，追踪至面部。在下颌下腺表面找出面静脉。

2）解剖下颌舌骨肌及神经:将下颌下腺翻向上,修整二腹肌后腹和茎突舌骨肌,紧贴下颌骨切断二腹肌的前腹,向后翻开。修整下颌舌骨肌,在该肌表面找出下颌舌骨肌神经。

3）解剖舌骨舌肌浅面的结构:紧贴舌骨切断下颌舌骨肌,翻向前方,显露并修整深面的舌骨舌肌。下颌下腺深部的前缘及舌骨舌肌表面找出下颌下腺管和舌神经。舌神经先位于下颌下腺管后上方,后向前经该管的外侧,勾绕该管至其内侧,分布于舌。沿二腹肌后腹下缘找出舌下神经,向后上追踪,寻找出颈袢上根。在舌骨大角上方与舌下神经之间,寻认舌动脉及其伴行的静脉。

3. 解剖舌骨下区和胸锁乳突肌区 清除舌骨下区浅筋膜,修整舌骨下肌群和胸锁乳突肌(保留颈部浅静脉和颈丛皮支)。

(1)解剖封套筋膜及颈静脉弓:清除浅筋膜,观察封套筋膜(颈深筋膜浅层),它环绕颈部,并形成胸锁乳突肌鞘、斜方肌鞘和下颌下腺鞘。在胸骨柄上方的胸骨上间隙内寻找连接左、右颈前静脉的颈静脉弓。

(2)解剖胸锁乳突肌:切断该肌的胸骨及锁骨上起点,翻向上。找出进入此肌的副神经和颈外动脉的分支,这些神经血管在此肌上份的深面进入该肌。副神经继续行向后下,进入颈外侧区,暂不进行解剖。

(3)解剖气管前筋膜及颈袢:修整舌骨下肌群,在各肌外侧缘筋膜中,剖出颈袢至各肌的分支。沿分支向上追踪颈袢至颈动脉鞘。平胸骨柄上缘切断胸骨舌骨肌,翻向上方。修整深层的胸骨甲状肌和甲状舌骨肌。切断胸骨甲状肌的下端并翻起,暴露甲状腺、喉和气管。观察气管前筋膜(颈深筋膜中层),它紧贴舌骨下肌群后面,覆于气管前方,并包裹甲状腺形成甲状腺鞘,即甲状腺假被膜。在颈动脉鞘前方找出颈袢的上、下根。观察上根(来自第1颈神经的前支)与舌下神经和下根(来自第2、3颈神经的前支)的关系。

(4)解剖颈动脉鞘:纵向切开颈动脉鞘,辨认颈总动脉、颈内动脉、颈内静脉和迷走神经,注意观察它们的位置关系。解剖颈内静脉,仔细清理并观察该静脉下部的毗邻关系。观察颈内静脉与锁骨下静脉形成的静脉角,尽量寻认颈内静脉的各属支(面静脉、舌静脉、甲状腺上静脉、甲状腺中静脉),若影响对其他结构的观察,可解剖清除。在颈总动脉、颈内动脉和颈内静脉的后面寻找迷走神经。在喉的两侧查找喉上神经,追至迷走神经。

(5)解剖颈外侧深淋巴结:沿颈动脉鞘寻找颈深淋巴结群。该淋巴结群以肩胛舌骨肌中间腱为界,分为上、下两组。

(6)解剖颈动脉三角:清除舌骨下区深筋膜浅层,查看颈动脉三角的境界(胸锁乳突肌上份的前缘、肩胛舌骨肌上腹和二腹肌后腹)。

1)观察颈总动脉的分支:颈总动脉分为颈内动脉和颈外动脉,观察二者的位置关系。用手指触摸辨认颈总动脉末端和颈内动脉起始处的颈动脉窦。在颈内、外动脉分叉处的后方,尝试寻认颈动脉小球以及进入小球的神经(颈动脉窦支),向上修整颈内、外动脉。

2)解剖颈外动脉的分支及邻近的神经:从颈外动脉的起始部,向上依次寻找出甲状腺上动脉、舌动脉和面动脉。甲状腺上动脉走向前下,分布于喉和甲状腺;舌动脉在舌骨大角上方向前上,潜入口腔底部;面动脉通过二腹肌后腹与茎突舌骨肌深面入下颌下三角。在二腹肌后腹下方、颈外动脉和颈内动脉的浅面再次确认舌下神经,向前上经二腹肌后腹深面追至下颌下三角。

(7)解剖肌三角:辨认肌三角的境界(颈前正中线,胸锁乳突肌的前缘和肩胛舌骨肌的上腹)。

1)解剖甲状腺:清除颈深筋膜中层的筋膜,暴露出甲状腺。观察甲状腺侧叶、峡部和锥状叶。

2)解剖甲状腺中静脉及甲状腺上静脉:在甲状腺中部的两侧剖出甲状腺中静脉;在甲状腺上极附近剖出甲状腺上静脉。

3)解剖甲状腺侧叶上极的血管及神经:在甲状腺上极附近,剖出甲状腺上动脉及伴行的喉上神经喉外支。

4)解剖甲状腺下动脉及喉返神经:将甲状腺侧叶从后向前翻起,在甲状腺下极处寻认甲状腺下动脉,追至甲状颈干。在气管食管旁沟内找寻喉返神经,注意观察该神经与甲状腺下动脉的交叉关系。

5）解剖甲状腺被膜:在暴露甲状腺和邻近器官时,观察颈深筋膜中层包裹甲状腺形成的甲状腺鞘,即甲状腺假被膜。切开假被膜进入囊鞘间隙,再切开甲状腺的外膜(甲状腺真被膜或称纤维囊),即可暴露甲状腺实质。

6）观察甲状旁腺:在甲状腺侧叶后面上、下部的腺实质或结缔组织中,寻认上、下甲状旁腺。

二、解剖颈根部

（一）解剖椎动脉三角

用解剖刀离断胸锁关节,在锁骨中、外 1/3 交界处用锯锯断锁骨。紧贴其后分离锁骨下肌,取下断离的锁骨。清除颈外侧区深筋膜,观察椎动脉三角的境界(颈长肌外侧缘、前斜角肌内侧缘、锁骨下动脉第 1 段),确认三角内的结构:椎动脉、椎静脉和甲状腺下动脉。

（二）层次解剖

1. 解剖胸导管末端　在左静脉角或颈内静脉末端仔细寻认胸导管。它横过颈动脉鞘后方,再转向前下,跨越左锁骨下动脉前方注入静脉角。其外形类似小静脉,壁薄呈串珠状外观,直径约 3mm。经颈动脉鞘后方向内下追踪胸导管至胸廓上口。在右静脉角处仔细寻认右淋巴导管,其长度约为 1.0~1.5cm,有时可缺如。寻找两导管时,注意辨认同侧的颈干、锁骨下干和支气管纵隔干。

2. 解剖迷走神经及右喉返神经　右迷走神经经颈内静脉后方和锁骨下动脉第 1 段前方进入胸腔,发出右喉返神经勾绕锁骨下动脉走向后上,进入气管食管旁沟。左迷走神经经左颈总动脉和左锁骨下动脉之间进入胸腔。

3. 解剖锁骨上淋巴结及膈神经　解剖位于锁骨上大窝内的锁骨上淋巴结。这些淋巴结沿颈内静脉和颈横血管排列,其输出管集合成颈干,左侧注入胸导管,右侧注入右淋巴导管或直接注入静脉角。位于左颈根部静脉角处的淋巴结称为 Virchow 淋巴结。追踪膈神经,可见其在锁骨下静脉后方、前斜角肌表面下行进入胸腔。

4. 解剖甲状颈干　解剖锁骨下动脉第 1 段,再次确认甲状颈干。找出甲状颈干分出的甲状腺下动脉、颈横动脉及肩胛上动脉。

5. 解剖椎动脉　在锁骨下动脉第 1 段甲状颈干内侧,确认椎动脉。它上行穿 6 个颈椎横突孔入颅。

6. 解剖胸廓内动脉　在锁骨下动脉第 1 段下壁与椎动脉起点相对处,找到胸廓内动脉,可见其下行进入胸腔。

7. 观察锁骨下动脉的行径与毗邻　在前斜角肌内侧,修整锁骨下动脉第 1 段。该段动脉的前方,右侧有右迷走神经,左侧有左迷走神经、左膈神经;前下方有锁骨下静脉与其伴行;后方为胸膜顶。清理被前斜角肌覆盖的锁骨下动脉第 2 段。在前斜角肌的外侧解剖锁骨下动脉第 3 段,臂丛的下干位于该段动脉的后方。在锁骨下动脉后方探查胸膜顶。

8. 解剖颈交感干　在颈动脉鞘的后方、迷走神经内侧寻找颈交感干。沿颈交感干向上、下清理,可剖出颈上和颈中神经节。颈上神经节呈梭形,较大易辨认;颈中神经节不明显。沿颈交感干向下追踪至胸膜顶后方,寻认颈下(星状)神经节。

三、解剖颈外侧区

（一）境界

将胸锁乳突肌复位,观察由胸锁乳突肌后缘、斜方肌前缘和锁骨中 1/3 上缘围成的颈外侧区,该区被肩胛舌骨肌下腹分为枕三角和锁骨上三角。

（二）层次解剖

1. 解剖浅层结构　清除颈外侧区浅筋膜,在枕三角内清除封套筋膜,注意不要伤及其深面的副神经。

2. 解剖深层结构

（1）解剖副神经:副神经由胸锁乳突肌后缘上、中 1/3 交界处(一般在颈丛皮支穿出点上方)行向外下,至斜方肌前缘中、下 1/3 交界处进入斜方肌深面。修整副神经,并找出沿副神经分布的淋巴结。另外,在副神经下方约一指处有第 3、4 颈神经前支的分支与副神经并行,进入斜方肌深面,不需进行深入解剖。

（2）解剖颈丛:将颈内静脉和颈总动脉拉向内侧,清理出颈丛的各神经根,再次确认其分支,即耳大神经、枕小神经、颈横神经、锁骨上神经。颈丛深面为肩胛提肌和中斜角肌,颈丛下方为前斜角肌。在前斜角肌表面找出膈神经,可见该神经从前斜角肌上份的外侧缘沿该肌表面下行进入胸腔。

（3）解剖臂丛及其分支:先确认第 5 颈神经至第 1 胸神经的前支,即 5 个根,其中第 5、6 颈神经的前支合并形成上干,第 7 颈神经的前支延续为中干,第 8 颈神经的前支与第 1 胸神经前支的一部分合并形成下干。各干向外下斜经锁骨上三角深部和锁骨后方进入腋窝。如腋窝内结构已完成解剖,则可沿各干向腋窝方向追寻,并辨认臂丛的完整形态。沿臂丛的上干或上干的后股找出肩胛上神经,沿第 5 颈神经根追寻肩胛背神经,以上两神经因向后分布至肩背部,故待肩背部解剖时再继续追寻。此外,在臂丛和中斜角肌之间寻找由第 5、6、7 颈神经根的分支形成的胸长神经,此神经在第 1 肋外侧缘跨越前锯肌上缘进入腋窝。

（4）解剖锁骨下静脉:清理锁骨下动脉前方的锁骨下静脉。该静脉沿前斜角肌前方向内侧与颈内静脉汇合成静脉角,末端收集颈外静脉。

（5）解剖锁骨下动脉:在前斜角肌内侧,清理锁骨下动脉第 1 段及其分支。在该段动脉的上壁,找出内侧的椎动脉和外侧的甲状颈干;在锁骨下动脉的下壁与椎动脉起点相对处找出胸廓内动脉;在锁骨下动脉后壁找出肋颈干;在斜角肌间隙内清理被前斜角肌覆盖的锁骨下动脉第 2 段;在前斜角肌的外侧,修整锁骨下动脉的第 3 段。探查锁骨下动脉直接发出的颈横动脉或肩胛上动脉。

第七节 ｜ 临床病例分析

本章临床病例分析解析

病例 2-1

患者,女,58 岁。主诉:颈部前方发现肿块 1 年,出现声音嘶哑,时感呼吸困难、吞咽困难 2 个月。现病史:患者 1 年前于体检时发现颈部前方甲状腺左侧有一坚硬的肿块,可随吞咽上下移动。2 个月前出现声音嘶哑,有时感觉呼吸困难,进食时有吞咽困难。B 超检查显示:甲状腺左叶一结节。穿刺活检病理诊断为甲状腺乳头状癌。诊断为甲状腺癌,入院后行甲状腺癌根治术治疗。请从解剖学角度思考分析:

（1）甲状腺肿块随吞咽上下移动的原因;

（2）甲状腺肿块影响呼吸、吞咽和发音的可能性及行甲状腺癌根治术时应注意避免损伤的结构;

（3）本病例中肿块可能累及的淋巴结。

病例 2-2

患儿,女,4 岁。主诉:头歪向右侧 4 年。体格检查:头歪向右侧,面略朝向左侧。右侧胸锁乳突肌下部可触及一肿块。诊断为先天性肌性斜颈。请从解剖学角度思考分析:

（1）导致患儿头歪向右侧的原因;

（2）如果这种肌性斜颈得不到治疗矫正,可能进一步发生异常的结构。

病例 2-3

患者,男,58 岁。主诉:进行性吞咽困难 3 个月。现病史:患者 3 个月前在吞咽较硬食物时会出现哽噎不适,最近 1 个月在进食流质食物时也会出现哽噎;近 2 个月体重明显减轻。体格检查:胸锁乳突肌前缘深面可触及一肿物,活动度差,质地较硬。超声引导穿刺活检,病理学检查提示食管癌颈部淋巴结转移可能。诊断为食管癌。请从解剖学角度思考分析:

（1）患者出现吞咽困难的原因；

（2）本病例中肿瘤可能累及的淋巴结；

（3）食管癌可能发生浸润的周围组织器官及出现的症状。

病例 2-4

患者，男，52岁。主诉：提右肩与脸转向左侧困难3周。现病史：患者1个月前行右侧颈部恶性肿瘤切除术，同时行右侧颈部枕三角内淋巴结清扫术。3周前出院后，患者出现提右肩及脸转向左侧困难。体格检查：患者右肩位置略低于左肩，脸转向左侧困难，右肩提肩无力。诊断为右侧副神经损伤。请从解剖学角度思考分析：

（1）在颈部枕三角内淋巴结清扫术中可能切除的淋巴结，以及可能会发生转移的淋巴结；

（2）本病例中手术切除淋巴结时可能损伤的神经。

病例 2-5

患者，男，25岁。主诉：鱼刺嵌顿，突发咳嗽，伴吞咽疼痛与呼吸急促半小时。现病史：患者半小时前晚餐吃鱼时突然咳嗽，伴有吞咽疼痛、呼吸急促，感觉有鱼刺嵌顿在喉部。体格检查：口咽部未发现鱼刺。诊断为咽喉部鱼刺嵌顿可能。行内镜检查咽喉部，发现鱼刺并取出。请从解剖学角度思考分析：

（1）鱼刺可能嵌顿的部位；

（2）本病例鱼刺一旦刺破黏膜可能损伤的结构及可能导致的后果。

病例 2-6

患者，男，27岁。主诉：右颈后外侧中间部割裂伤3周。现病史：患者3周前因车祸导致右颈后外侧中间部出现一割裂伤，近1周以来，逐渐感觉右侧颈前部皮肤麻木，头向左侧倾斜，右手梳头困难。体格检查：右颈后外侧中间部一伤口达斜方肌中部的前缘，右侧斜方肌和胸锁乳突肌收缩无力。诊断为右侧副神经及周围血管损伤。请从解剖学角度思考分析：

（1）该割裂伤可能伴发的血管损伤；

（2）患者可能出现的神经损伤及其原因；

（3）患者出现梳头困难及头向左侧倾斜症状的原因。

病例 2-7

患者，男，66岁。主诉：喉部严重水肿、呼吸困难2小时。现病史：2小时前患者因不明原因发生喉部严重水肿，出现咽喉疼痛、声音嘶哑、吞咽困难及呼吸困难等症状。诊断为喉梗阻。入院后紧急行气管切开术治疗。请从解剖学角度思考分析：

（1）与该患者出现呼吸困难相关的结构；

（2）在颈部行气管切开的位置选择，气管切开时经过的层次结构；

（3）行气管切开术时，应避免可能损伤的结构。

病例 2-8

患者，女，51岁。主诉：体检发现左侧甲状腺结节1周。现病史：患者1周前行体格检查时，行甲状腺B超检查发现甲状腺结节。体格检查：颈部甲状腺扪及一结节，活动度差，形态不规则。穿刺活检示甲状腺恶性肿瘤。CT检查提示颈外侧区淋巴结转移可能。诊断为甲状腺肿瘤。入院后行甲状腺癌根治术，术后患者颈部引流管内出现乳白色液体，量约为300ml/d。请从解剖学角度思考分析：该患者甲状腺癌根治术后引流出大量乳白色液体的原因。

（秦丽华　张卫光　夏　蓉　丁　强）

第三章 | 胸 部

本章数字资源

本章思维导图

第一节 | 概 述

胸部 thorax 位于颈部与腹部之间,其上部两侧与上肢相连。胸部由胸壁、胸腔和胸腔内器官组成。胸廓和软组织构成胸壁,胸壁和膈围成胸腔。胸腔正中被纵隔占据,纵隔的两侧有肺及其表面的胸膜和胸膜腔。胸壁参与呼吸运动,胸腔内有呼吸系统和循环系统的主要器官。胸腔向上经胸廓上口与颈部相通,向下借膈与腹腔分隔。

一、境界与分区

(一)境界

胸部上界以颈静脉切迹、胸锁关节、锁骨上缘、肩峰和第 7 颈椎棘突的连线与颈部分界,下界以剑突、肋弓、第 11 肋前端、第 12 肋下缘和第 12 胸椎棘突的连线与腹部分界,两侧上部以三角肌前后缘与上肢分界。由于膈呈穹窿状,故胸部表面的界线比胸腔的真正范围要大。肝、脾和肾等腹腔器官位于胸壁下部的深面,故胸壁外伤时可累及这些器官。胸膜顶、肺尖和小儿胸腺向上突入颈根部,故在颈根部手术、臂丛阻滞麻醉时应注意保护这些结构和器官。

(二)分区

1. **胸壁** 每侧胸壁分为胸前区、胸外侧区和胸背区。胸前区位于前正中线和腋前线之间,胸外侧区位于腋前线和腋后线之间,胸背区位于腋后线和后正中线之间。胸背区的层次结构见第六章。

2. **胸腔** 分为中部和左、右部。中部被纵隔占据,左、右部容纳肺、胸膜和胸膜腔等。

二、表面解剖

(一)体表标志

1. **颈静脉切迹** jugular notch 随着个体的发育,胸骨的高度逐渐下降。成人男性的颈静脉切迹平第 2 胸椎体下缘,女性平第 3 胸椎体上缘。

2. **胸骨角** sternal angle 胸骨角两侧连第 2 肋软骨,是计数肋和肋间隙的标志。经胸骨角的横断面与主动脉弓和升主动脉、降主动脉的分界处、气管杈、左主支气管和食管交叉处以及第 4 胸椎体下缘的横断面一致。

3. **剑突** xiphoid process 剑突的形状差异较大。剑突尖约平第 10 胸椎体下缘。

4. **锁骨** clavicle 锁骨的全长可触及。**锁骨下窝** infraclavicular fossa 位于锁骨中、外 1/3 交界处的下方,其深面有腋血管和臂丛通过。在锁骨下窝的稍外侧和锁骨下方一横指处可摸到**喙突** coracoid process。

5. **肋** rib 和**肋间隙** intercostal space 第 1 肋的大部分位于锁骨的后方,故难以触及。肋和肋间隙是胸部和腹部上区器官的定位标志。

6. **肋弓** costal arch 肋弓是肝、胆囊和脾的触诊标志。两侧肋弓和剑胸结合构成**胸骨下角** infrasternal angle,约 70°~110°。剑突与肋弓构成**剑肋角** xiphocostal angle,左侧剑肋角是心包穿刺常用的进针部位。

7. **乳头** nipple 男性乳头位于锁骨中线与第 4 肋间隙相交处,女性乳头的位置变化较大。

（二）标志线

胸部标志线如图 3-1 所示。

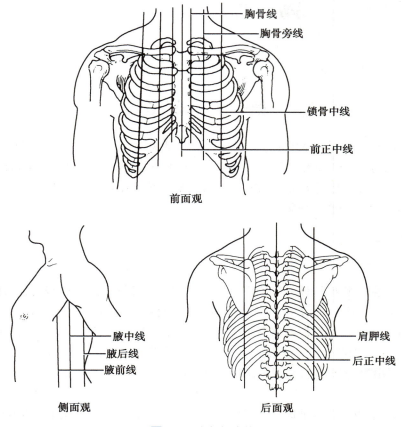

图 3-1　胸部标志线

1. **前正中线** anterior median line　经胸骨正中所做的垂直线。
2. **胸骨线** sternal line　经胸骨外侧缘最宽处所做的垂直线。
3. **锁骨中线** midclavicular line　经锁骨中点所做的垂直线。
4. **胸骨旁线** parasternal line　经胸骨线和锁骨中线之间的中点所做的垂直线。
5. **腋前线** anterior axillary line　经腋前襞与胸壁相交处所做的垂直线。
6. **腋后线** posterior axillary line　经腋后襞与胸壁相交处所做的垂直线。
7. **腋中线** midaxillary line　经腋前线和腋后线之间的中点所做的垂直线。
8. **肩胛线** scapular line　两臂下垂时经肩胛下角所做的垂直线。
9. **后正中线** posterior median line　沿胸椎棘突尖所做的垂直线。

第二节 ┃ 胸　壁

　　胸壁由皮肤、浅筋膜、深筋膜、胸廓外肌层、胸廓和肋间肌以及胸内筋膜等构成。胸膜腔的手术入路须切开皮肤、浅筋膜、深筋膜、胸廓外肌层、肋间肌,分离或切断肋骨,切开胸内筋膜和壁胸膜。

一、浅层结构

（一）皮肤

　　胸前区和胸外侧区的皮肤较薄,尤其是胸骨前面和乳头的皮肤。除胸骨前面的皮肤外,胸部其余部位的皮肤有较大的活动性。

（二）浅筋膜

胸部的浅筋膜与颈部、腹部和上肢的浅筋膜相续，胸骨前面较薄，其余部分较厚。浅筋膜内含浅血管、淋巴管、皮神经和乳腺。

1. 浅血管

（1）动脉：胸廓内动脉的穿支在距胸骨外侧缘约 1cm 处穿出，分布于胸前区内侧部。肋间后动脉的外侧穿支与肋间神经的外侧皮支伴行分布。胸肩峰动脉和胸外侧动脉的分支也分布于胸壁。在女性，胸廓内动脉的第 2~6 穿支和第 3~7 肋间后动脉的穿支还分布于乳房（图 3-2）。

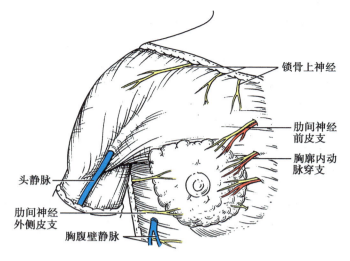

图 3-2　胸前、外侧区的浅血管和皮神经

（2）静脉：**胸腹壁静脉** thoracoepigastric vein 起自脐周静脉网，行向外上方，在胸外侧区上部汇合成**胸外侧静脉** lateral thoracic vein，收集腹壁上部和胸壁浅层结构的静脉血，注入腋静脉。与胸廓内动脉和肋间后动脉的穿支伴行的静脉分别注入胸廓内静脉和肋间后静脉。

2. 皮神经

胸前、外侧区的皮神经来自颈丛和肋间神经（图 3-2）。

（1）**锁骨上神经** supraclavicular nerve：来源于颈丛，有 2~4 支，分内侧、中间、外侧支，分布于胸前区上部的皮肤。

（2）肋间神经的外侧皮支和前皮支：肋间神经在腋前线附近发出外侧皮支，分布于胸外侧区和胸前区外侧部的皮肤。近胸骨外侧缘处肋间神经发出前皮支，分布于胸前区内侧部的皮肤。第 2~4 肋间神经的前皮支和第 4~6 肋间神经的外侧皮支还分布于女性乳房。肋间神经的皮支呈节段性分布：第 2 肋间神经的皮支分布于胸骨角平面，第 4 肋间神经分布于男性乳头平面，第 6 肋间神经分布于剑突平面，第 8 肋间神经分布于肋弓平面，第 10 肋间神经分布于脐平面，肋下神经分布于髂前上棘平面。临床上根据肋间神经皮支的分布特点，测定麻醉平面和诊断脊髓损伤的节段。

（三）乳房

1. 位置

乳房 breast 是皮肤特殊分化的器官。小儿和男性的乳房多不发育。女性乳房位于胸肌筋膜前面，胸骨旁线与腋中线之间，平第 2~6 肋。乳房与胸肌筋膜之间的间隙称**乳房后间隙** retromammary space，内有疏松结缔组织和淋巴管（图 3-3），因此乳房可轻度移动。乳腺癌时，常因癌组织向深层浸润，致乳房后间隙消失，乳房的活动度也随着减小或消失。

2. 形态结构

乳房由皮肤、纤维组织、脂肪组织和乳腺构成（图 3-3）。女性乳房的大小和形态变化较大。乳房表面中央有乳头，

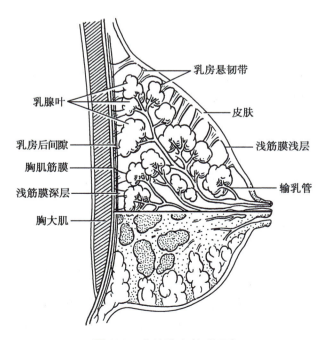

图 3-3　女性乳房（矢状面）

乳头周围色泽较深的环行区称**乳晕** areola of breast。**乳腺** mammary gland 被结缔组织分隔为 15~20 个乳腺叶，每个乳腺叶又分为若干个乳腺小叶。每个乳腺叶有一输乳管，末端开口于乳头。乳腺叶和输乳管以乳头为中心呈放射状排列，故乳房脓肿切开引流时应做放射状切口，以免损伤输乳管。乳房结缔组织中有许多纤维束，两端分别附着于皮肤和胸肌筋膜，称**乳房悬韧带** suspensory ligament of breast 或 Cooper 韧带。乳腺癌时，淋巴回流受阻引起乳房水肿，同时乳腺癌局部的纤维组织增生，乳房悬韧带相对变短，使皮肤形成许多小凹陷，临床上称"橘皮样变"。

3. **淋巴引流** 乳房的淋巴管丰富，分为浅、深两组，两组之间存在吻合或交通。淋巴回流主要注入腋淋巴结。引流方向主要有：①乳房外侧部和中央部的淋巴管注入胸肌淋巴结，这是乳房淋巴回流的主要途径；②乳房上部的淋巴管注入尖淋巴结和锁骨上淋巴结；③乳房内侧部的一部分淋巴管注入胸骨旁淋巴结，另一部分与对侧乳房淋巴管吻合；④深部的淋巴管注入胸肌间淋巴结或尖淋巴结；⑤乳房内下部的淋巴管注入膈上淋巴结前组，并通过腹壁和膈下的淋巴管与肝淋巴管交通。乳腺癌发生淋巴转移时，可侵犯腋淋巴结和胸骨旁淋巴结。如果淋巴回流受阻，癌细胞可转移至对侧乳房或肝（图 3-4）。

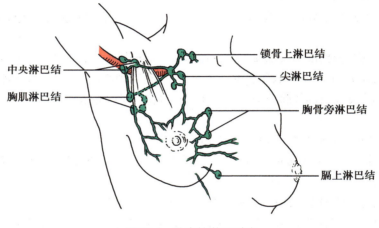

图 3-4 乳房的淋巴引流

二、深层结构

（一）深筋膜

胸壁深筋膜分为浅、深两层（图 3-5）。

1. **浅层** 浅层较薄弱，覆盖于胸大肌和前锯肌表面，向上附着于锁骨，向下接腹外斜肌表面的筋膜，内侧附着于胸骨，向后与胸背区的深筋膜相续。

2. **深层** 深层位于胸大肌深面，向上附着于锁骨，包绕锁骨下肌和胸小肌，在胸小肌下缘与浅层汇合，并与腋筋膜相续。位于喙突、锁骨下肌和胸小肌之间的筋膜称**锁胸筋膜** clavipectoral fascia。胸肩峰动脉的分支和胸外侧神经穿出该筋膜，分布于胸大、小肌。头静脉和淋巴管穿该筋膜分别注入腋静脉和腋淋巴结。手术切开锁胸筋膜时应注意保护胸外侧神经和头静脉。

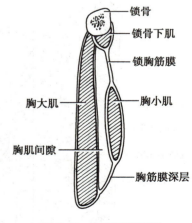

图 3-5 胸前区深筋膜

（二）胸廓外肌层

胸廓外肌层包括胸上肢肌和部分腹肌。浅层有**胸大肌** pectoralis major、腹直肌和腹外斜肌的上部，深层有锁骨下肌、**胸小肌** pectoralis minor 和**前锯肌** serratus anterior。胸大肌和胸小肌之间的间隙称胸肌间隙，内含疏松结缔组织和 2~3 个**胸肌间淋巴结** interpectoral lymph node。胸肌间淋巴结接受胸大、小肌和乳腺深部的淋巴管，其输出淋巴管注入尖淋巴结。胸大肌较宽大,且位置表浅,故常用胸大肌填充胸部残腔或修补胸壁缺损。

(三)胸廓和肋间隙

胸廓 thoracic cage 除保护和支持胸腹腔器官外,主要参与呼吸运动。胸廓的形状有明显的个体差异,与年龄、性别和健康情况等因素有关。在严重肺气肿的患者,胸廓前后径显著增大而形成桶状胸。佝偻病儿童因缺钙致骨易变形,胸廓前后径增大,胸骨明显突出,形成"鸡胸"。

肋间隙内有肋间肌、肋间血管、神经和结缔组织等。

肋间外肌 intercostales externi 起自上位肋骨下缘,肌束斜向前下,止于下位肋骨的上缘,在肋骨前端处向前续为**肋间外膜** external intercostal membrane。

肋间内肌 intercostales interni 位于肋间外肌的深面,起自下位肋骨的上缘,肌束自后下斜向前上,止于上位肋骨下缘。在肋角处向后续为**肋间内膜** internal intercostal membrane。

肋间最内肌 intercostales intimi 位于肋间隙的中份,肌束方向与肋间内肌相同。肋间内肌和肋间最内肌之间有肋间血管、神经通过。

肋间后动脉 posterior intercostal artery 和**肋间后静脉** posterior intercostal vein 与**肋间神经** intercostal nerve 伴行(图 3-6,图 3-7)。肋颈干发出的最上肋间动脉分布于第 1、2 肋间隙,肋间后动脉分布于第 3~11 肋间隙。肋间神经共 11 对。第 2 肋间神经外侧皮支的后支较粗大,称**肋间臂神经** intercostobrachial nerve,该神经斜穿腋窝底至臂上部内侧,分布于腋窝底和臂上部内侧的皮肤。下 5 对肋间神经和肋下神经自胸壁进入腹壁,分布于腹肌的前外侧群和腹壁皮肤,故在肋弓附近手术时应注意保护这些神经。

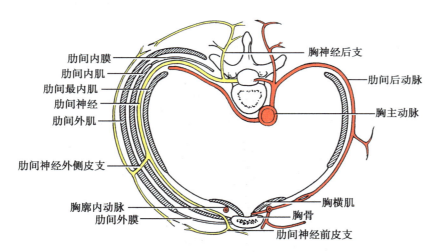

图 3-6　肋间后动脉和肋间神经

肋间后动脉、肋间神经的主干和在肋角处发出的下支分别沿肋沟和下位肋上缘前行。在肋沟处,血管、神经的排列顺序自上而下为静脉、动脉和神经。根据肋间血管、神经的行程,常在肩胛线或腋后线第 7、8 肋间隙,下一肋上缘偏中部作胸膜腔穿刺,以免损伤肋间血管、神经(图 3-8)。位于肋角内侧的**肋间淋巴结** intercostal lymph node 后组较恒定,其输出淋巴管注入胸导管。

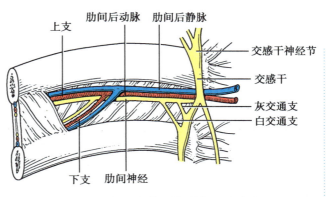

图 3-7　肋间后血管、肋间神经和胸交感干

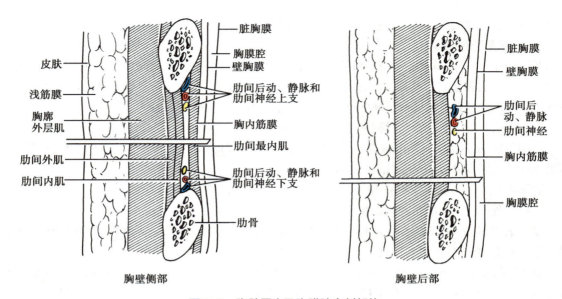

图 3-8　胸壁层次及胸膜腔穿刺部位

（四）胸廓内血管

胸廓内动脉 internal thoracic artery 贴第 1~6 肋软骨后面,沿胸骨外侧缘的外侧约 1.5cm 下行,至第 6 肋间隙分为肌膈动脉和腹壁上动脉。胸廓内动脉上段发出的心包膈动脉与膈神经伴行。胸廓内动脉上段的后面紧贴胸内筋膜,下段借胸横肌与胸内筋膜分隔。两条胸廓内静脉 internal thoracic vein 与同名动脉伴行。胸骨旁淋巴结 parasternal lymph node 沿胸廓内血管排列,引流腹前壁和乳房内侧部的淋巴,并收纳膈上淋巴结的输出淋巴管,其输出淋巴管参与合成支气管纵隔干(图 3-9)。

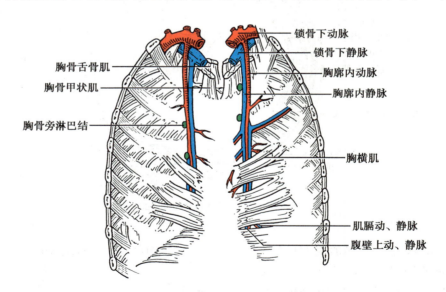

图 3-9　胸廓内血管和胸骨旁淋巴结

（五）胸内筋膜和胸横肌

胸内筋膜 endothoracic fascia 衬托于胸廓(包括胸横肌)内面,向上覆盖于胸膜顶上面,称胸膜上膜,对胸膜顶有固定和保护作用;向下覆盖于膈上面,称膈上筋膜。胸骨、肋和肋间肌内面的胸内筋膜较厚,脊柱两侧的胸内筋膜较薄。胸横肌 transversus thoracis 位于胸前壁的内面,起自胸骨下部,纤维向上外,止于第 2~6 肋的内面,主要作用是降肋助呼气。

第三节 | 膈

一、位置与分部

（一）位置

膈 diaphragm（图 3-10）呈穹窿状，位于胸、腹腔之间，封闭胸廓下口。中央部较平坦，两侧隆凸。右侧隆凸比左侧高，最高点达第 5 肋间隙。膈的位置因年龄、体位、呼吸和腹腔器官充盈状态的不同而有所变化。小儿膈的位置较高，老人较低。坐立时膈的位置较低，仰卧时腹腔器官被推向胸腔，膈的位置升高。膈的上面与胸膜腔、肺和心包腔相邻，下面与肝、胃和脾相邻。

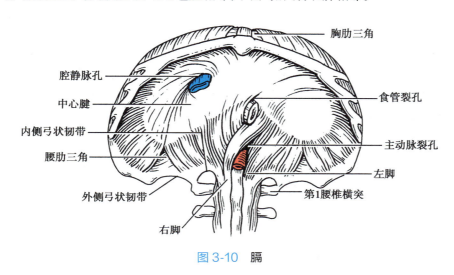

图 3-10　膈

（二）分部

膈的中央为腱膜部分，称**中心腱** central tendon，呈三叶状；周围为肌性部分，分为胸骨部、肋部和腰部；胸骨部起自剑突后面，肋部起自下 6 肋，腰部的内侧肌束以**左脚** left crus 和**右脚** right crus 起自上 2~3 个腰椎体，外侧肌束起自内侧弓状韧带和外侧弓状韧带。各部肌束止于中心腱。肌性部分的各部相邻处缺乏肌纤维，上面覆以膈上筋膜和膈胸膜，下面覆以膈下筋膜和腹膜，形成膈的薄弱区，如位于胸骨部和肋部之间的**胸肋三角** sternocostal triangle，有腹壁上血管以及来自腹壁和肝上面的淋巴管通过；位于腰部和肋部之间的**腰肋三角** lumbocostal triangle，其前方与肾相邻，后方有肋膈隐窝，故肾手术时应特别注意，以免撕破而引起气胸。胸肋三角和腰肋三角是膈疝的好发部位。

二、裂孔

（一）腔静脉孔

腔静脉孔 vena caval foramen

平第 8 胸椎，在正中线右侧 2~3cm 处，有下腔静脉通过。

（二）食管裂孔

食管裂孔 esophageal hiatus 平第 10 胸椎，在正中线左侧 2~3cm 处，有食管、迷走神经前干、迷走神经后干、胃左血管的食管支和来自肝后部的淋巴管通过，也是膈疝的好发部位之一。膈右脚的部分肌纤维围绕食管形成肌环，对食管裂孔起钳制作用。在食管与裂孔之间连有膈食管韧带，有固定食管的作用。若该肌环和韧带发育不良或缺如，腹部器官可经食管裂孔突入胸腔，形成食管裂孔疝。

（三）主动脉裂孔

主动脉裂孔 aortic hiatus 在膈左、右脚和脊柱之间，平第 12 胸椎，正中线稍偏左侧，有主动脉、胸导管和来自胸壁的淋巴管通过。奇静脉和半奇静脉也可通过主动脉裂孔。

三、血管、淋巴引流和神经

（一）血管

膈的血液供应来自心包膈动脉、肌膈动脉、膈上动脉、下位肋间后动脉的分支和膈下动脉。伴行静脉注入胸廓内静脉、肋间后静脉和下腔静脉等。

（二）淋巴引流

膈的淋巴管注入膈上、下淋巴结。**膈上淋巴结**分为前、中、后群，分别位于剑突后方、膈神经入膈处和主动脉裂孔附近，引流膈、壁胸膜、心包和肝上面的淋巴，其输出淋巴管注入胸骨旁淋巴结和纵隔前、后淋巴结。**膈下淋巴结**沿膈下动脉排列，引流膈下面后部的淋巴，其输出淋巴管注入腰淋巴结。

（三）神经

膈的中央部分由颈部肌节发育而来，故由颈丛的分支膈神经支配。其余部分由胸下部肌节发育而来，受下 6~7 对肋间神经支配。**膈神经** phrenic nerve（C_3~C_5 前支）起自颈丛，经锁骨下动、静脉之间进入胸腔，继而经肺根前方，于纵隔胸膜与心包之间下行至膈。膈神经受刺激时可出现呃逆。

副膈神经 accessory phrenic nerve 在膈神经的外侧下行，达胸腔上部与膈神经汇合。国人副膈神经的出现率为 48% 左右。

第四节 │ 胸膜和胸膜腔

一、胸膜

胸膜 pleura 分为脏胸膜和壁胸膜。**脏胸膜** visceral pleura 被覆于肺的表面，与肺紧密结合。**壁胸膜** parietal pleura 贴附于胸内筋膜内面、膈上面和纵隔侧面，故根据附着部位的不同将其分为**肋胸膜** costal pleura、**膈胸膜** diaphragmatic pleura、**纵隔胸膜** mediastinal pleura 和**胸膜顶** cupula of pleura 四部分。胸膜顶高出锁骨内侧 1/3 上方 2~3cm，其上面的胸内筋膜对胸膜顶起固定作用。壁胸膜与胸内筋膜之间有疏松结缔组织，在脊柱两旁较发达，两层膜易于分离。行肺切除术时，若脏胸膜与壁胸膜粘连，可将壁胸膜与胸内筋膜分离，将肺连同壁胸膜一起切除。

脏胸膜和壁胸膜在肺根下方相互移行的双层胸膜构成**肺韧带** pulmonary ligament。肺韧带连于肺与纵隔之间，呈额状位，有固定肺的作用。

二、胸膜腔

脏胸膜与壁胸膜之间形成的潜在性间隙称**胸膜腔** pleural cavity。胸膜腔左右各一，为负压，含有少量浆液。当气胸、胸膜腔积液或胸膜粘连时，会影响呼吸功能。

在某些部位，壁胸膜互相返折形成的胸膜腔称**胸膜隐窝** pleural recess，其特点是即使深吸气，肺也不能深入其间。肋胸膜与膈胸膜转折形成半环形的**肋膈隐窝** costodiaphragmatic recess，在平静呼吸时的深度约为 5cm，是胸膜腔的最低部位，胸膜腔积液首先积聚于此。在肺前缘的前方，肋胸膜与纵隔胸膜转折形成**肋纵隔隐窝** costomediastinal recess。由于左肺心切迹的存在，左侧肋纵隔隐窝较右侧大。

三、胸膜返折线的体表投影

肋胸膜与膈胸膜的返折线为胸膜下界，与纵隔胸膜前缘和后缘的返折线分别为胸膜前界和胸膜后界（图 3-11）。胸膜前界和胸膜下界有较重要的临床意义，心包穿刺、胸骨劈开、前纵隔手术和肾手术时，应注意不要损伤胸膜。

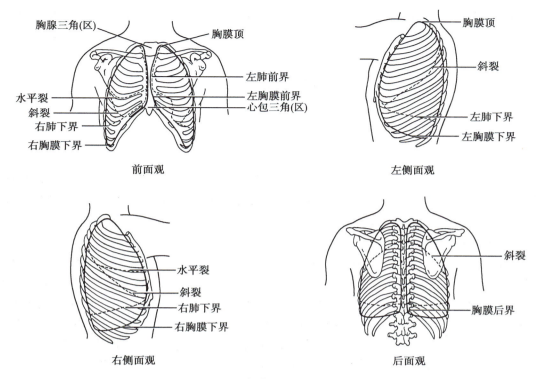

图 3-11　胸膜和肺的体表投影

（一）胸膜前界

两侧胸膜前界自锁骨内侧 1/3 上方 2~3cm 处向内下方经胸锁关节后面,至第 2 胸肋关节高度两侧靠拢,继而于正中线偏外侧垂直向下。左侧至第 4 胸肋关节高度斜向外下,沿胸骨外侧 2~2.5cm 下行,达第 6 肋软骨中点处移行为下界。右侧至第 6 胸肋关节高度移行为下界,跨过右剑肋角者约占 1/3,故心包穿刺部位以左剑肋角处较为安全。两侧胸膜前界在第 2~4 胸肋关节高度靠拢,上段和下段彼此分开,形成上、下两个三角形无胸膜覆盖区。上区称胸腺区,内有胸腺,但成人的胸腺已经被结缔组织代替;下区称心包区,内有心包和心。两侧胸膜前界可相互重叠,出现率约为 26%,老年人可达 39.5%。开胸手术时应注意这种情况,以免引起两侧气胸。

（二）胸膜下界

左侧起自第 6 肋软骨中点处,右侧起自第 6 胸肋关节后方,斜向外下方。左右侧在锁骨中线、腋中线和肩胛线分别与第 8、10、11 肋相交,在后正中线两侧平第 12 胸椎棘突。右侧胸膜下界比左侧略高。

四、胸膜的血管、淋巴引流和神经

（一）血管

脏胸膜的血液供应主要来自支气管动脉的分支,壁胸膜的血液供应主要来自肋间后动脉、胸廓内动脉和心包膈动脉的分支。静脉与动脉伴行,最终注入上腔静脉和肺静脉。

（二）淋巴引流

脏胸膜的淋巴管与肺的淋巴管吻合,注入支气管肺淋巴结。壁胸膜的淋巴管注入胸骨旁淋巴结、肋间淋巴结、腋淋巴结、膈上淋巴结和纵隔淋巴结。

（三）神经

脏胸膜由肺丛的内脏感觉神经分布,对触摸和冷热等刺激不敏感,但对牵拉刺激敏感。壁胸膜由脊神经的躯体感觉神经分布,对机械性刺激敏感,外伤或炎症时可引起剧烈疼痛。肋间神经分布于肋胸膜和膈胸膜周围部,该处胸膜受刺激时疼痛沿肋间神经向胸壁和腹壁放射。膈神经分布于胸膜顶、纵隔胸膜和膈胸膜中央部,该处胸膜受刺激时引起的颈肩部牵涉性疼痛对于疾病的诊断有重要意义。

第五节 ｜ 肺

一、位置和体表投影

(一)位置

肺 lung 位于胸腔内膈的上方、纵隔两侧,左、右各一;仅借肺根和肺韧带与纵隔相连,其他部分皆游离。肺的肋面、膈面和纵隔面分别对向胸壁、膈和纵隔。肺尖 apex of lung 上方覆以胸膜顶,突入颈根部。肺底 base of lung 隔膈与腹腔器官相邻。

(二)体表投影

肺尖高出锁骨内侧 1/3 上方 2~3cm,颈根部创伤或手术,有伤及胸膜顶和肺尖的可能。肺的前界、后界和下界分别相当于肺的前缘、后缘和下缘。肺的前界几乎与胸膜前界一致,仅左肺前界在第 4 胸肋关节高度转向左,继而转向下,至第 6 肋软骨中点移行为下界。肺下界高于胸膜下界,平静呼吸时,在锁骨中线、腋中线和肩胛线分别与第 6、8、10 肋相交,在后正中线平对第 10 胸椎棘突(见图 3-11);小儿肺下界比成年人约高 1 个肋。活体检测肺下界比固定标本要低,右肺下叶后部及肋膈窦后部横过肝、肾及肾上腺,经背部穿刺或手术之前,有必要准确确定肺下界和胸膜腔下界。

肺根前方平对第 2~4 肋间隙前端,后方平第 4~6 胸椎棘突高度。

二、结构

(一)肺叶

肺由肺实质和间质构成,前者主要包括肺内各级支气管和肺泡;后者包括肺内血管、淋巴管、神经和结缔组织。肺表面被覆有脏胸膜,光滑润泽,透过胸膜可见许多呈多角形的小区,称**肺小叶** pulmonary lobule。左肺被**斜裂** oblique fissure 分为上、下两叶;右肺被斜裂和**水平裂** horizontal fissure 分为上、中、下三叶(图 3-12)。有些个体的肺裂可能发育不完全,出现额外肺裂和肺叶。

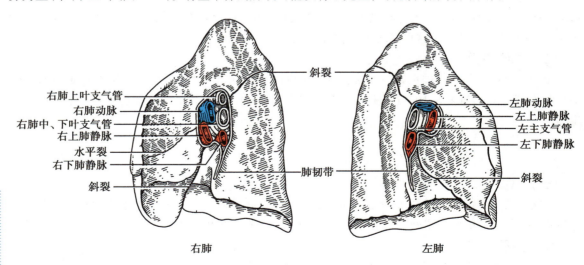

右肺上叶支气管
右肺动脉
右肺中、下叶支气管
右上肺静脉
水平裂
右下肺静脉
斜裂

斜裂

肺韧带

右肺

左肺动脉
左上肺静脉
左主支气管
左下肺静脉

斜裂

左肺

图 3-12　肺根结构

(二)肺门和肺根

肺纵隔面中部有一椭圆形的凹陷称**肺门** hilum of lung,为主支气管、肺动脉、肺静脉、支气管动脉、支气管静脉、淋巴管和肺丛等出入的部位,又称第一肺门。各肺叶的叶支气管和肺血管的分支或属支等结构出入肺叶的部位,称第二肺门。肺门处有数个**支气管肺门淋巴结** bronchopulmonary lymph node,一般呈黑色。肺结核或肿瘤引起支气管肺门淋巴结肿大时,可压迫支气管,严重时引起肺不张。

肺根 root of lung 为出入肺门的各结构被胸膜包绕形成。肺根内结构的排列自前向后依次为上肺静脉、肺动脉、主支气管和下肺静脉。自上而下,左肺根内结构的排列为左肺动脉、左主支气管、左上肺静脉和左下肺静脉;右肺根为右肺上叶支气管,右肺动脉,右肺中、下叶支气管,右上肺静脉和右下肺静脉(图 3-12)。两肺根的前方有膈神经和心包膈血管,后方有迷走神经,下方为肺韧带。右肺根后上方有奇静脉弓勾绕,前方有上腔静脉、部分心包和右心房;左肺根上方有主动脉弓跨过,后方为胸主动脉。两侧肺根均与大血管和神经密切相邻,行肺手术处理肺根时应注意保护肺根的毗邻结构,如双侧下肺静脉位置均为最低,分离切断肺韧带时应注意保护,避免损伤而致大出血。

(三) 支气管肺段

每一**肺段支气管** segmental bronchus 及其分支分布的肺组织称**支气管肺段** bronchopulmonary segment,简称肺段。肺段呈圆锥形,底位于肺表面,尖朝向肺门。肺段之间含有少量结缔组织(肺胸膜的延续)和段间静脉,是肺段切除的标志(图 3-13)。右肺有 10 个肺段:上叶 3 段、中叶 2 段、下叶 5 段。左肺由于尖段支气管与后段支气管、内侧底段支气管与前底段支气管常出现共干,相应出现尖后段和内侧前底段,故只有 8 个肺段(图 3-14)。肺段在形态和功能上有一定的独立性,临床上可根据病变范围,以肺段为单位施行肺段切除术。

三、血管、淋巴引流和神经

肺的血管包括肺血管和支气管血管两个系统:前者为功能性血管,即肺循环的肺动脉、肺静脉,参与气体交换;后者为营养性血管,即体循环的支气管动脉、支气管静脉,供给支气管、肺泡氧气和营养物质。

(一) 肺动脉

在主动脉弓下、平第 4 胸椎高度,肺动脉干分为左、右**肺动脉** pulmonary artery。右肺动脉较长,经奇静脉弓下方入右肺门,其后邻食管及右主支气管,术中分离时注意勿损伤致出血或食管、气管瘘;左

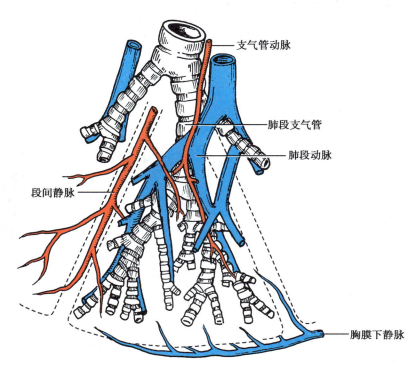

图 3-13　肺段内结构和肺段间静脉

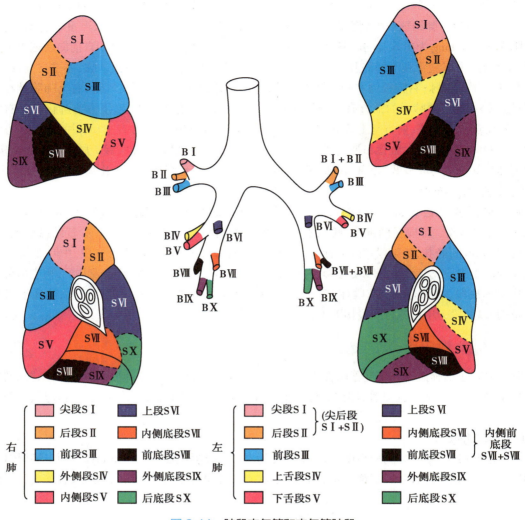

右肺
- 尖段S Ⅰ
- 后段S Ⅱ
- 前段S Ⅲ
- 外侧段S Ⅳ
- 内侧段S Ⅴ
- 上段S Ⅵ
- 内侧底段S Ⅶ
- 前底段S Ⅷ
- 外侧底段S Ⅸ
- 后底段S Ⅹ

左肺
- 尖段S Ⅰ｝(尖后段 S Ⅰ+S Ⅱ)
- 后段S Ⅱ
- 前段S Ⅲ
- 上舌段S Ⅳ
- 下舌段S Ⅴ
- 上段S Ⅵ
- 内侧底段S Ⅶ｝内侧前 底段 S Ⅶ+S Ⅷ
- 前底段S Ⅷ
- 外侧底段S Ⅸ
- 后底段S Ⅹ

图 3-14　肺段支气管和支气管肺段

肺动脉较短，经胸主动脉前方入左肺门，其上壁与主动脉弓下方之间有动脉韧带相连。两者在肺内的分支多与支气管的分支伴行（图 3-15）。

（二）肺静脉

肺静脉 pulmonary vein 左、右各两条，分别为上肺静脉和下肺静脉，在肺内的属支分为段内静脉和段间静脉，段间静脉收集相邻肺段的血液。左上、下肺静脉分别收集左肺上、下叶的血液；右上肺静脉收集右肺上、中叶的血液，右下肺静脉收集右肺下叶的血液（图 3-15）。上、下肺静脉分别平第 3、4 肋软骨高度注入左心房。

（三）支气管动脉

支气管动脉 bronchial artery 又称为

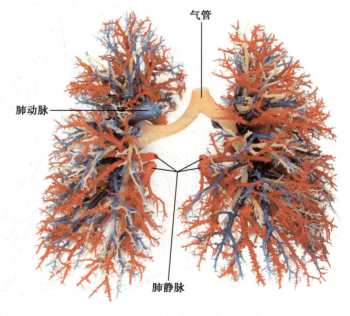

图 3-15　肺管道铸型（后面观）

支气管支,有 1~3 支,起自胸主动脉或右肋间后动脉,与支气管的分支伴行入肺,分布于各级支气管、肺动脉、肺静脉、肺淋巴结、肺实质和脏胸膜等。支气管动脉在肺外的全部行程中,与食管、气管和心包的动脉以及纵隔部其他动脉之间,均有吻合支存在。

(四) 支气管静脉

肺中的静脉一部分汇集成**支气管静脉** bronchial vein,出肺门,左侧注入半奇静脉,右侧注入奇静脉或上腔静脉。另一部分则汇入肺静脉的属支。

肺动脉和支气管动脉的终末支之间存在吻合,共同分布于肺泡壁,使体循环和肺循环互相交通,对于调节肺循环有重要生理功能,也是肺栓塞不一定发生肺梗死的原因之一。肺动脉狭窄或栓塞时,吻合支可扩大,支气管动脉则会代偿肺动脉,参与气体交换。在慢性肺疾病患者,压力较高的支气管动脉血液可经毛细血管前吻合分流至肺动脉,以代偿供应通气差或膨胀不全的肺区,但可加重肺动脉高压。

(五) 淋巴引流

肺有浅、深两组淋巴管:浅组位于脏胸膜深面;深组位于各级支气管周围。肺泡壁无淋巴管。浅、深两组淋巴管主要在肺门处相互吻合,回流入支气管肺门淋巴结。肺的淋巴结包括支气管肺门淋巴结和位于肺内支气管周围的肺淋巴结。肺内淋巴流向与呼吸活动有关,吸气时肺内一部分淋巴可经肺深部的毛细淋巴管流向浅层毛细淋巴管网,再经浅层淋巴管流向局部淋巴结;呼气时浅层毛细淋巴管内的淋巴,可经深部淋巴管流向肺门。

(六) 神经

肺由内脏神经支配,包括感觉和运动两部分。其运动部分为交感神经和副交感神经的双重配布,两者的分支在肺根前、后方形成肺丛,其分支经肺根分布于肺。副交感神经兴奋引起支气管平滑肌收缩、血管扩张和腺体分泌;交感神经兴奋的作用则相反。因此,在哮喘时,可用拟交感神经性药物以解除支气管平滑肌痉挛。

内脏感觉纤维分布于各级支气管黏膜、肺泡和脏胸膜,随迷走神经传导至脑。

第六节 ┃ 纵 隔

一、概述

(一) 位置与境界

纵隔 mediastinum 为左、右两侧纵隔胸膜之间所有器官、结构和组织的总称。纵隔呈矢状位,位于胸腔正中偏左,上窄下宽,前短后长。纵隔的前界为胸骨,后界为脊柱,两侧为纵隔胸膜,上为胸廓上口,下为膈。纵隔分隔左、右胸膜腔,正常情况下,纵隔的位置相对固定;病理情况下,如发生一侧胸膜腔大量积液或气胸时,两侧胸膜腔内压力不等,纵隔可向对侧移位。纵隔本身器官或周围器官的病变也可致纵隔位置改变。

(二) 分区

由于解剖学和临床各科的应用需求不同,分区的方法有多种,特别是随着 X 线、CT 等影像诊断技术的不断进步,临床学科对病变的影像定位定性的准确度需求也日益提升,纵隔分区趋于细化,除三分法、四分法外,影像学还有五分法、九分法等分区方法。解剖学通常采用四分法,即以胸骨角和第 4 胸椎体下缘的平面,将纵隔分为上纵隔和下纵隔,下纵隔又以心包的前、后壁为界分为前纵隔、中纵隔和后纵隔(图 3-16)。

临床多采用三分法,即以气管和气管权的前壁以及心包

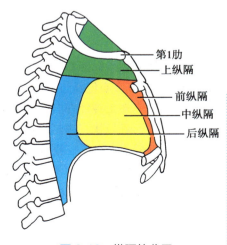

第1肋
上纵隔
前纵隔
中纵隔
后纵隔

图 3-16　纵隔的分区

后壁为界分为前纵隔和后纵隔,前纵隔又以胸骨角平面分为上纵隔和下纵隔。

本节内容按四分法描述。

(三)整体观

纵隔内的器官大多为单个,且左右不对称。在观察纵隔侧面时,常以肺根及肺韧带作为定位标志来描述各器官的毗邻关系。

1. **前面观**　上纵隔在小儿可见发达的胸腺,成人则为胸腺剩件;下纵隔可见部分心包。

2. **左侧面观**　纵隔左侧面可看到若干大动脉,故又称为动脉侧。左肺根位居左侧面中部。肺根的前下方有心包隆凸,左膈神经和心包膈血管经主动脉弓的左前方和肺根的前方下行,再沿心包侧壁下行至膈,左迷走神经于主动脉弓的左前方和肺根的后方下行,在主动脉弓左前方发出左喉返神经;肺根后方有胸主动脉、左胸交感干及内脏大神经等;肺根上方有主动脉弓及其发出的左颈总动脉和左锁骨下动脉。左锁骨下动脉、脊柱和主动脉弓围成食管上三角,内有胸导管和食管胸部上段;心包、胸主动脉和膈围成食管下三角,内有食管胸部下段(图3-17)。

扫描图片
体验 AR

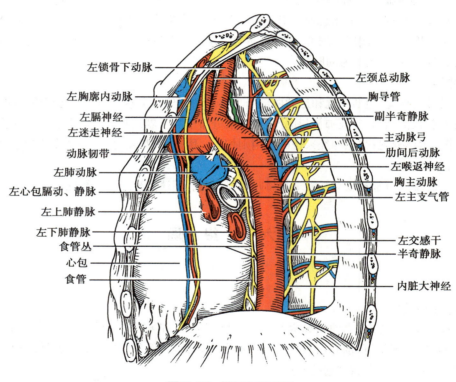

左锁骨下动脉　　　　　　　左颈总动脉
左胸廓内动脉　　　　　　　胸导管
左膈神经　　　　　　　　　副半奇静脉
左迷走神经　　　　　　　　主动脉弓
动脉韧带　　　　　　　　　肋间后动脉
左肺动脉　　　　　　　　　左喉返神经
左心包膈动、静脉　　　　　胸主动脉
左上肺静脉　　　　　　　　左主支气管
左下肺静脉
食管丛　　　　　　　　　　左交感干
心包　　　　　　　　　　　半奇静脉
食管　　　　　　　　　　　内脏大神经

图 3-17　纵隔左侧面观

3. **右侧面观**　纵隔右侧面可看到上腔静脉及其属支,故又称为静脉侧。右肺根位居右侧面中部。肺根前下方有心包隆凸,右膈神经和心包膈血管经上腔静脉右侧和肺根的前方下行,再贴心包侧壁下行至膈,右迷走神经在右锁骨下动脉前方发出右喉返神经后,于气管右侧和肺根的后方下行;肺根后方有食管、奇静脉、右胸交感干及内脏大神经等;肺根上方有右头臂静脉、奇静脉弓、上腔静脉、气管和食管;肺根下方有下腔静脉(图3-18)。

临床上,纵隔镜检查可不开胸获取气管、支气管淋巴结的标本。在颈部中线胸骨上窝做一小切口,向下可以显露气管分叉以下的区域。

二、上纵隔

上纵隔 superior mediastinum 的器官和结构由前向后大致可分为三层:前层有胸腺(或胸腺剩件)、

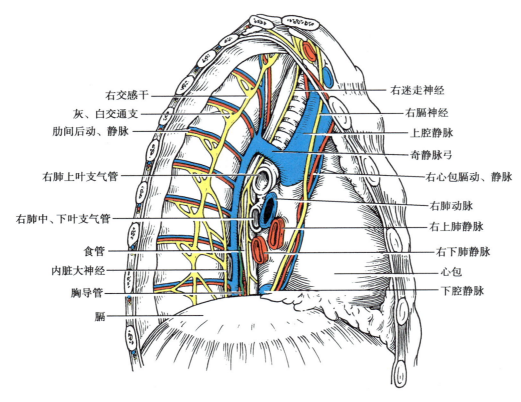

右交感干
灰、白交通支
肋间后动、静脉
右肺上叶支气管
右肺中、下叶支气管
食管
内脏大神经
胸导管
膈

右迷走神经
右膈神经
上腔静脉
奇静脉弓
右心包膈动、静脉
右肺动脉
右上肺静脉
右下肺静脉
心包
下腔静脉

图 3-18　纵隔右侧面观

疏松结缔组织和上腔静脉及其属支(左、右头臂静脉),为胸腺-静脉层;中层有主动脉弓及其分支(头臂干、左颈总动脉、左锁骨下动脉)、膈神经和迷走神经,为动脉-神经层;后层有气管、食管、胸导管和左喉返神经等,为椎前结构层(图 3-19,图 3-20)。

(一)胸腺

胸腺 thymus 由左、右两叶构成,之间借结缔组织相连。胸腺是淋巴器官,在机体免疫中起重要作用,并兼具内分泌功能。青春期后随着年龄增长,胸腺内淋巴组织减少,逐渐被脂肪组织代替,成为胸腺剩件。胸腺位于胸膜围成的胸腺区内,前方为胸骨,后面附于心包和大血管前面,上达胸廓上口,下

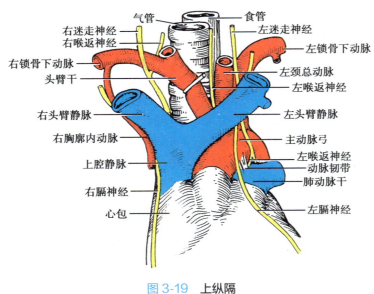

气管
右迷走神经
右喉返神经
右锁骨下动脉
头臂干
右头臂静脉
右胸廓内动脉
上腔静脉
右膈神经
心包

食管
左迷走神经
左锁骨下动脉
左颈总动脉
左喉返神经
左头臂静脉
主动脉弓
左喉返神经
动脉韧带
肺动脉干
左膈神经

图 3-19　上纵隔

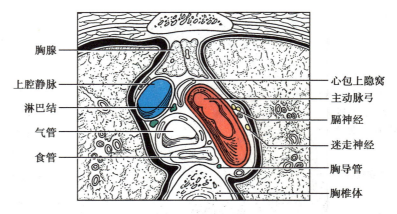

胸腺 —
上腔静脉 —
淋巴结 —
气管 —
食管 —

— 心包上隐窝
— 主动脉弓
— 膈神经
— 迷走神经
— 胸导管
— 胸椎体

图 3-20　经主动脉弓的横断面(下面观)

至前纵隔(图 3-17,图 3-18)。胸腺可达颈部,尤其是小儿。胸腺肿大时可压迫头臂静脉、主动脉弓和气管,出现发绀和呼吸困难。

　　胸腺的动脉来自胸廓内动脉和甲状腺下动脉,伴行静脉注入头臂静脉或胸廓内静脉。胸腺的淋巴管注入纵隔前淋巴结或胸骨旁淋巴结。神经来自颈交感干和迷走神经的分支。

(二)上腔静脉及其属支

　　上腔静脉 superior vena cava 由左、右头臂静脉在右侧第 1 胸肋结合处汇合而成,下行至第 2 胸肋关节后方穿纤维心包,平第 3 胸肋关节下缘注入右心房(图 3-18,图 3-19)。在穿纤维心包前,有奇静脉弓注入。上腔静脉前方有胸膜和肺,后方有气管和迷走神经,左侧有升主动脉和主动脉弓,右侧有右膈神经和心包膈血管。

　　头臂静脉 brachiocephalic vein 由颈内静脉和锁骨下静脉在胸锁关节后方汇合而成(图 3-18)。左头臂静脉长 6~7cm,向右下斜越左锁骨下动脉、左颈总动脉和头臂干的前面。左头臂静脉有时位于颈部气管的前方,尤以儿童多见,故气管切开术或针刺时应注意这种可能性。

(三)主动脉弓及其分支

　　1.**位置**　**主动脉弓** aortic arch 平右侧第 2 胸肋关节高度续升主动脉,弓形弯向左后方,跨左肺根,至第 4 胸椎体下缘左侧移行为胸主动脉。主动脉弓凹侧发出支气管动脉,凸侧发出**头臂干** brachiocephalic trunk、**左颈总动脉** left common carotid artery 和**左锁骨下动脉** left subclavian artery (图 3-19)。小儿的主动脉弓位置较高,可达胸骨柄上缘。

　　2.**毗邻**　主动脉弓左前方有胸膜、左肺、左膈神经、心包膈血管和左迷走神经等,右后方有气管、食管、左喉返神经、胸导管和心深丛,上方有主动脉弓的三大分支及其前面的左头臂静脉和胸腺,下方有肺动脉、动脉韧带、左喉返神经、左主支气管和心浅丛(见图 3-17,图 3-19)。主动脉瘤压迫气管时可出现呼吸困难,累及左喉返神经时可影响发音。

　　3.**动脉韧带** arterial ligament　为一纤维结缔组织索,连于主动脉弓下缘和左肺动脉的起始部,长 0.5~2.3cm,直径 0.2~0.6cm。动脉韧带是胚胎时期动脉导管的遗迹,若在出生后 1 年内尚未闭锁,则为先天性动脉导管未闭。**动脉导管三角** triangle of ductus arteriosus 位于主动脉弓的左前方,前界为左膈神经,后界为左迷走神经,下界为左肺动脉,三角内有动脉韧带(动脉导管)、左喉返神经和心浅丛(图 3-17,图 3-19)。由于左喉返神经紧贴动脉韧带(动脉导管)左侧,是手术中寻找动脉导管的标志;在施行动脉导管结扎术时,注意勿伤及左喉返神经。

(四)气管胸部和支气管

　　1.**位置**　**气管胸部** thoracic part of trachea 位于上纵隔中央,上端平胸骨的颈静脉切迹与颈部相续,下端平胸骨角分为左、右主支气管,分叉处称**气管杈** bifurcation of trachea。在气管杈内面有一凸向上的半月形**气管隆嵴** carina of trachea,是支气管镜检查时辨认左、右主支气管起点的标志。肺癌转移至气管支气管下淋巴结,可使左、右主支气管的角度增大,隆嵴变钝或有偏位扭转等现象。

气管的长度和横径因年龄和性别而不同,成人男性的全长约为 10.31cm,女性约为 9.71cm。**左主支气管** left principal bronchus 细长而倾斜,长 4.5~4.8cm,下缘与气管中线的交角为 37.5°,平第 5 胸椎进入左肺门。**右主支气管** right principal bronchus 粗短而陡直,长 1.9~2.1cm,下缘与气管中线的交角为 23°,平第 6 胸椎进入右肺门(图 3-21)。由于右主支气管较粗短直,且气管隆嵴偏左,因此气管内异物容易进入右主支气管,支气管镜检查或支气管插管时也易置入右主支气管。

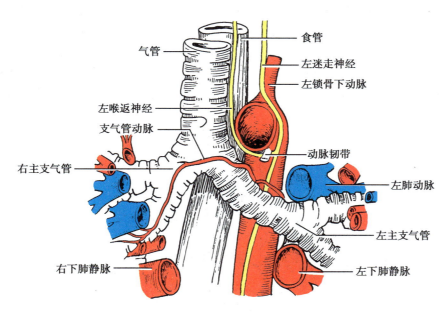

图 3-21　气管和支气管

2. **毗邻**　气管胸部前方有胸骨柄、胸腺、左头臂静脉、主动脉弓、头臂干、左颈总动脉和心深丛,后方有食管,左后方有左喉返神经,左侧有左迷走神经和左锁骨下动脉,右侧有奇静脉弓和右迷走神经,右前方有右头臂静脉和上腔静脉(见图 3-18)。左主支气管前方有左肺动脉,后方有胸主动脉,中段上方有主动脉弓跨过。右主支气管前方有升主动脉、右肺动脉和上腔静脉,上方有奇静脉弓。

3. **血管、淋巴引流和神经**　气管和主支气管的动脉主要来自甲状腺下动脉、支气管动脉、肋间动脉和胸廓内动脉,静脉注入甲状腺下静脉、头臂静脉和奇静脉。主支气管淋巴管注入气管支气管淋巴结,气管淋巴管注入气管支气管淋巴结和气管旁淋巴结,最终汇入支气管纵隔干。由于支气管肺淋巴结、气管支气管淋巴结和气管旁淋巴结引流肺、气管和支气管的淋巴,在成年人可呈黑色。迷走神经和交感神经的分支分布于气管和主支气管的黏膜和平滑肌。

食管胸部、胸导管和交感干位于上纵隔后部和后纵隔,在"后纵隔"部分描述。

三、下纵隔

下纵隔 inferior mediastinum 分为前纵隔、中纵隔和后纵隔。

（一）前纵隔

前纵隔 anterior mediastinum 内有胸腺(或胸腺剩件)下部、纵隔前淋巴结和疏松结缔组织。由于两侧胸膜接近,故前纵隔较狭窄。

（二）中纵隔

中纵隔 middle mediastinum 内有心包、心、出入心的大血管根部、膈神经和心包膈血管等。

1. **心包** pericardium　分为**纤维心包** fibrous pericardium 和**浆膜心包** serous pericardium。浆膜心包的壁层衬于纤维心包的内面,并与纤维心包愈着,脏层紧贴于心和出入心的大血管根部的表面。浆膜心包的脏、壁两层在大血管根部反折移行,围成心包腔。

(1)位置和毗邻:心包占据中纵隔。心包前壁隔胸膜和肺与胸骨及第 2~6 肋软骨相对,在胸膜围成的心包区直接与胸骨体下半部和左侧第 4~6 肋软骨相邻,因此常在左剑肋角作心包穿刺,以免损伤胸膜和肺。心包后方有主支气管、食管、胸主动脉、奇静脉和半奇静脉等;两侧为纵隔胸膜、膈神经和心包膈血管;上方有上腔静脉、主动脉弓和肺动脉;心包下壁与膈中心腱愈着。

(2)心包腔 pericardial cavity:含有少量浆液,心包积液时可压迫心。浆膜心包的脏、壁两层反折处的间隙称心包窦 pericardial sinus。位于升主动脉、肺动脉与上腔静脉、左心房前壁之间的间隙称心包横窦 transverse sinus of pericardium,可通过一手指。心和大血管手术时,可在心包横窦处钳夹升主动脉和肺动脉,以暂时阻断血流。位于左肺静脉、右肺静脉、下腔静脉、左心房后壁和心包后壁之间的间隙称心包斜窦 oblique sinus of pericardium(图 3-22)。位于心包前壁与下壁反折处的间隙称心包前下窦 anteroinferior sinus of pericardium,深 1~2cm,是心包腔的最低部位,心包积液首先积聚于此。

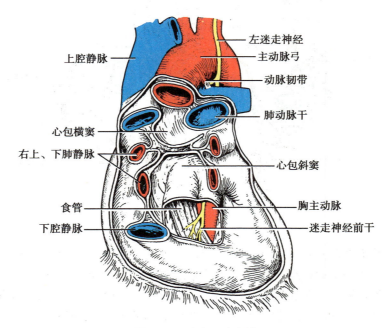

图 3-22 心包和心包窦

(3)血管、淋巴引流和神经:心包的动脉来自心包膈动脉、肌膈动脉和食管动脉等;静脉与动脉伴行,注入胸廓内静脉、奇静脉和半奇静脉等。心包的淋巴管注入纵隔前淋巴结、纵隔后淋巴结和膈上淋巴结。神经来自膈神经、肋间神经、左喉返神经、心丛、肺丛和食管丛等。

2. 心 heart 为中空的肌性纤维性器官,形似倒置的圆锥形,前后略扁,周围裹以心包。国人成年男性正常心重(284 ± 50)g,女性正常心重(258 ± 49)g;心尖至心底长 8~11cm,前后径 6~8cm,最宽处 8~11cm,最大周径 28~30cm。

心底 cardiac base 朝向右后上方,与上腔静脉、下腔静脉和左肺静脉、右肺静脉相连,并借心包皱襞连于心包后壁,心的其余部分是游离的,以利于搏动;心尖 cardiac apex 朝向左前下方,圆钝游离,体表投影位于左侧第 5 肋间隙锁骨中线内侧 1~2cm。借冠状沟、前室间沟、后室间沟、房间沟可在心表面辨认左、右心房和左、右心室位置。

(1)位置和毗邻:心约 2/3 位于身体正中矢状面的左侧,1/3 位于右侧,其位置常受呼吸、体型和姿势等因素的影响而改变。心的毗邻关系大致与心包相同。心前方隔着心包与胸骨体和第 2~6 肋软骨相对,大部分被胸膜和肺遮盖;后方平第 5~8 胸椎。临床上常在胸骨左缘第 4 肋间隙作心内注射,以免损伤胸膜和肺。心亦可能反位,成为右位心,常同时伴有腹腔内脏器官的反位。

心的体表投影个体差异较大,常用四点连线来确定:左上点在左第2肋软骨下缘距胸骨侧缘约1.2cm;左下点在左侧第5肋间隙距前正中线7~9cm;右上点在右第3肋软骨上缘距胸骨侧缘1cm;右下点在右第7胸肋关节处。左、右上点的连线为心上界,左、右下点的连线为心下界,左上、左下点间向左微凸的弧形线为心左界,右上、右下点间向右微凸的弧形线为心右界。

心各瓣膜的体表投影和心听诊区不同,各瓣膜音最清晰的部位并不在其投影区:①二尖瓣听诊区位于心尖搏动最强点(心尖区);②肺动脉瓣区位于胸骨左缘第2肋间;③主动脉瓣区位于胸骨右缘第2肋间;④三尖瓣区位于胸骨左缘第4、5肋间(图3-23)。

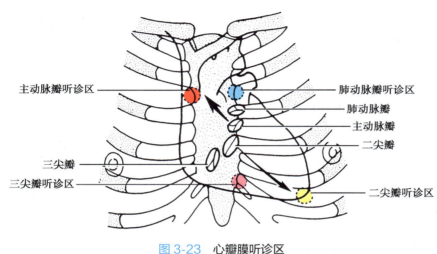

图3-23　心瓣膜听诊区

(2)血管:起源于主动脉左窦和右窦的左、右冠状动脉,是心唯一的血液供应来源。

左冠状动脉干长度为0.1~3.0cm,多数为0.5~1.0cm,走行于左心耳与肺动脉干之间,主要分为前室间支和旋支,有的尚发出第3支,即对角支。①**前室间支** anterior interventricular branch 起始部的外径约为0.4cm,沿前室间沟下行,分布于左心室前壁、部分右心室前壁和室间隔前2/3部,末梢绕过心尖切迹可与后室间支末梢吻合。②**旋支** circumflex branch 起始部直径为0.25~0.45cm,沿冠状沟左行,分布于左心房、左心室左侧面和膈面。③**对角支** diagonal branch 起始部直径为0.10~0.35cm,起于左冠状动脉干分叉处,分布于左心室前壁。

右冠状动脉 right coronary artery 起始处直径为0.3~0.5cm,行于右心耳与肺动脉干之间,再沿冠状沟右行至房室交点处,主要分为后室间支、右旋支和左室后支。①**后室间支** posterior interventricular branch 分布于右心房、右心室和室间隔后1/3部,于室间沟内下行至心尖,可与前室间支的末梢相吻合。②**右旋支** right circumflex branch 起始后向左行越过房室交点,可有细支与旋支吻合。③**左室后支** posterior branch of left ventricle 多为右旋支的延续,分布于左心室下壁。

除左、右冠状动脉以外,直接起始于主动脉窦的动脉称副冠状动脉,出现率为44.2%,一般可有1~3支,较细小。

心的静脉主要由经冠状窦口回流至右心房的**冠状窦** coronary sinus 及其属支、直接回流至右心房的心前静脉及直接开口于心房或心室腔的心最小静脉组成。

(3)淋巴:心内的淋巴管由细到粗包括心内膜下淋巴管、心肌淋巴管和心外膜下淋巴管,逐层递进,注入气管支气管淋巴结和纵隔前淋巴结。

(4)神经:心的神经来自交感神经和迷走神经,节后纤维组成心浅丛和心深丛,分布于心肌、传导系和冠状动脉。交感神经兴奋使心跳加快、心收缩力增强和冠状动脉扩张;副交感神经的作用则相反。

(三)后纵隔

后纵隔 posterior mediastinum 内多是上、下纵行的器官,由前向后依次可分4层:①气管杈,左、右主支气管,仅占据后纵隔上份的前部;②食管和包绕其周围的迷走神经丛,在气管杈以下,位居后纵隔的最前部,紧邻心包之后;③胸主动脉,上部位于食管左侧,下部移行于食管的后方;④位于胸主动脉后方两侧的奇静脉、半奇静脉、副半奇静脉和胸导管、交感干胸部,以及内脏大、小神经,纵隔后淋巴结群等。

1. **食管胸部** thoracic part of esophagus　位于上纵隔后部和后纵隔,向上经胸廓上口与食管颈部相接,向下穿膈的食管裂孔续为食管腹部。食管与胸主动脉交叉,上部位于胸主动脉右侧,下部位于胸主动脉的前方(图 3-24)。

(1)毗邻:食管前方有气管、气管杈、左主支气管、左喉返神经、右肺动脉、迷走神经的食管前丛、心包、左心房和膈;后方有迷走神经的食管后丛、胸主动脉、胸导管、奇静脉、半奇静脉、副半奇静脉和右肋间后动脉;左侧有左颈总动脉、左锁骨下动脉、主动脉弓、胸主动脉、胸导管上段;右侧有奇静脉弓。左主支气管平第 4~5 胸椎水平跨越食管的前方,该处食管较狭窄,是异物滞留和食管癌的好发部位。左心房扩大可压迫食管,食管 X 线钡剂造影时出现明显的压迹。

食管左侧只有在食管上、下三角处与纵隔胸膜相贴,右侧除奇静脉弓处外全部与纵隔胸膜相贴。右侧纵隔胸膜在右肺根以下常突至食管后面可达中线、位于食管与奇静脉和胸导管之间,形成**食管后隐窝**

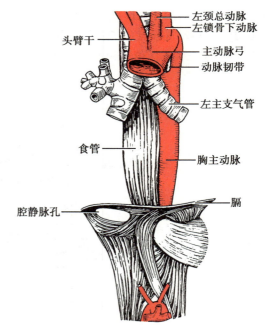

图 3-24　食管和主动脉

retroesophageal recess,故食管中、下段穿孔可引起右侧胸膜腔积液或气胸;食管下段手术经左侧入路亦可能破入右侧胸膜腔,导致气胸(图 3-25)。

(2)血管、淋巴引流和神经:食管胸上段的动脉来自肋间后动脉和支气管动脉,胸下段的动脉来自胸主动脉发出的食管动脉。食管静脉注入奇静脉、半奇静脉和副半奇静脉。食管胸上段的淋巴管注入气管支气管淋巴结,胸下段的淋巴管注入纵隔后淋巴结和胃左淋巴结。食管的部分淋巴管不经

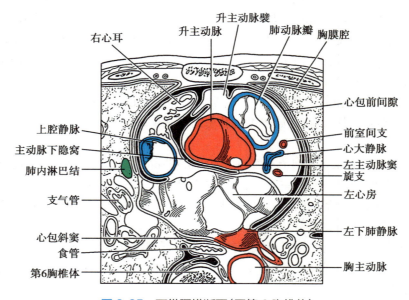

图 3-25　下纵隔横断面(平第 6 胸椎体)

淋巴结,直接注入胸导管。食管胸部的神经来自喉返神经、迷走神经和交感干。喉返神经支配食管的骨骼肌,交感神经和副交感神经支配平滑肌,内脏感觉神经分布于黏膜。

2. **迷走神经** vagus nerve　经肺根的后方下行。迷走神经和交感干的分支分别在主动脉弓前下方及主动脉弓与气管杈之间构成心浅丛和心深丛;在肺根的周围构成肺丛。左、右迷走神经的分支在食管的前面和后面构成食管前丛和食管后丛,向下汇合成**迷走神经前干** anterior vagal trunk 和**迷走神经后干** posterior vagal trunk,经食管裂孔入腹腔。

3. **胸主动脉** thoracic aorta　平第 4 胸椎体下缘续接主动脉弓,沿脊柱和食管的左侧下行,逐渐转至脊柱的前方和食管的后方,平第 12 胸椎穿膈主动脉裂孔后续为腹主动脉(见图 3-24)。胸主动脉后壁发出肋间后动脉。胸主动脉的前方有左肺根、心包和食管,后方有半奇静脉和副半奇静脉,右侧有奇静脉和胸导管,左侧与纵隔胸膜相贴。在胸主动脉和食管胸段的周围有纵隔后淋巴结,较小,引流食管胸部、膈和肝的淋巴,其输出淋巴管注入胸导管。

4. **奇静脉、半奇静脉和副半奇静脉**

奇静脉 azygos vein 在右膈脚处起自右腰升静脉,沿食管后方和胸主动脉右侧上行,至第 4 胸椎体高度向前勾绕右肺根,注入上腔静脉。奇静脉收集右侧肋间静脉、食管静脉、支气管静脉和半奇静脉的血液。奇静脉上连上腔静脉,下借右腰升静脉连下腔静脉,故是沟通上腔静脉系和下腔静脉系的重要通道之一。当上腔静脉或下腔静脉阻塞时,该通道可成为重要的侧副循环途径。

半奇静脉 hemiazygos vein 在左膈脚处起自左腰升静脉,沿胸椎体左侧上行,达第 8 胸椎体高度经胸主动脉和食管后方向右跨越脊柱,注入奇静脉。半奇静脉收集左侧下部肋间后静脉、食管静脉和副半奇静脉的血液。

副半奇静脉 accessory hemiazygos vein 沿胸椎体左侧下行,注入半奇静脉或奇静脉(图 3-26)。副半奇静脉收集左侧上部的肋间后静脉的血液。

5. **胸导管** thoracic duct　平第 12 胸椎下缘高度起自**乳糜池** cisterna chyli,经主动脉裂孔进入胸腔,于胸主动脉与奇静脉之间上行,至第 5 胸椎高度经食管与脊柱之间向左侧斜行,后经食管与左侧纵隔胸膜之间上行至颈部,注入左静脉角(图 3-26)。胸导管上段和下段与纵隔胸膜相贴,当胸导管上段或下段损伤并伴有纵隔胸膜破损时,可引起左侧或右侧乳糜胸。

胸导管的类型:正常型占 84.7%;双干型,以两干起始后在纵隔内上行合为一干,占 10.7%;分叉型,以单干起始入纵隔后分为两支,分别注入左、右静脉角,占 3.3%;右位型,胸导管始终位于胸主动脉右侧,注入右静脉角,占 0.6%;左位型,胸导管始终位于胸主动脉左侧,注入左静脉角,占 0.7%。

6. **胸交感干** thoracic sympathetic trunk　位于脊柱两侧,奇静脉和半奇静脉的后外方,肋头和肋间血管的前方。胸交感干借**白交通支** white communicant ramus 和**灰交通支** grey communicant ramus 与肋间神经相连(见图 3-17,图 3-18)。每侧交感干上有 10~12 个**胸神经节** thoracic ganglia。上 5 对胸神经节发出的节后纤维参与构成心丛、肺丛和食管丛。**内脏大神经** greater splanchnic nerve 由第 6~9 胸神经节穿出的节前纤维构成,沿脊柱前面倾斜下降,穿膈脚止于腹腔神经节。**内脏小神经** lesser splanchnic nerve 由第 10~12 胸神经节穿出的节前纤维构成,穿膈脚止于主动脉肾节。

四、纵隔间隙

纵隔内各器官和结构之间含有丰富的疏松结缔组织,并在某些部位构成窄隙,称为**纵隔间隙** mediastinum space。这有利于器官运动和胸腔容积的变化,如大血管搏动、呼吸时气管运动和食管蠕动等。纵隔淋巴结位于纵隔间隙内,后纵隔内的疏松结缔组织特别丰富。纵隔间隙与颈部和腹部的间隙相通,故颈部的渗血和感染可向下蔓延至纵隔,纵隔气肿的气体可向上扩散至颈部,纵隔的渗血和感染可向下蔓延至腹部。

(一)胸骨后间隙

胸骨后间隙 retrosternal space 位于胸骨和胸内筋膜之间,向下至膈。该间隙的炎症可向膈蔓延,

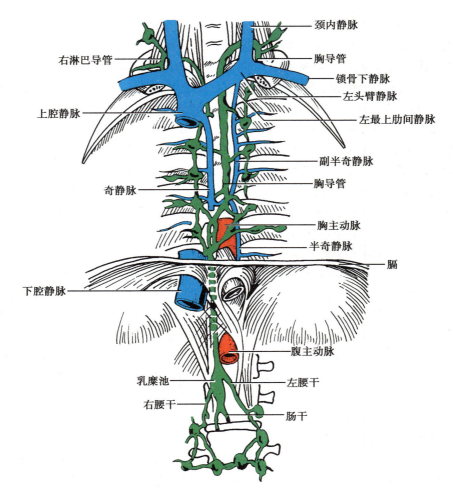

图 3-26　奇静脉及其属支和胸导管

（图中标注：颈内静脉、胸导管、锁骨下静脉、左头臂静脉、左最上肋间静脉、副半奇静脉、胸导管、胸主动脉、半奇静脉、膈、腹主动脉、左腰干、肠干、右腰干、乳糜池、下腔静脉、奇静脉、上腔静脉、右淋巴导管）

甚至穿膈扩散至腹膜外脂肪层。

（二）气管前间隙

气管前间隙 pretracheal space 位于上纵隔，在气管、气管杈与主动脉弓之间，气管前筋膜与气管胸部之间的间隙，向上与颈部的气管前间隙相通。内有气管前淋巴结、甲状腺下静脉、甲状腺奇静脉丛、甲状腺最下动脉、头臂干及左头臂静脉、小儿的胸腺上部等。

（三）食管后间隙

食管后间隙 retroesophageal space 位于食管与脊柱胸段胸内筋膜之间的疏松结缔组织，两侧为纵隔胸膜。间隙范围广泛，疏松结缔组织丰富，内有奇静脉、副半奇静脉、胸主动脉下段、胸导管和后纵隔淋巴结等。该间隙向上与咽后间隙相通，向下通过膈的潜在性裂隙（食管裂孔、主动脉裂孔、膈脚间裂隙）与腹膜后间隙相通。

纵隔各器官的位置关系复杂，病理变化时，这些关系可以通过纵隔阴影的改变，间接反映纵隔间隙的变化。因此，深入了解纵隔间隙，对纵隔器官的影像学检查是很有帮助的。

五、纵隔淋巴结

纵隔淋巴结 mediastinal lymph node 位于纵隔间隙内，数量较多，分布广泛，且淋巴结排列不规则，各淋巴结群间也无明显界线。主要有以下几群。

（一）纵隔前淋巴结

纵隔前淋巴结位于上纵隔前部和前纵隔内，在大血管、动脉韧带和心包的前方（图 3-27）分为上、

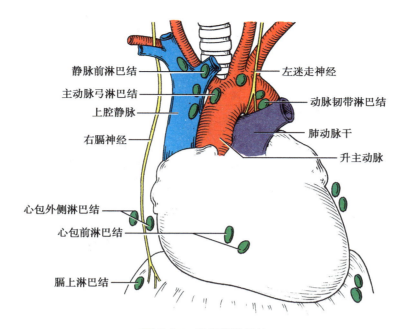

图 3-27　纵隔前淋巴结

下两群。主要收纳胸腺、心包、心、膈和肝上面等的淋巴,其输出管汇入支气管纵隔干。

1. **上群**　又称作纵隔前上淋巴结,位于胸腺后方,大血管附近,部分位于胸腺实质内。可再分为左、右两群。

左群一般为 3~6 个淋巴结,可多达 10 个。排列于主动脉弓前上壁和左颈总动脉及左锁骨下动脉起始部前面的,称主动脉弓淋巴结;位于动脉韧带左侧者称动脉韧带淋巴结。它们收纳左肺上叶、气管及主支气管、心包和心右半的淋巴管,其输出管注入左支气管纵隔干,一部分淋巴管注入颈外侧下深淋巴结。由于主动脉弓淋巴结与左迷走神经、左膈神经以及左喉返神经紧邻,故该淋巴结肿大时可压迫这些神经而引起膈活动异常及声音嘶哑等症状。因左肺上叶肿瘤常可转移到主动脉弓淋巴结,进行根治手术时应将其切除。

右群通常有 2~10 个淋巴结。位于上腔静脉和左、右头臂静脉汇合处的前面,主要收纳气管和主支气管、心包和心右半的淋巴管,其输出管注入右支气管纵隔干。

2. **下群**　位于心包前面,称纵隔前下淋巴结或心包前淋巴结,其收纳心包前部、心、纵隔胸膜、膈前部和肝上面的淋巴,输出管汇入支气管纵隔干。

(二)气管支气管淋巴结

气管支气管淋巴结 tracheobronchial lymph node 数目较多。分为上、下两组,位于气管杈和主支气管周围,收纳肺、主支气管、气管杈和食管的淋巴,其输出管注入气管旁淋巴结。属于广义的纵隔后淋巴结(图 3-28)。

(三)气管旁淋巴结

气管旁淋巴结 paratracheal lymph node 位于气管胸段两侧,左、右各有 3~5 个淋巴结,它们收纳气管支气管上、下淋巴结的输出管,并接受来自食管、咽喉、甲状腺等处的淋巴。气管旁淋巴结输出管沿气管两侧上行,参与组成支气管纵隔干。在气管前面尚有一些小淋巴结称气管前淋巴结,与气管周围的其他淋巴结相交通。

支气管、气管及肺的淋巴结数目多,淋巴引流的方向为:肺的淋巴管→肺淋巴结→支气管肺淋巴结→气管支气管上、下淋巴结→气管旁淋巴结→左、右支气管纵隔干→胸导管和右淋巴导管。

(四)纵隔后淋巴结

纵隔后淋巴结 posterior mediastinal lymph node 指在上纵隔后部和后纵隔内,位于心包后方、

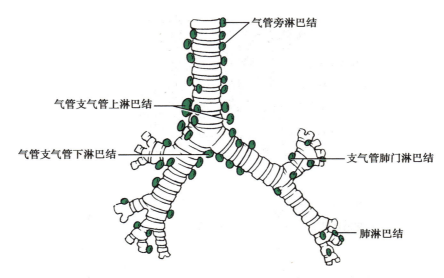

气管旁淋巴结

气管支气管上淋巴结

气管支气管下淋巴结

支气管肺门淋巴结

肺淋巴结

图 3-28　纵隔淋巴结

食管胸部的两侧,沿食管胸部与胸主动脉排列的淋巴结,共有 8~12 个淋巴结,亦称**食管旁淋巴结** paraesopharus node。主要收纳食管胸部、心包、膈后部及肝左叶的淋巴。其输出管沿途注入胸导管,其余部分注入气管支气管淋巴结。

(五)心包外侧淋巴结和肺韧带淋巴结

心包外侧淋巴结 lateral pericardial lymph node 位于心包与纵隔胸膜之间,沿心包膈血管排列,收集心包和纵隔胸膜的淋巴;**肺韧带淋巴结** lymph node of pulmonary ligament 是位于肺韧带内的淋巴结,引流肺下叶底部的淋巴,其输出淋巴管注入气管支气管淋巴结。肺下叶肿瘤可转移到此淋巴结。

正确认识纵隔淋巴结的解剖分布、淋巴流向及影像学特征(CT、MRI 和 PET),有助于胸部疾病的定性诊断、肿瘤分期、治疗方案的选择以及临床预后的判断。纵隔淋巴结大小变异很大,CT 对于淋巴结病的诊断是形态诊断,不是病理诊断。淋巴结的大小与其所在部位有一定的关系。测量时,如果位于气管旁、肺门、隆嵴下、食管旁、主动脉弓下区域的淋巴结短径达 1cm 以上,一般认为淋巴结肿大。

关于纵隔淋巴结的分组,所采用的命名体系不尽一致,习惯于根据淋巴结所在部位与周围重要器官的解剖关系来命名。2009 年,国际肺癌研究协会(International Association for the Study of Lung Cancer, IASLC)对以往的淋巴结分区法作了改进,规范了纵隔及肺淋巴结的分区,推荐了新的分区方法:定义 7 个淋巴结区域,分别为锁骨上区、上区、主动脉肺动脉区、隆嵴下区、下区、肺门区/叶间区和周围区,共 14 组淋巴结。

第七节 ┃ 胸部解剖操作

一、解剖胸壁、胸膜和肺

人体标本仰卧位。先触摸、辨认骨性标志:颈静脉切迹、锁骨、胸骨角、胸骨柄、胸骨体、剑突、胸骨下角、第 2~10 肋、肋间隙、肋弓、剑肋角等体表标志。

(一)切口与翻皮

做如下切口(见绪图-7)。

1. **胸前正中切口**　自胸骨柄上缘沿前正中线向下切至剑突。

2. **胸上界切口**　自正中切口上端向外沿锁骨切至肩峰。

3. **胸下界切口**　自正中切口下端向外下沿肋弓切至腋后线。

4. 胸部斜切口　自正中切口下端向外上方切至乳晕,环绕乳晕,继续向外上方切至腋前襞上部,在此折转沿臂内侧面向下切至臂上、中 1/3 交界处,然后折转向外侧,环切臂部皮肤至臂外侧缘。

以上切口同时用于上肢的解剖操作。

将上内、下外两块皮瓣翻向外侧,上内侧皮片翻至臂外侧,下外侧皮片翻至腋后襞。

(二)解剖胸前外侧壁

1. 解剖肋间肌　①在胸骨的稍外侧,透过肋间外膜可见肋间内肌。用剪刀沿第 3 或第 4 肋软骨下缘剪断肋间外膜,切口长 3~5cm,将其翻向下方,暴露深面的肋间内肌;②在腋前线附近,用剪刀沿第 4 或第 5 肋下缘先后剪断肋间外肌和肋间内肌,剪口长度 3~5cm,翻开;③找出并用剪刀修洁沿肋骨下缘行走的肋间后血管和肋间神经,用无齿镊辅助观察肋间肌的纤维方向以及肋间后血管和肋间神经的排列关系(见图 3-6~图 3-8)。

2. 开胸

(1)离断胸锁关节:(颈部解剖时若还没切除锁骨)用解剖刀离断胸锁关节,注意保护深部结构。

(2)翻开胸大肌和胸小肌:解剖上肢时,此二肌已被翻起。若尚未翻开,在肌的起点处用解剖刀弧形切断该二肌,向外侧翻开。

(3)剥除前锯肌:用解剖刀将前锯肌在各肋骨上的起点——剥离,连同支配该肌的胸长神经翻向外侧。

(4)剪断肋:在第 1 肋间隙尽可能靠外剪开肋间组织,经开口处插入肋骨剪剪断第 1 肋,再向外下剪断第 2 肋骨。然后,沿腋中线向下剪断第 3~10 肋骨。沿肋中线切开每一肋间隙,先伸入手指轻轻向内推开肋胸膜,使其与胸内筋膜分离,然后再逐一剪断肋骨。

(5)翻开胸前壁:①用一只手自胸骨柄轻轻提起胸前壁,找到胸廓内血管,用解剖刀将其切断;②另一只手将胸骨深面的结构压向后,并向两侧将肋胸膜与胸前壁钝性分离,一边上提胸前壁,一边分离胸膜;③将胸前壁完全向下翻开,置于腹前壁的前面。翻开胸壁时,注意不要被肋骨的断端刺伤手指;不要用力过猛,以免折断胸骨或肋软骨。

3. 观察胸横肌　在胸前壁后面的下部,透过胸内筋膜可见附着于胸骨和肋软骨的胸横肌。

4. 解剖胸廓内动、静脉和胸骨旁淋巴结　胸廓内血管的上段位于胸内筋膜的前面,下段位于胸横肌的前面。用剪刀纵行剪开胸横肌,暴露胸廓内血管,找出其肌膈动脉与腹壁上动脉两个终支。用镊子在胸廓内血管周围的脂肪内寻找胸骨旁淋巴结(见图 3-9)。

5. 解剖肋间后血管和肋间神经　待切除肺后,在胸后壁透过肋胸膜和胸内筋膜可见肋间后血管和肋间神经。在第 4 或第 5 肋间隙,用剪刀剪开肋胸膜和胸内筋膜,分离肋间后血管和肋间神经及其在肋角处发出的分支,用镊子观察血管、神经在肋沟处的排列顺序(自上而下为静脉、动脉、神经)。

(三)探查胸膜腔

1. 探查胸膜配布　触摸和观察脏胸膜和壁胸膜的各部,即肋胸膜、膈胸膜和纵隔胸膜。将锁骨放回原位,两手分别放在胸膜顶的上、下面,以锁骨为标志观察胸膜顶和肺尖在颈部的位置及体表投影,测量肺尖高出锁骨内侧 1/3 上方的距离。如果探查胸膜顶困难,可在取肺后进行。

2. 探查胸膜前界　将两手分别伸入左、右胸膜腔探查,可见两侧胸膜前界在第 2~4 胸肋关节处相互靠拢甚至重叠。此处以上和以下两侧胸膜前返折线向外分开,两者间形成无胸膜覆盖的胸腺区和心包区,分别被胸腺和心包占据。将胸前壁复位,标出胸膜前界的体表投影。

3. 探查胸膜下界　将手指插入肋胸膜与膈胸膜之间,沿膈的周边探查胸膜的下界,了解其体表投影。

4. 探查胸膜隐窝　将手插入肋胸膜与膈胸膜返折处以及左肋胸膜与左纵隔胸膜前缘下部返折处的胸膜腔,探查肋膈隐窝和左肋纵隔隐窝。由于肺塌陷,胸膜隐窝较深。探查肋膈隐窝时,注意勿被肋骨断端刺伤。

5. 触摸肺韧带　将肺下部拉向外,可见肺韧带位于肺根下方,连于肺与纵隔之间。将手伸至肺韧带下缘处,用拇指和示指捏取肺韧带。

(四) 取肺

1. **解剖左肺根的结构**　左肺根前方有左膈神经和心包膈血管,后方有左迷走神经。用解剖刀切开肺根处的胸膜,用止血钳分离肺根内结构,观察支气管和肺血管的排列关系(见图3-12)。

2. **取左肺**　尽量将肺与纵隔分开,避开肺根周围的血管、神经,用解剖刀垂直切断肺根和肺韧带,取出左肺。观察左肺的形态、分叶和肺韧带的附着部位。在肺门处,观察支气管、肺动脉、肺静脉、支气管动脉和支气管肺门淋巴结。

3. **解剖右肺根的结构**　右肺根前方有右膈神经和右心包膈血管,后方有右迷走神经,上方有奇静脉弓。用解剖刀切开肺根处的胸膜,分离肺根内结构并观察排列次序,并与左肺根比较(见图3-12)。

4. **取右肺**　切断肺根和肺韧带,取出右肺。观察内容与左肺相同。比较左、右肺的形态差异。

原位观察左、右侧肺根前方平对的肋间隙前端和后方平对的胸椎棘突高度。考虑手术处理肺根时,左、右侧需分别注意保护的重要结构(右侧需注意保护上腔静脉和奇静脉弓,左侧需注意保护主动脉弓和胸主动脉。同时要避免刺激和损伤肺根前方的膈神经和后面的迷走神经)。

(五) 解剖肺

左、右两肺分别解剖,然后对照观察。

1. **观察支气管动、静脉**　支气管动脉较细小,发自胸主动脉或右肋间后动脉等,数目不定,一般以每侧各两支者为多见。支气管动脉于肺门后方,沿支气管穿壁入肺,在肺内分支分布于支气管壁、血管壁及脏胸膜等。静脉血经汇集成支气管静脉,经奇静脉和副半奇静脉回流入右心房。

2. **解剖肺内支气管和支气管肺段**　左、右主支气管进入肺门后即按肺叶布局分为肺叶支气管。观察左肺的上、下叶支气管;右肺的上、中、下叶支气管,以及第二肺门的位置、结构。试着解剖1~2条肺叶支气管入肺叶后所分出的数支肺段支气管。观察肺段的外形,其尖朝向肺门,底位于肺表面。观察相邻肺段间的段间静脉。辨认并划分左、右肺的肺段名称、位置(见图3-14)。左肺两相邻的肺段支气管有无发生共干融合现象。

二、解剖纵隔

(一) 纵隔侧面观

1. **左侧面观**　以纵隔左侧面中部的肺根为中心观察。肺根的前下方有心包,左膈神经与左心包膈血管经肺根前方下行;左迷走神经经左肺根后方下行,左喉返神经勾绕主动脉弓或动脉韧带上行,肺根后方尚有胸主动脉、左交感干及内脏大神经、内脏小神经,上方有主动脉弓及左颈总动脉和左锁骨下动脉(见图3-17)。

2. **右侧面观**　以纵隔右侧面中部的肺根为中心观察。肺根前下方为心包,右膈神经与右心包膈血管经右肺根前方下行,右迷走神经经右肺根后方下行;右喉返神经绕右锁骨下动脉上行,肺根后方尚有食管、奇静脉、右交感干及内脏大、小神经,上方有奇静脉弓、右头臂静脉、上腔静脉、气管和食管,下方有食管后隐窝(见图3-18),将左、右两手的手指分别从心包两侧伸入心包和食管下端的后方,体会位于右侧的食管后隐窝。

(二) 解剖上纵隔

1. **解剖胸腺**　成人的胸腺大部分被脂肪组织代替。观察胸腺的毗邻。从下端沿心包和左头臂静脉的前面向上翻起胸腺。

2. **解剖头臂静脉和上腔静脉**　用止血钳分离头臂静脉和上腔静脉及其属支。比较左、右头臂静脉毗邻的不同。在左头臂静脉注入上腔静脉处的稍左侧,用剪刀剪断左头臂静脉,将其翻向左侧。

3. **解剖主动脉弓及其分支**　用止血钳清理主动脉弓发出的左锁骨下动脉、左颈总动脉和头臂干,观察主动脉弓及其分支的毗邻。主动脉弓左前方有一个三角形区域,即为动脉导管三角,清理其内的动脉韧带、左喉返神经和心浅丛,注意观察其前界为左膈神经、后界为左迷走神经、下界为左肺动脉,观察左喉返神经的走向和与动脉韧带的毗邻关系。

4. **解剖气管和左、右主支气管**　在左颈总动脉与头臂干起点间用剪刀剪断主动脉弓,将其翻向两侧。清理气管、气管支气管淋巴结和气管旁淋巴结,游离位于气管杈前方的心深丛。清理气管杈,比较左、右主支气管的形态特点。

（三）解剖中纵隔

1. **解剖膈神经和心包膈血管**　膈神经和心包膈血管伴行,经肺根前方向下,紧贴心包侧壁下行至膈。用剪刀纵行剪开纵隔胸膜,分离膈神经和心包膈血管。

2. **解剖观察心包**　用解剖刀于膈神经和心包膈血管的前方、膈上 1.5cm 处做 U 形切口切开心包前壁,向上翻开,观察心包内的心。将胸前壁复位,了解心的体表投影。

3. **探查心包窦**　触摸浆膜性心包脏、壁两层的反折部位,观察与心相连的大血管。用示指伸入升主动脉和肺动脉的后面与上腔静脉和左心房的前面之间,探查心包横窦。将手伸入左心房后壁与心包后壁之间,探查心包斜窦。向前托起心,观察心包斜窦境界。在心包前壁与下壁的反折处,用手指探查心包前下窦(见图 3-22)。注意观察 3 个窦的境界并思考其临床意义。

4. **取心**　在心包内用解剖刀切断大血管,将心取出。观察心的外形、冠状动脉及其分支、冠状窦及其属支。

（四）解剖后纵隔

1. **解剖迷走神经**　用解剖刀切开纵隔胸膜,用止血钳分离出迷走神经的上段和喉返神经。左喉返神经绕主动脉弓或动脉韧带上部,沿气管与食管之间的沟上行至颈部。右喉返神经绕右锁骨下动脉上行至颈部。清理肺丛、食管前丛和食管后丛。

2. **解剖食管**　再次探查右侧纵隔胸膜突入食管与奇静脉和胸导管之间形成的食管后隐窝。用解剖刀切开纵隔胸膜,清理食管,注意观察食管与左主支气管、左心房和食管后隐窝的毗邻关系。

3. **解剖胸主动脉**　用解剖刀切开左侧纵隔胸膜,观察胸主动脉的毗邻和分支。

4. **解剖奇静脉、半奇静脉和副半奇静脉**　用止血钳在胸后壁、脊柱的前方寻找并观察这些静脉的位置和属支。

5. **解剖胸导管**　将食管推向左侧,在胸主动脉和奇静脉之间的结缔组织中分离找出胸导管下段。中段位于食管与脊柱之间。在食管上三角内,剖开左侧纵隔胸膜,沿食管左侧壁寻找胸导管上段。

6. **解剖胸交感干及内脏大、小神经**　用解剖刀切开胸后壁的胸膜,观察胸交感干。分离胸神经节与肋间神经相连的灰交通支和白交通支,注意观察灰、白交通支的位置并思考其临床意义。将膈推向下,在胸后壁胸膜下面分离修洁内脏大、小神经。

第八节 │ 临床病例分析

本章临床病例分析解析

病例 3-1

患者,女,46 岁。主诉:发现左乳肿块 1 个月。体格检查:左乳外上象限可及一直径 5cm 肿块,质硬、界不清、较固定,局部皮肤增厚呈橘皮样改变,左侧乳头位置明显高于右侧。左侧腋窝可触及一直径约 2cm 肿块,质硬,活动可。乳腺超声:左乳外上 10 点钟方向距乳头 5cm 探及 48mm × 35mm × 32mm 低回声肿块,形态不规则、边界不清、内部回声不均匀。左腋下可探及一枚直径 18mm 的肿大淋巴结。乳腺 X 射线摄影:左乳外上象限见边缘模糊的肿块,肿块内可见多发性钙化。乳房 MRI:左乳外上象限见边界不清楚的分叶状肿块,边缘呈毛刺样改变,病灶呈不规则强化表现,胸大肌受累、强化。诊断为乳腺癌。请从解剖学角度思考分析:

（1）乳腺癌转移的淋巴途径及可能的临床表现;

（2）乳腺癌患者手术中进行淋巴结清扫易引起的并发症；

（3）患者病变区皮肤的"橘皮样变"及乳头位置升高的原因。

病例 3-2

患者,女,45 岁。主诉:胸部疼痛伴左臂内侧疼痛半小时。现病史:患者今日打网球来回奔跑时,突感胸部疼痛并向左臂内侧放射,持续约半小时。体格检查:心率 120 次/分,血压 145/90mmHg,胸部无压痛,心脏听诊未及杂音。心电图示 V_1~V_5 导联 ST 段压低。诊断为冠状动脉粥样硬化性心脏病、心绞痛。请从解剖学角度思考分析:

（1）诱发心绞痛可能的原因；

（2）引起患者胸部及左臂疼痛的原因。

病例 3-3

患者,女,13 岁。主诉:体检发现心脏杂音 1 周。体格检查:胸骨左缘第 2 肋间闻及连续性机械样杂音,收缩期末最响,触诊扪及震颤。胸部增强 CT 扫描及多平面重建（MPR 重建）:肺动脉干与主动脉弓之间有一相互连通的细管状结构。诊断为动脉导管未闭。请从解剖学角度思考分析:

（1）动脉导管在胎儿血液循环中的作用及出生后发生的变化；

（2）在手术治疗中如何寻找动脉导管。

病例 3-4

患者,男,22 岁。主诉:钢筋刺入胸腔 1 小时。现病史:患者 1 小时前在建筑工地从脚手架上坠落,被钢筋刺入胸腔。体格检查:心率 140 次/分,血压 80/50mmHg。头颈部静脉淤血怒张,胸骨左缘第 4 肋间见长约 1cm 创口,有血性液体渗出。听诊心音遥远。诊断为胸部外伤。请从解剖学角度思考分析:

（1）患者可能伤及的胸腔重要结构；

（2）患者出现头颈部静脉淤血的原因。

病例 3-5

患儿,男,16 个月。主诉:突发阵发性呛咳伴呼吸困难 1 小时。现病史:患儿 1 小时前因误咽花生米后突发阵发性呛咳,且同时出现呼吸困难。体格检查:右肺呼吸音减弱,右侧胸中、下部叩诊为浊音。胸部 CT:右肺中、下叶支气管开口处有异物堵塞。支气管镜检查在右肺中、下叶支气管处发现异物,并于镜下将此异物钳出,为花生粒。诊断为右肺中、下叶支气管异物阻塞。请从解剖学角度思考分析:

（1）异物容易进入右侧支气管的原因；

（2）如异物不能及时移除,患儿右肺中叶和下叶将萎缩,此时对心脏、纵隔结构的位置及膈肌运动产生的继发影响。

病例 3-6

患者,男,45 岁。主诉:持续性咳嗽伴血痰、声音嘶哑 3 个月。现病史:患者有吸烟史 29 年,每日20 支。体格检查:左上肺呼吸音减弱,可闻及哮鸣音,咳嗽后不消失。胸部 CT:左肺上叶占位型病变。气管镜:气管隆嵴扭曲变形,组织病理提示为左肺上叶支气管肺癌。诊断为左上肺支气管肺癌。请从解剖学角度思考分析:

（1）左上肺支气管肺癌转移的途径；

（2）患者出现声音嘶哑的原因；

（3）患者气管隆嵴扭曲变形的原因。

病例 3-7

患者,男,18 岁。主诉:胸闷,进行性加重 14 小时。现病史:患者为体校学生,14 小时前,在 100 米训练后突发胸闷,且进行性加重。体格检查:呼吸频率 35 次/分,颜面苍白,口唇发绀,呼吸短促,气管向左侧移位,右肺呼吸音消失,叩诊浊音,左肺呼吸音粗,叩诊清音。胸部 X 线:纵隔及心影向左侧移位,右肺纹理消失,右肺体积缩小约 90%,呈半弧形,肋膈角消失,可见密度均匀一致的致密阴影,其上缘水平线清晰可见;左肺未见异常改变。诊断为右侧原发性液气胸。请从解剖学角度思考分析:

（1）患者出现上述临床表现的原因;

（2）胸膜腔穿刺治疗气胸及胸膜腔积液,两者穿刺部位有何不同。

病例 3-8

患者,男,58 岁。主诉:进行性吞咽困难 4 个月,伴声音嘶哑 1 个月。现病史:患者 4 个月前出现进行性吞咽困难,吞咽时胸骨后有烧灼痛、钝痛,近来出现持续性胸背部疼痛。自 1 个月前开始出现剧烈阵发性咳嗽,声音嘶哑,伴血痰。体格检查:极度消瘦,虚弱,口唇发绀,呼吸困难,左锁骨上淋巴结肿大,质硬、不活动。胸部 X 线:纵隔增宽。食管钡剂造影:食管在气管权平面梗阻。食管镜活检、病理报告诊断为食管鳞状上皮癌。诊断为食管鳞癌。请从解剖学角度思考分析:

（1）患者出现进行性吞咽困难、胸骨后钝痛及声音嘶哑的原因;

（2）胸段食管癌时左侧喉返神经麻痹较右侧常见的原因。

病例 3-9

患者,男,15 岁。主诉:发热、咳嗽伴浓痰及胸痛 10 天。现病史:患者 3 周前因化脓性扁桃体炎行扁桃体切除术,10 天前出现发热、咳嗽伴有浓痰及胸痛。体格检查:体温 39.8℃,心率 110 次/分,神志清,精神萎靡,右肺呼吸音减弱。血常规:白细胞计数 21×10^9/L,中性粒细胞比例 90%。胸部 CT:右肺下叶上段见一带液面的空腔。诊断为右肺脓肿。请从解剖学角度思考分析:

（1）肺脓肿易累及的肺段及原因;

（2）患者出现胸痛的原因。

（王德贵 李文生 汪华侨 丁 强）

第四章 | 腹　部

第一节 | 概　述

腹部 abdomen 是躯干的一部分,位于胸部和盆部之间,由腹壁、腹腔及腹腔内容物等组成。除后方以脊柱为支架外,腹壁其余部分由肌和筋膜等软组织组成。腹壁所围成的内腔即**腹腔** abdominal cavity,其上界是向上膨隆的膈,下界为骨盆上口,向下通盆腔。由于膈穹窿高达第 4、5 肋间隙水平,小肠等腹腔脏器也经常低达盆腔,所以腹腔的实际范围远超过腹部的体表境界。腹腔内有消化系统的大部分脏器和泌尿系统的部分脏器,以及腹部血管、神经、淋巴管、淋巴结及腹膜等结构。

一、境界与分区

(一)境界

腹部的上界为剑突(或剑胸结合处)和两侧肋弓下缘,经第 11、12 肋游离缘直至第 12 胸椎棘突的连线;下界为耻骨联合上缘、两侧耻骨嵴、耻骨结节、腹股沟韧带、髂前上棘、髂嵴和髂后上棘至第 5 腰椎棘突的连线。

(二)分区

以两侧腋后线的延长线为界,将腹壁分为前方的腹前外侧壁和后方的腹后壁。为了描述和确定腹腔脏器的位置,临床上常用两条水平线和两条垂直线将腹部分为九个区,即腹部九分法(图 4-1):上水平线为经过两侧肋弓最低点(相当于第 10 肋)的连线,下水平线为经过两侧髂前上棘或髂结节的连线;两垂直线分别是通过左、右半月线(腹直肌外侧缘)或腹股沟中点的垂线。腹部九个区分别是:腹上部的**腹上区** epigastric region 和左、右**季肋区** hypochondriac region,腹中部的**脐区** umbilical region 和左、右**腰区** lumbar region(或外侧区),腹下部的**腹下区** hypogastric region 和左、右**腹股沟区** inguinal region(或髂区)。

此外,还有较为简单的"四分法",即通过脐的纵横两条线将腹部分为左、右上腹部和左、右下腹部四个区(图 4-1)。

二、表面解剖

(一)体表标志

1. **耻骨联合** pubic symphysis　为左、右髋骨在前方的连结处,由纤维软骨构成。耻骨联合上缘是小骨盆上口的标志之一。成人的膀胱在空虚状态时位于耻骨联合上缘平面以下。

2. **耻骨结节** pubic tubercle　位于耻骨联合外侧 2~3cm 处,系腹股沟韧带内侧端的附着点。耻骨结节外上方 1~2cm 处即腹股沟管皮下环的位置。

3. **髂嵴** iliac crest　为髂骨翼的上缘,位于皮下,全长均可触及。髂嵴的前端为**髂前上棘** anterior superior iliac spine,有腹股沟韧带附着,是重要的骨性标志。髂嵴的后端为**髂后上棘** posterior superior iliac spine。髂嵴骨质肥厚,临床上常于此做骨髓穿刺。两侧髂嵴最高点的连线平第 4 腰椎棘突,是腰椎穿刺的重要标志。

4. **脐** umbilicus　脐平面通过第 3、4 腰椎之间。脐平面上方 2~5cm 平对肠系膜下动脉起始处。

5. **半月线** linea semilunaris　又称腹直肌线或 Spiegel 线,为沿腹直肌外侧缘的弧形线。右侧半

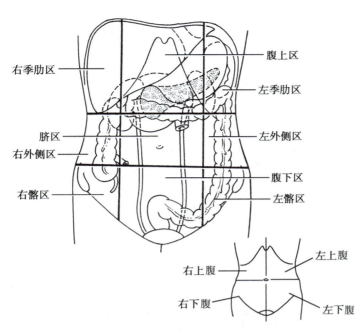

图 4-1 腹部的分区及腹腔主要脏器的体表投影

月线与肋弓相交处为胆囊底的体表投影，又称 Murphy 点。

（二）体表投影

腹腔内脏器的位置因年龄、体形、体位、呼吸运动及内脏充盈程度而异。一般情况下，成人腹腔内主要器官在腹前壁的投影见图 4-1 和表 4-1。

表 4-1 腹腔主要器官在腹前壁的投影

右季肋区	腹上区	左季肋区
1. 右半肝大部分 2. 部分胆囊 3. 结肠右曲 4. 右肾上部	1. 右半肝小部分及左半肝大部分 2. 胆囊 3. 胃幽门部及部分胃体 4. 胆总管、肝固有动脉和门静脉 5. 十二指肠大部分 6. 胰大部分 7. 两肾一部分及肾上腺 8. 腹主动脉及下腔静脉	1. 左半肝小部分 2. 胃贲门、胃底及部分胃体 3. 脾 4. 胰尾 5. 结肠左曲 6. 左肾上部
右腰区	**脐区**	**左腰区**
1. 升结肠 2. 部分回肠 3. 右肾下部	1. 胃大弯（胃充盈时） 2. 横结肠 3. 大网膜 4. 左、右输尿管 5. 十二指肠小部分 6. 空、回肠各一部分 7. 腹主动脉及下腔静脉	1. 降结肠 2. 部分空肠 3. 左肾下部
右腹股沟区	**腹下区**	**左腹股沟区**
1. 盲肠 2. 阑尾 3. 回肠末端	1. 回肠袢 2. 膀胱（充盈时） 3. 子宫（妊娠后期） 4. 部分乙状结肠 5. 左、右输尿管	1. 大部分乙状结肠 2. 回肠袢

第二节 | 腹前外侧壁

腹前外侧壁的不同部位,其层次和结构有很大差异。腹部外科手术时需在腹前外侧壁不同部位做手术切口,因此必须熟悉腹壁的层次结构(图 4-2)。

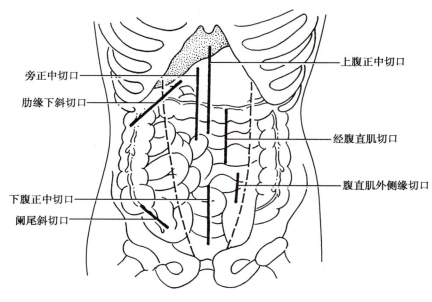

旁正中切口
肋缘下斜切口
下腹正中切口
阑尾斜切口
上腹正中切口
经腹直肌切口
腹直肌外侧缘切口

图 4-2 腹前外侧壁常用手术切口

一、层次

(一)皮肤

腹前外侧壁的皮肤薄而富有弹性。除脐部外,皮肤易与皮下组织分离。临床上常从腹部取皮瓣进行整形手术,特别是腹股沟附近的皮肤移动性小,可供吻合的皮血管丰富,故常在该区取皮片或皮瓣作移植。

腹前外侧壁皮肤的感觉神经分布虽有重叠,但仍具有明显的节段性:第6肋间神经分布于剑突平面,第8肋间神经分布于肋弓平面,第10肋间神经分布于脐平面,肋下神经分布于髂前上棘平面(图4-4),第1腰神经分布于腹股沟平面。临床上常借皮肤感觉的缺失平面来初步估计脊髓或脊神经根的病变部位及外科手术所需的麻醉平面。

(二)浅筋膜

腹前外侧壁的浅筋膜一般较厚,与身体其他部位的浅筋膜相互延续,由脂肪和疏松结缔组织构成。脐平面以下的浅筋膜分浅、深两层:浅层为含大量脂肪组织的 Camper 筋膜(又称脂肪层),向下与股前区的浅筋膜相续;深层为富含弹性纤维的膜性层即 Scarpa 筋膜,该筋膜在中线处附于白线;向下在腹股沟韧带下方约一横指处与股前区阔筋膜愈合;向内下与阴囊肉膜和会阴浅筋膜(Colles 筋膜)相续。因此,Scarpa 筋膜与腹前外侧壁肌层之间的间隙和会阴浅隙相通。当前尿道损伤时,尿液可经会阴浅隙蔓延到同侧的腹前外侧壁,但不能越过中线到对侧腹前外侧壁。

浅筋膜内含有丰富的浅血管、淋巴管和皮神经。

1. 浅动脉 腹前外侧壁的浅动脉来自肋间后动脉、肋下动脉和腰动脉的分支,都比较细小;腹正中线附近的浅动脉来自腹壁上、下动脉的分支;腹前外侧壁下半部的浅动脉:**腹壁浅动脉** superficial epigastric artery 和**旋髂浅动脉** superficial iliac circumflex artery 均起自股动脉,前者越过腹股沟韧带中、内 1/3 交界处行向脐部;后者在浅筋膜浅、深两层之间行向髂前上棘附近。临床上,常取腹下部的带蒂或游离皮瓣用于修复前臂和手部的伤疤。

2. **浅静脉**　腹壁的浅静脉比较丰富。在脐区,浅静脉细小彼此吻合成脐周静脉网。在脐平面以上,浅静脉逐级汇合成较大的**胸腹壁静脉** thoracoepigastric vein,并经胸外侧静脉注入腋静脉;在脐平面以下,浅静脉经腹壁浅静脉或旋髂浅静脉汇入大隐静脉,再汇入股静脉(图4-3)。因此,腹壁的浅静脉构成了上、下腔静脉系统之间吻合。当上腔或下腔静脉有阻塞时,血液可经另一腔静脉途径回流,呈现"纵行"的腹壁浅静脉曲张。在脐区,浅静脉与深部的附脐静脉相吻合,并借之与肝门静脉沟通构成肝门静脉系统与上、下腔静脉系统间的吻合。肝门静脉高压时,肝门静脉的血液可逆流向脐周静脉网,呈现以脐为中心的放射状的静脉曲张,形成"海蛇头"征。

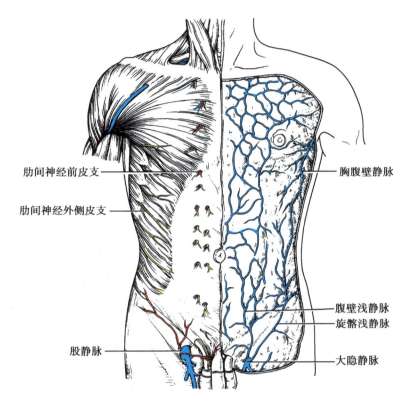

肋间神经前皮支

肋间神经外侧皮支

股静脉

胸腹壁静脉

腹壁浅静脉

旋髂浅静脉

大隐静脉

图 4-3　腹前外侧壁的皮神经和浅静脉

3. **腹前外侧壁的浅淋巴管**　与浅血管伴行。在脐平面以上,浅筋膜中的淋巴管注入腋淋巴结;脐平面以下的淋巴管注入腹股沟浅淋巴结上群。脐区附近的浅淋巴管亦可向深面通过肝圆韧带内的淋巴管注入肝门处的淋巴结。

(三)肌层

腹前外侧壁的肌包括位于前正中线两侧的腹直肌和腹直肌外侧的腹外斜肌、腹内斜肌和腹横肌(图4-4)。

1. **腹直肌** rectus abdominis　为上宽下窄的带形多腹肌。肌纤维被 3~5 个**腱划** tendinous intersections 分隔。腱划与腹直肌鞘前层紧密相连,两者间剥离困难,与腹直肌鞘后层不相连。手术时,切开腹直肌鞘前层后可向外侧牵拉腹直肌,暴露腹直肌鞘后层。但尽量不要向内侧牵拉,以防损伤胸神经前支。腹直肌下端的前内方常有三角形的小扁肌——**锥状肌** pyramidalis。

2. **腹外斜肌** obliquus externus abdominis　为腹前外侧壁浅层的扁肌。肌纤维自外上向内下斜行,在腹直肌外侧缘、髂前上棘与脐连线以下移行为腱膜(图4-4,图4-5)。其中,连于髂前上棘至耻骨结节间的腱膜卷曲增厚,形成**腹股沟韧带** inguinal ligament。腹股沟韧带内侧端一小部分腱膜由耻骨结节向下后外侧转折并附于耻骨梳,其转折处形成三角形的**腔隙韧带** lacunar ligament(又称陷窝韧带);附着于耻骨梳的部分构成**耻骨梳韧带** pectineal ligament(Cooper 韧带)(图4-6)。

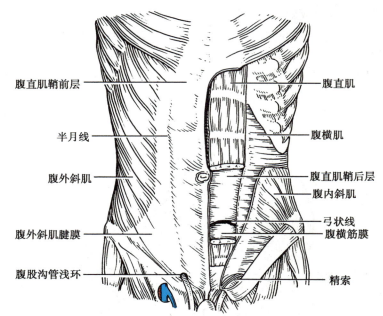

腹前外侧壁浅层肌

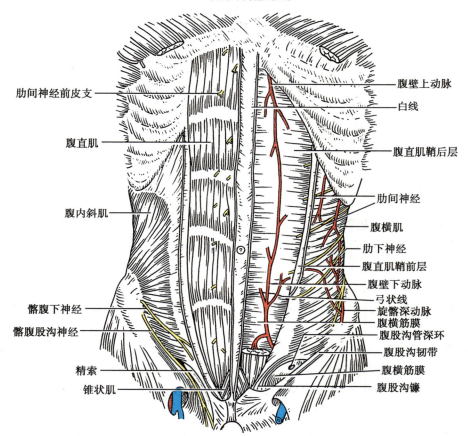

腹前外侧壁深层肌与血管神经

图 4-4　腹前外侧壁肌、血管与神经

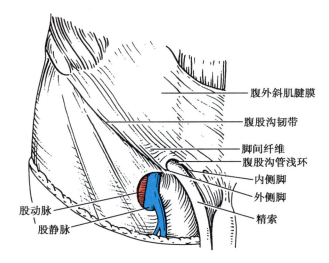

图 4-5 腹外斜肌腱膜

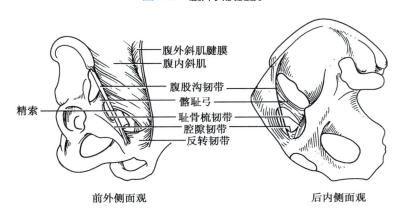

前外侧面观   后内侧面观

图 4-6 腹股沟区的韧带

腹外斜肌腱膜在耻骨结节外上方的三角形裂隙即**腹股沟管浅环**（皮下环）。正常人的皮下环可容纳一示指尖，男性有精索、女性有子宫圆韧带通过。皮下环外下部纤维为**外侧脚**，止于耻骨结节；其内上部纤维为**内侧脚**，止于耻骨联合；皮下环的底为耻骨嵴。浅环外上方连结内侧脚和外侧脚的纤维，称**脚间纤维** intercrural fiber，有防止两脚分离的作用。外侧脚的部分纤维经精索深面向内上方反折并附着于腹白线，称**反转韧带** reflected ligament 或 Colles 韧带，对其表面的浅环起加强作用。腹外斜肌腱膜在皮下环处向下延续包裹在精索表面称**精索外筋膜** external spermatic fascia。

3. **腹内斜肌** obliquus internus abdominis 位于腹外斜肌的深面，亦为扁肌。肌纤维起自腹股沟韧带外侧 1/2~2/3、髂嵴及胸腰筋膜，呈扇形斜向内上，后部纤维垂直上升止于下 3 对肋，其余肌纤维在腹直肌外侧缘移行为腱膜，并分前后两层包裹腹直肌止于腹白线（见图 4-4）。

4. **腹横肌** transversus abdominis 为腹前外侧壁最深层的扁肌，起自下 6 对肋骨内面、胸腰筋膜、髂嵴及腹股沟韧带外侧 1/3。肌纤维自后向前内侧横行至腹直肌外侧缘移行为腱膜。腹内斜肌与腹横肌的下缘呈弓状行于精索的上方，构成腹股沟管的上壁。此两肌越过精索后，继续向内侧行至腹直肌的外侧缘、精索的后方时，在大多数情况下肌纤维移行为腱膜并结合在一起形成**腹股沟镰** inguinal falx，亦称**联合腱** conjoined tendon，向下附着于耻骨梳韧带。在少数情况下两肌的肌纤维融合，此时称联合肌。腹横肌和腹内斜肌下缘的部分肌纤维沿精索下行延续为菲薄的**提睾肌** cremaster muscle，包裹精索和睾丸，有上提睾丸的作用（图 4-7）。

（四）腹横筋膜

腹横筋膜 transverse fascia 位于腹横肌及其腱膜的深面，为腹内筋膜的一部分。腹横筋膜与腹

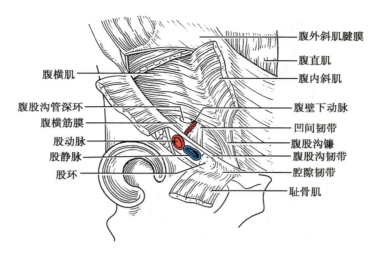

图 4-7　腹内斜肌、腹横肌与腹股沟镰

横肌结合较疏松,与腹直肌鞘后层紧密相连。腹横筋膜在腹上部较薄弱,接近腹股沟韧带和腹直肌外侧缘处较致密。在腹股沟韧带中点上方约 1.5cm 处呈漏斗状凸出,其起始处呈卵圆形的孔称**腹股沟管深环** profundal inguinal ring。从深环延续包裹在精索外面的腹横筋膜形成**精索内筋膜** internal spermatic fascia。在深环内侧,有时有一些纵行的纤维束加强腹横筋膜,这些纵行的纤维束称**凹间韧带** interfoveolar ligament(图 4-7)。

(五)腹膜外组织

腹膜外组织 extraperitoneal tissue 又称腹膜外脂肪,位于腹横筋膜与壁腹膜之间的疏松结缔组织,向后与腹膜后间隙的疏松结缔组织相续。在下腹部尤其是在腹股沟区含有较多的脂肪组织,其内有腹壁下血管和输精管等。泌尿外科和妇产科手术时,尽量避免进入腹膜腔,经腹膜外组织入路即可顺利进行。

(六)壁腹膜

腹膜外组织深面的一层浆膜即壁腹膜,向上移行为膈下腹膜,向下延续为盆腔的腹膜。在脐以下腹前壁形成 5 条皱襞:脐正中襞位于中线上,由脐至膀胱尖,内有脐尿管索,是胚胎期脐尿管闭锁形成的遗迹。如出生后仍未闭锁,常在脐部有蚯蚓状皮管突出并与膀胱相通;脐正中襞外侧为一对脐内侧襞,内有脐动脉索通过,后者是胚胎期脐动脉闭锁后的遗迹,又称脐动脉襞;最外侧的一对是脐外侧襞,内有腹壁下血管通过,又称腹膜下血管襞(图 4-8)。

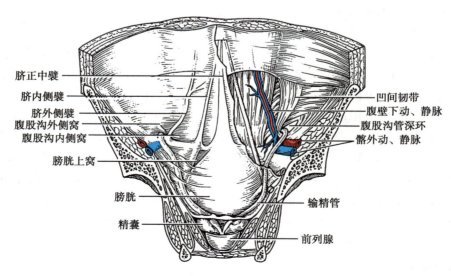

图 4-8　腹前壁内面的皱襞及凹窝

在腹股沟韧带上方，上述 5 条皱襞之间形成 3 对小凹，即膀胱上窝、腹股沟内侧窝和腹股沟外侧窝。腹股沟内侧窝正对腹股沟三角和腹股沟管浅环；腹股沟外侧窝正对腹股沟管深环。腹股沟内侧窝和外侧窝是腹前壁的薄弱区，腹腔内容物由此凸出可分别形成腹股沟直疝和斜疝（图 4-8）。

（七）腹前外侧壁深层的血管和神经

1. 血管　腹前外侧壁深层的动脉有三组，即下 5 对肋间后动脉、肋下动脉及腹直肌深面的腹壁上动脉、腹壁下动脉和旋髂深动脉（见图 4-4）。

（1）**肋间后动脉** posterior intercostal artery、**肋下动脉** subcostal artery：起自胸主动脉的下 5 对肋间后动脉、肋下动脉，沿相应的肋间隙和第 12 肋下方逐渐向前下行于腹内斜肌和腹横肌之间，在腹直肌鞘外侧缘穿入腹直肌鞘后层，行于腹直肌的后方。发出分支营养肋间肌及腹壁诸肌。

（2）**腹壁下动脉** inferior epigastric artery：在近腹股沟韧带中点稍内侧处发自髂外动脉，在腹股沟管深环内侧的腹膜外组织内斜向上内，穿腹横筋膜上行于腹直肌与腹直肌鞘后层之间，至脐平面附近与发自胸廓内动脉的**腹壁上动脉** superior epigastric artery 吻合，并与肋间后动脉和肋下动脉的终末支在腹直肌外侧缘吻合。腹壁下动脉的体表投影为腹股沟韧带中点稍内侧与脐的连线。临床上做腹腔穿刺时，应在此投影线的外上方进针，以免损伤该动脉（见图 4-4，图 4-8）。

（3）**旋髂深动脉** deep circumflex iliac artery：约与腹壁下动脉同一水平处发自髂外动脉，在腹膜外组织内斜向外上方达髂前上棘内侧，穿腹横肌分布于腹前外侧壁的三层扁肌及腰大肌、髂肌等，并分出数条营养动脉进入髂嵴内唇。临床上常取旋髂深动脉作为营养动脉的带血管蒂的髂骨进行移植。行阑尾切除术时，如需向外侧延伸切口，需注意勿伤及旋髂深动脉。

腹前外侧壁的深静脉与同名动脉伴行。

2. 神经　腹前外侧壁的神经主要有第 7~12 胸神经前支、髂腹下神经、髂腹股沟神经和生殖股神经（见图 4-4，图 4-9）。

（1）**第 7~12 胸神经前支**：第 7~11 肋间神经和肋下神经与相应的动脉行程一致，向前下行于腹内斜肌与腹横肌之间，至腹直肌鞘外侧缘处穿入腹直肌鞘后层行于腹直肌后面，沿途发出肌支支配肋间肌和腹前外侧壁诸肌；在腋中线和前正中线附近分别发出外侧皮支和前皮支，分布于腹前外侧壁的皮肤。

（2）**髂腹下神经** iliohypogastric nerve：起自腰大肌深面的腰丛，在腰大肌的外侧缘穿出后在腰方肌表面行向外下方，行于腹横肌与腹内斜肌之间；在髂前上棘内侧 2~3cm 处穿腹内斜肌浅出行于腹外斜肌腱膜

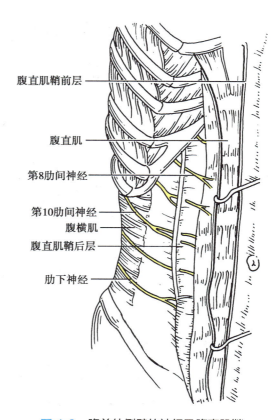

图 4-9　腹前外侧壁的神经及腹直肌鞘

（图中标注，从上到下）：
腹直肌鞘前层
腹直肌
第8肋间神经
第10肋间神经
腹横肌
腹直肌鞘后层
肋下神经

深面（见图 4-4）；在腹股沟管浅环上方 3~4cm 处穿腹外斜肌腱膜浅出行于浅筋膜内终末支为髂腹下神经前皮支，分布于耻骨联合以上的皮肤。髂腹下神经在行程中发出肌支支配腹壁诸肌。

（3）**髂腹股沟神经** ilioinguinal nerve：起自腰丛，其行程与髂腹下神经相似，并位于其下方（见图 4-4）。在腹外斜肌腱膜深面，髂腹股沟神经向下进入腹股沟管，从腹股沟管浅环穿出后沿精索内侧下行，其终末支分布于阴囊或大阴唇皮肤。髂腹股沟神经发出肌支支配腹壁诸肌。有时髂腹股沟神经与髂腹下神经合为一干，在腹股沟韧带上方的腹前壁才分开。

（4）**生殖股神经** genitofemoral nerve：起自腰丛，从腰大肌前面穿出并在其表面下行，在腹股沟韧

带上方分为股支和生殖支。股支经腹股沟韧带深面进入股前内侧区,分布于股三角的皮肤;生殖支又称精索外神经,由腹股沟管深环进入腹股沟管,从腹股沟管浅环穿出后沿精索外侧下行,发出分支支配提睾肌及阴囊或大阴唇皮肤(图4-11)。生殖股神经的生殖支和髂腹股沟神经通过腹股沟管并从浅环穿出。在手术显露腹股沟管或处理疝囊时,应尽量避免损伤这些神经。

二、局部结构

(一)腹直肌鞘

腹直肌鞘 sheath of rectus abdominis 是包裹腹直肌和锥状肌的纤维结缔组织,由3块扁肌的腱膜组成(见图4-4,图4-10)。腹直肌鞘前层由腹外斜肌腱膜和腹内斜肌腱膜的前层组成,后层由腹内斜肌腱膜的后层和腹横肌腱膜组成。但在脐下4~5cm处,腹内斜肌腱膜和腹横肌腱膜都行于腹直肌的前方参与构成腹直肌鞘前层。腹直肌鞘后层的下缘呈一凹向下的弓状游离缘,称**弓状线** arcuate line 或**半环线** linea semicircularis。弓状线以下腹直肌后面紧贴腹横筋膜。在腹直肌外侧缘,腹直肌鞘前、后层相愈合在腹前外侧壁形成一凸向外侧的半月形弧形,称**半月线** linea semilunaris(见图4-4,图4-10)。

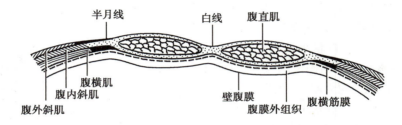

弓状线以上断面

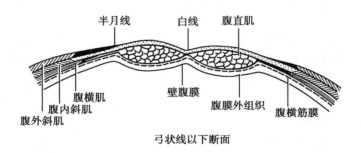

弓状线以下断面

图 4-10　腹直肌鞘

(二)腹白线和脐环

腹白线亦称**白线** linea alba,由腹前外侧壁3层扁肌的腱膜在腹前正中线上互相交织而成,上宽下窄。脐以上白线宽1~2cm,较坚韧而血管较少,因此更明显。在白线处(特别是脐以上),交错的腱膜纤维之间形成一些小孔或裂隙,如腹膜外组织甚至壁腹膜等由此凸出,则形成白线疝(图4-10)。腹白线的腱膜纤维在脐处环绕脐形成**脐环** umbilical ring。若此环薄弱、发育不良或残留有小裂隙,可形成脐疝。脐疝常发生于25~40岁,女性多于男性,反复妊娠和肥胖是最重要的诱因。

(三)腹股沟管

腹股沟管 inguinal canal 是位于腹股沟韧带内侧半上方约1.5cm处的由肌与筋膜间形成的潜在性裂隙,长4~5cm,与腹股沟韧带平行。男性有精索、女性有子宫圆韧带通过。腹股沟管是腹前外侧壁的重要薄弱部位,有两口四壁(图4-11)。

腹股沟管内口又称深环或腹环,位于腹股沟韧带中点上方1.5cm处,是腹横筋膜斜向外下呈漏斗状地凸出包裹在精索表面,起始部分形成的卵圆形孔。腹横筋膜包裹在精索表面形成**精索内筋膜**。**腹股沟管外口**又称浅环或**皮下环** superficial inguinal ring,为腹外斜肌腱膜在耻骨结节外上方的一个三

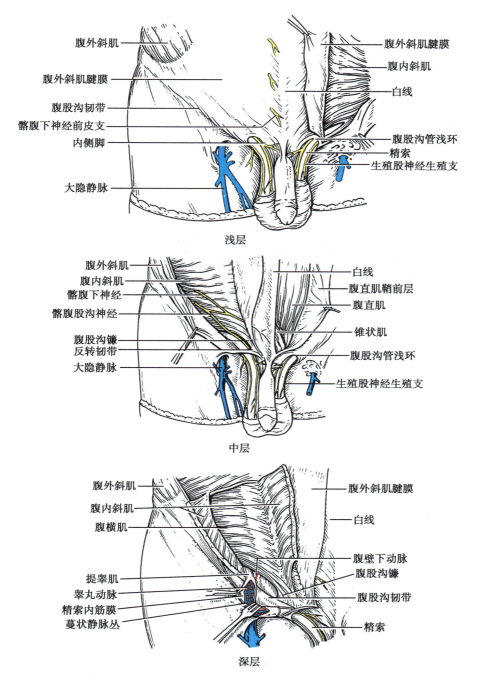

浅层

中层

深层

图 4-11　腹股沟管

角形裂隙,精索或子宫圆韧带由此穿出。在浅环,腹外斜肌腱膜变薄并延续向下包裹在精索的表面,形成**精索外筋膜**。

腹股沟管前壁由位于精索前面的腹外斜肌腱膜构成。管的外侧 1/3 处,有起自腹股沟韧带的腹内斜肌行于精索前面,该肌与腹外斜肌腱膜共同构成前壁。腹股沟管后壁由位于精索后面的腹横筋膜构成。在管的内侧 1/3 处,有发育程度不一的联合腱或联合肌行于精索后面,与腹横筋膜共同构成后壁。在接近外口处,尚有反转韧带参与构成腹股沟管的后壁。腹股沟管上壁位于精索的上方,由腹内斜肌和腹横肌的游离下缘(弓状下缘)构成。腹股沟管下壁由位于精索下方的腹股沟韧带构成。

腹股沟疝修补术时,根据情况可将腹内斜肌和腹横肌的弓状下缘及联合腱在精索前面缝合于腹股沟韧带(加强前壁的 Ferguson 法),亦可将它们在精索后拉向下缝合于腹股沟韧带或耻骨梳韧带上

（加强后壁的 Bassini 法）。

（四）腹股沟三角

腹股沟三角 inguinal triangle 又称 Hesselbach 三角,由腹直肌外侧缘、腹股沟韧带和腹壁下动脉围成(图 4-12)。三角区内缺乏肌肉,腹横筋膜又较薄弱,加之腹股沟管浅环也位于此区,因此是腹前外侧壁的又一薄弱部位。此区的腹壁层次由浅入深依次为:皮肤→浅筋膜→腹外斜肌腱膜及腹股沟管浅环→腹横筋膜→腹膜外组织→壁腹膜。

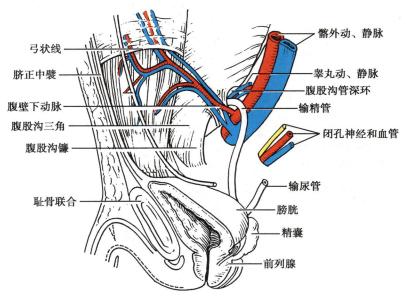

图 4-12　腹股沟三角(内面观)

（五）腹股沟疝

凡器官或结构从先天或后天形成的裂口或薄弱区自其原来的生理位置脱出者称为疝。腹腔脏器从腹壁薄弱区——腹股沟韧带上方的腹壁脱出形成疝,称为**腹股沟疝**。腹股沟疝分斜疝与直疝,以斜疝为多见。斜疝是指腹腔脏器(通常为肠管)从腹股沟管深环脱出进入腹股沟管并可从浅环降入阴囊。直疝是指腹腔脏器从腹壁下动脉的内侧、腹股沟管的后壁顶出,经腹股沟三角的腹前壁凸出,在腹股沟内侧部位出现半球形可复性肿块。

三、睾丸下降与腹股沟疝的关系

胚胎早期,睾丸位于脊柱两侧、腹后壁的腹膜后间隙内。胚胎第 3 个月末,睾丸降至髂窝,胚胎第 7 个月到达腹股沟管内口,并同中肾管演化来的附睾和输精管等一起经腹股沟管降至皮下环,出生前后降入阴囊。随着睾丸下降,腹膜形成双层鞘状突起,称**腹膜鞘突** vaginalis processes of peritoneum,顶着腹前外侧壁各层随睾丸下降至阴囊。在正常情况下,睾丸降入阴囊后,鞘突包绕睾丸部分形成睾丸固有鞘膜壁层和脏层,壁、脏两层之间的腔隙为睾丸鞘膜腔,其余部分则完全闭锁形成鞘突剩件(鞘韧带)。如出生后睾丸仍未降入阴囊而停留在下降途径中的某部位(多在腹股沟管),称为隐睾。如出生时睾丸上方的腹膜鞘突仍未闭锁,睾丸鞘膜腔与腹膜腔相通,则形成先天性的交通性睾丸鞘膜积液,同时易并发先天性腹股沟斜疝。

第三节 ┃ 结肠上区

结肠上区为膈与横结肠及其系膜之间的区域,主要有食管腹部、胃、肝、肝外胆道和脾等结构。

十二指肠和胰的大部分位于腹膜后间隙,但为了描述方便,并入结肠上区介绍。

一、食管腹部

食管腹部 abdominal part of esophagus 在第 10 胸椎高度、正中矢状面左侧 2~3cm 处穿膈的食管裂孔进入腹腔,长约 1~2cm,位于肝左叶的食管切迹处。食管进入腹腔后向左下连胃贲门,食管右缘与胃小弯之间无明显界限,而左缘与胃底之间借贲门切迹明显分界。食管腹部前面有迷走神经前干经过,后面有迷走神经后干,均由腹膜覆盖。食管腹部的动脉供应来自膈下动脉和胃左动脉的食管支;食管腹部的静脉在黏膜下吻合参与食管静脉丛的形成,经食管支汇入胃左静脉;食管腹部接受迷走神经和来自腹腔神经丛的交感神经分支。

二、胃

(一) 位置与毗邻

胃 stomach 中度充盈时,大部分位于左季肋区,小部分位于腹上区。胃贲门在第 11 胸椎左侧,幽门在第 1 腰椎下缘右侧。活体胃的位置常因体位、呼吸、胃的充盈程度及肠管的状态而变化(图 4-13)。

胃前壁右侧份邻接左半肝,左侧份上部紧邻膈,下部接触腹前壁,此部移动性大,通常称为胃前壁的游离区。胃后壁隔网膜囊与胰、左肾上腺、左肾、脾、横结肠及其系膜相毗邻,这些器官共同形成胃床(图 4-14)。

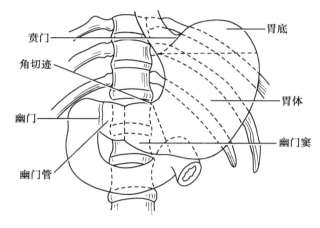

图 4-13　胃的位置

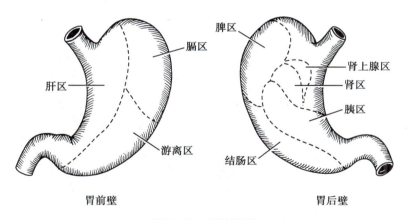

图 4-14　胃的毗邻

(二) 网膜和韧带

1. **大网膜** greater omentum　连接于胃大弯与横结肠之间,呈围裙状下垂,遮盖于横结肠和小肠的前面,其长度因人而异(图 4-15)。成人大网膜前两层和后两层通常愈合,使前两层上部直接由胃大弯连至横结肠,形成**胃结肠韧带** gastrocolic ligament。大网膜具有很大的活动性,当腹腔器官发生炎症(如阑尾炎)时,大网膜能迅速将其包绕以限制炎症的蔓延。

2. **小网膜** lesser omentum　是连于膈、肝静脉韧带裂和肝门与胃小弯和十二指肠上部之间的双层腹膜(图 4-15,图 4-16)。其左侧部从肝门连于胃小弯,称**肝胃韧带** hepatogastric ligament;右侧部从肝门连至十二指肠上部,称**肝十二指肠韧带** hepatoduodenal ligament。小网膜右侧为游离缘,其后方为网膜孔。

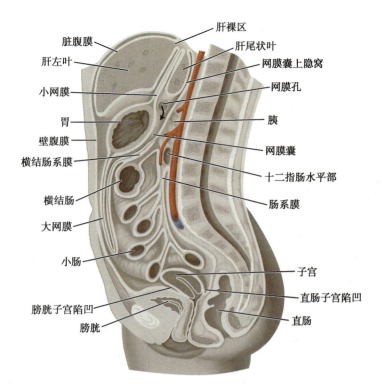

图 4-15 正中矢状面上腹膜及腹膜腔示意图

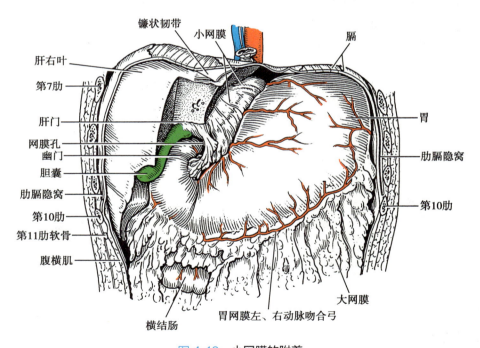

图 4-16 小网膜的附着

3. **胃脾韧带** gastrosplenic ligament 由胃大弯左侧部连于脾门,为双层腹膜结构,其上部内有胃短血管,下份有胃网膜左动、静脉。

4. **胃胰韧带** gastropancreatic ligament 是由胃幽门窦后壁至胰头、胰颈或胰颈与胰体的移行部的腹膜皱襞。施行胃切除术时,需将此韧带切开并进行钝性剥离,才能游离出幽门与十二指肠上部的近侧份。

　　5. 胃膈韧带 gastrophrenic ligament　由胃底后面连至膈下,为双层腹膜结构,两层相距较远,使部分胃后壁缺少腹膜覆盖而形成**胃裸区** bare area of stomach。全胃切除术时,先切断此韧带方可游离胃贲门部和食管。

(三) 血管和淋巴引流

　　1. 动脉　来自腹腔干及其分支,先沿胃大、小弯形成两个动脉弓,再由动脉弓发出许多小支至胃前、后壁(图 4-17,图 4-18),在胃壁内进一步分支,吻合成网。

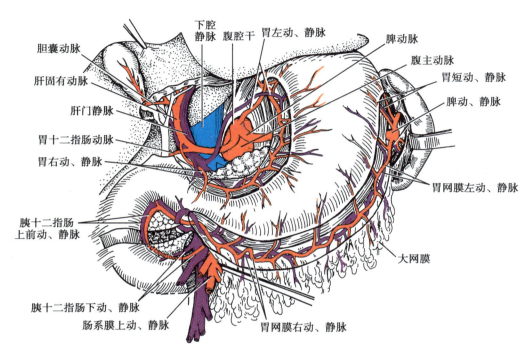

图 4-17　胃的血管(前面观)

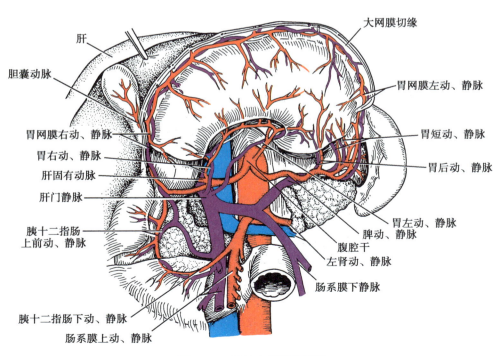

图 4-18　胃的血管(后面观)

（1）**胃左动脉** left gastric artery：起于腹腔干，向左上方走行至贲门附近，然后转向前下，在肝胃韧带两层之间沿胃小弯向右下走行，终支多与胃右动脉吻合。胃左动脉在贲门处分出食管支营养食管；行经胃小弯时发 5~6 支至胃前、后壁。胃大部切除术常在第 1、2 胃壁分支间切断胃小弯。偶尔肝固有动脉左支或副肝左动脉（临床上称"迷走肝左动脉"）起于胃左动脉，故胃手术时切忌盲目结扎。

（2）**胃右动脉** right gastric artery：起于肝固有动脉，也可起于肝固有动脉左支、肝总动脉或胃十二指肠动脉，下行至幽门上缘，转向左上，在肝胃韧带内沿胃小弯走行，终支多与胃左动脉吻合成胃小弯动脉弓，沿途分支至胃前、后壁。

（3）**胃网膜右动脉** right gastroepiploic artery：起于胃十二指肠动脉，在大网膜前两层腹膜间沿胃大弯左行，终支与胃网膜左动脉吻合，沿途分支营养胃前壁、胃后壁和大网膜。

（4）**胃网膜左动脉** left gastroepiploic artery：起于脾动脉末端或其脾支，经胃脾韧带入大网膜前两层腹膜间，沿胃大弯右行，终支多与胃网膜右动脉吻合，形成胃大弯动脉弓，行程中分支至胃前壁、胃后壁和大网膜。胃大部切除术常从其第 1 胃壁支与胃短动脉间在胃大弯侧切断胃壁。

（5）**胃短动脉** short gastric arteriy：起于脾动脉末端或其分支，一般 3~5 支，经胃脾韧带至胃底前、后壁。

（6）**胃后动脉** posterior gastric artery：出现率约为 72%，大多 1~2 支，起于脾动脉或其上极支，上行于网膜囊后壁腹膜后方，经胃膈韧带至胃底后壁，分布于胃体后壁的上部。

此外，左膈下动脉也可发 1~2 小支分布于胃底上部和贲门。这些小支对胃大部切除术后保证残留胃的血供有一定意义。

2. **静脉**　胃的静脉多与同名动脉伴行，均汇入肝门静脉系统（图 4-17，图 4-18）。胃右静脉沿胃小弯右行，注入肝门静脉，途中收纳幽门前静脉，后者在幽门与十二指肠交界处前面上行，是辨认幽门的标志。胃左静脉又称胃冠状静脉，沿胃小弯左行，至贲门处转向右下，汇入肝门静脉或脾静脉。胃网膜右静脉沿胃大弯右行，注入肠系膜上静脉。胃网膜左静脉沿胃大弯左行，注入脾静脉。胃短静脉来自胃底，经胃脾韧带注入脾静脉。此外，多数人还有胃后静脉，由胃底后壁经胃膈韧带和网膜囊后壁腹膜后方，注入脾静脉。

3. **淋巴引流**　胃的淋巴管分区回流至胃大、小弯血管周围的淋巴结群，最后汇入腹腔淋巴结（图 4-19）。胃各部淋巴回流虽大致有一定方向，但因胃壁内淋巴管有广泛吻合，故几乎任何一处的胃癌，皆可侵及胃其他部位相应的淋巴结。

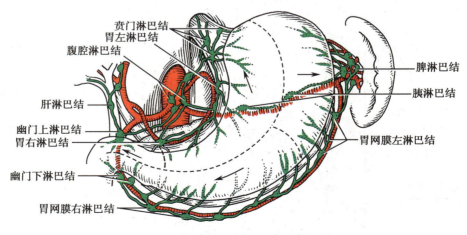

图 4-19　**胃的淋巴引流**

（1）**胃左、右淋巴结**：沿同名血管排列，分别收纳胃小弯侧相应区域的淋巴，输出管注入腹腔淋巴结。

（2）**胃网膜左、右淋巴结**：沿同名血管排列，收纳胃大弯侧相应区域的淋巴。胃网膜左淋巴结输出管注入脾淋巴结,胃网膜右淋巴结输出管注入幽门下淋巴结。

(3) **贲门淋巴结**:常归于胃左淋巴结。位于贲门周围,收集贲门附近的淋巴,注入腹腔淋巴结。

(4) **幽门上、下淋巴结**:在幽门上、下方,收集胃幽门部的淋巴。幽门下淋巴结还收集胃网膜右淋巴结以及十二指肠上部和胰头的淋巴。幽门上、下淋巴结的输出管汇入腹腔淋巴结。

(5) **脾淋巴结**:在脾门附近,收纳胃底部和胃网膜左淋巴结的淋巴,通过沿胰上缘脾动脉分布的胰上淋巴结汇入腹腔淋巴结。

(6) **其他途径**:胃的淋巴管与邻近器官亦有广泛联系,故胃癌细胞可向邻近器官转移。另外,还可通过食管的淋巴管和胸导管末段逆流至左锁骨上淋巴结。

(四) 神经

胃的运动神经有交感神经和副交感神经,感觉神经为内脏感觉神经。

1. 交感神经 胃的交感神经节前纤维起于第6~10胸节段脊髓灰质侧角,经白交通支穿经交感干,经内脏大、小神经至腹腔神经丛内腹腔神经节,在节内交换神经元,发出节后纤维,随腹腔干的分支至胃壁。交感神经抑制胃的分泌和蠕动,增强幽门括约肌的张力,并使胃的血管收缩。

2. 副交感神经 胃的副交感神经节前纤维来自迷走神经背核。迷走神经前干下行于食管腹部前面,约在食管中线附近浆膜的深面。手术寻找前干时,需切开此处浆膜,方可显露。前干在胃贲门处分为肝支与胃前支。肝支有1~3条,于小网膜内右行参加肝丛。胃前支伴胃左动脉在小网膜内距胃小弯约1cm处右行,沿途发出4~6条小支与胃左动脉的胃壁支相伴行而分布至胃前壁,最后于胃角切迹附近以"鸦爪"形分支分布于幽门窦及幽门管前壁。迷走神经后干贴食管腹部右后方下行,至胃贲门处分为腹腔支和胃后支。腹腔支循胃左动脉起始段入腹腔丛;胃后支沿胃小弯后面右行,沿途分出小支伴随胃左动脉的胃壁支至胃后壁,最后也以"鸦爪"形分支分布于幽门窦及幽门管的后壁(图4-20)。迷走神经各胃支在胃壁神经丛内交换神经元,发出节后纤维,支配胃腺与肌层,通常可促进胃酸和胃蛋白酶的分泌,并增强胃的运动。

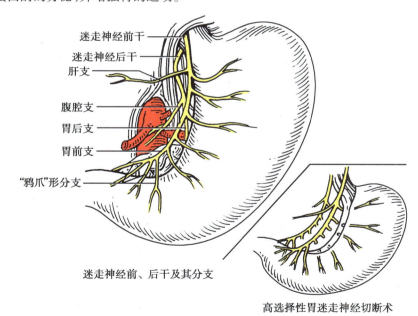

迷走神经前、后干及其分支

高选择性胃迷走神经切断术

图4-20 **胃的迷走神经**

高选择性迷走神经切断术是保留肝支、腹腔支和胃前、后支的"鸦爪"形分支,而切断胃前、后支的其他全部胃壁分支的手术(图4-20)。此法既可减少胃酸分泌,达到治疗溃疡的目的,又可保留胃的排空功能及避免肝、胆、胰、肠的功能障碍。

3. 内脏传入纤维 胃的感觉神经纤维分别随交感神经进入脊髓,随副交感神经进入延髓。胃的痛觉冲动主要随交感神经通过腹腔丛和交感干传入脊髓第 6~10 胸节段。胃手术时,封闭腹腔丛可阻滞痛觉的传入。胃手术时,过度牵拉强烈刺激迷走神经,偶可引起心搏骤停,虽罕见,但后果严重,值得重视。

三、十二指肠

十二指肠 duodenum 介于胃和空肠之间,是小肠上段的一部分,因总长约有 12 个手指的宽度(约 20.6cm)而得名。其上端始于胃的幽门,下端至十二指肠空肠曲接续空肠。整个十二指肠呈 C 形弯曲,包绕胰头。除始、末两端外,均在腹膜后间隙,紧贴腹后壁第 1~3 腰椎的右前方。按其走向将十二指肠分为上部、降部、水平部和升部(图 4-21)。

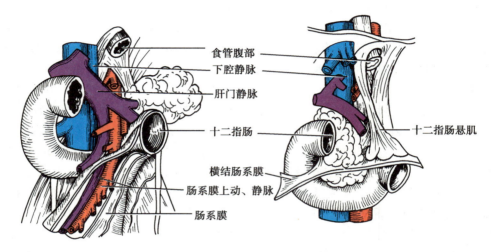

食管腹部
下腔静脉
肝门静脉
十二指肠
十二指肠悬肌
横结肠系膜
肠系膜上动、静脉
肠系膜

图 4-21 十二指肠水平部的毗邻

(一)分部及毗邻

1. **上部** superior part　长约 4.3cm。自幽门向右并稍向后上方走行,至肝门下方转而向下,形成十二指肠上曲,接续降部。上部起始处有大、小网膜附着,属于腹膜内位,故活动度较大;余部在腹膜外,几无活动性。上部通常平对第 1 腰椎,直立时可稍下降。上部的前上方与肝方叶和胆囊相邻,近幽门处小网膜右缘深侧为网膜孔;下方紧邻胰头和胰颈;后方有胆总管、胃十二指肠动脉、肝门静脉及下腔静脉走行。

十二指肠上部近侧段黏膜面平坦无皱襞,X 线钡剂造影呈三角形阴影,称十二指肠球。此部前壁好发溃疡,穿孔时可累及结肠上区的器官与间隙;后壁溃疡穿孔则累及网膜囊,或溃入腹膜后间隙。

2. **降部** descending part　长约 7.7cm。始于十二指肠上曲,沿脊柱右侧下降至第 3 腰椎,折转向左,形成十二指肠下曲,续于水平部。降部为腹膜外位,前方有横结肠及其系膜跨过,将此部分为上、下两段,分别与肝右前叶及小肠袢相邻;后方与右肾内侧部、右肾门、右肾血管及右输尿管相邻;内侧紧邻胰头、胰管及胆总管;外侧有结肠右曲。

十二指肠降部黏膜多为环状皱襞,其后内侧壁上有十二指肠纵襞。在纵襞下端,约相当于降部中、下 1/3 交界处可见**十二指肠大乳头** major duodenal papilla,为肝胰壶腹的开口处,一般距幽门 8~9cm;在其左上方约 1cm 处,常可见十二指肠小乳头,为副胰管的开口处(图 4-22,图 4-23)。

3. **水平部** horizontal part　长约 5.6cm。自十二指肠下曲水平向左,横过第 3 腰椎前方至其左侧,移行为升部。此部也是腹膜外位。上方邻胰头及其钩突;后方有右输尿管、下腔静脉和腹主动脉经过;前方右侧与小肠袢相邻,左侧有肠系膜根和其中的肠系膜上动、静脉跨过。由于此部介于肠系膜上动脉与腹主动脉的夹角处,故当肠系膜上动脉起点过低时,可能会压迫水平部而引起十二指肠腔淤积、扩大,甚至梗阻,称十二指肠上动脉压迫综合征(Wilkie 综合征)。

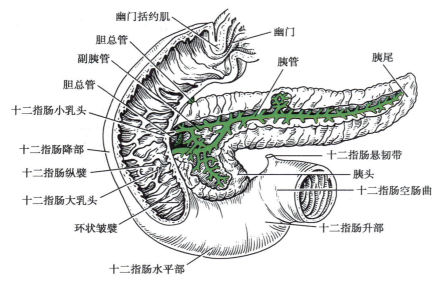

图 4-22　十二指肠大、小乳头

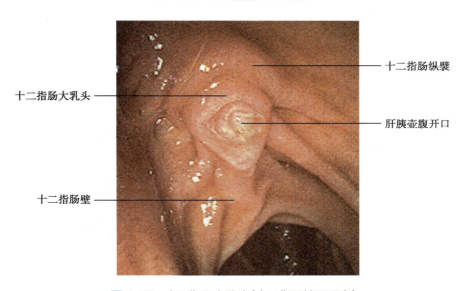

图 4-23　十二指肠大乳头（十二指肠镜下观察）

4. 升部 ascending part　长约 2.9cm。由水平部向左上斜升，至第 2 腰椎左侧折向前下，形成**十二指肠空肠曲** duodenojejunal flexure，续为空肠。升部前面及左侧覆有腹膜；左侧与后腹壁移行处常形成 1~3 条腹膜皱襞与相应的隐窝。其中一条皱襞位于十二指肠空肠曲左侧、横结肠系膜根下方，称为**十二指肠上襞** superior duodenal fold 或十二指肠空肠襞（图 4-24），手术时常据此确认空肠起始部。升部右侧毗邻胰头与腹主动脉。

（二）十二指肠悬肌

十二指肠悬肌 suspensory muscle of duodenum 由肌组织和纤维组织构成，将十二指肠空肠曲连于右膈脚（图 4-25）。十二指肠悬肌和包绕其表面的腹膜皱襞又称为**十二指肠悬韧带** suspensory ligament of duodenum 或 Treitz 韧带 ligament of Treitz，有悬吊和固定十二指肠空肠曲的作用。

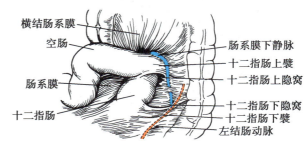

图 4-24　十二指肠上、下襞

（三）血管

1. 动脉　十二指肠血液供应主要来自：①胰十二指肠上前、后动脉 anterior and posterior superior pancreaticoduodenal artery 均起于胃十二指肠动脉，分别沿胰头前、后方靠近十二指肠下行；②胰十二指肠下动脉 inferior pancreaticoduodenal artery 起于肠系膜上动脉，分为前、后两支，分别上行与相应的胰十二指肠上前、后动脉相吻合，形成前、后动脉弓，从动脉弓上分支营养十二指肠与胰头。此外，十二指肠上部还有胃十二指肠动脉分出的十二指肠上动脉、十二指肠后动脉以及胃网膜右动脉的上行返支和胃右动脉的小支供应（图 4-26）。

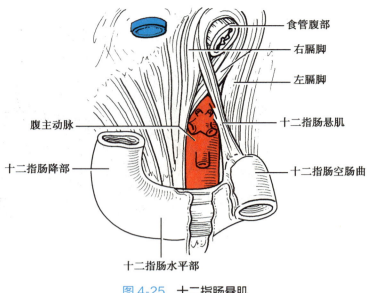

图 4-25　十二指肠悬肌

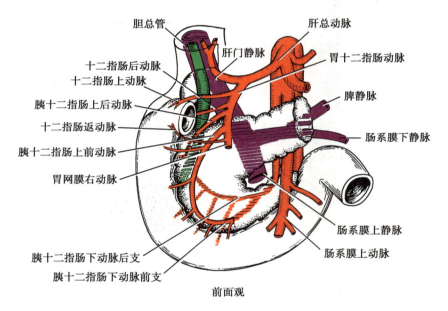

前面观

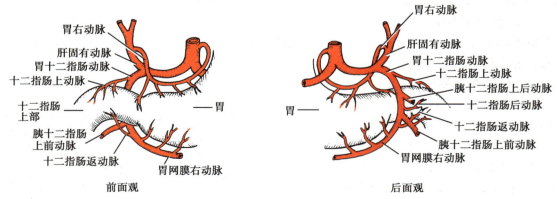

图 4-26　十二指肠的动脉

2. **静脉** 多与相应动脉伴行,除胰十二指肠上后静脉直接汇入肝门静脉外,余均汇入肠系膜上静脉(图 4-27)。

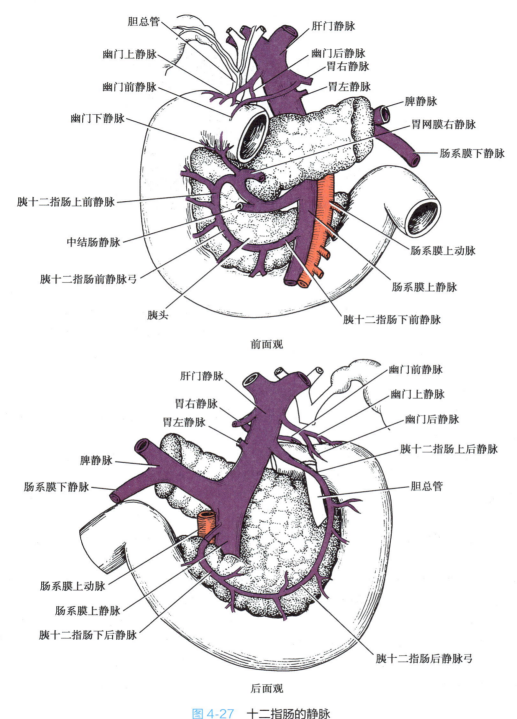

图 4-27 十二指肠的静脉

四、肝

(一) 位置、毗邻与体表投影

肝 liver 大部分位于右季肋区和腹上区,小部分位于左季肋区。肝膈面左、右肋弓间的部分与腹前壁相贴,右半部借膈与右肋膈隐窝和右肺底相邻,左半部借膈与心膈面为邻,后缘近左纵沟处与食管相接触。肝的脏面毗邻复杂,除胆囊窝容纳胆囊、下腔静脉肝后段行经腔静脉沟以外,还与右肾上腺、右肾、十二指肠上部、幽门、胃前面小弯侧及结肠右曲紧邻(图 4-28)。

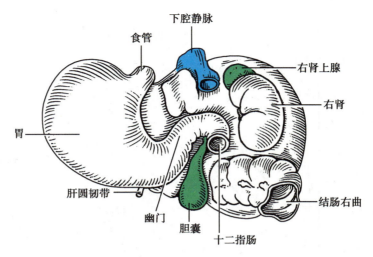

图 4-28　肝脏面的毗邻

肝的体表投影可用三点作标志:第一点为右锁骨中线与第 5 肋相交处;第二点位于右腋中线与第 10 肋下 1.5cm 的相交处;第三点为左第 6 肋软骨距前正中线左侧 5cm 处。第一点与第三点的连线为肝的上界。第一点与第二点的连线为肝的右缘。第二点与第三点的连线相当于肝下缘,该线的右份相当于右肋弓下缘,中份相当于右第 9 肋与左第 8 肋前端的连线,此线为临床触诊肝下缘的部位,在剑突下 2~3cm。

（二）韧带与膈下间隙

1. 肝的韧带　除前面已介绍的肝胃韧带和肝十二指肠韧带以外,由腹膜形成的肝的韧带还有镰状韧带、冠状韧带和左、右三角韧带(图 4-29)。

（1）镰状韧带 falciform ligament:是位于膈与肝上面之间的双层腹膜结构,大致呈矢状位,自脐至肝的上面,居前正中线右侧。侧面观呈镰刀状,其游离缘内含有肝圆韧带。

（2）冠状韧带 coronary ligament:位于肝的上面和后面与膈之间。由于上、下两层之间相距较远,故肝后面有一部分无腹膜覆盖,形成肝裸区 bare area of liver。

（3）右三角韧带 right triangular ligament:是冠状韧带的右端,为一短小的 V 形腹膜皱襞,连于肝右叶的外后面与膈之间。

（4）左三角韧带 left triangular ligament:位于肝左叶的上面与膈之间,变异较多,通常含有肝纤维附件,后者是新生儿特有的肝残留物,富有血管和迷走肝管等结构。

2. 膈下间隙 subphrenic space　介于膈与横结肠及其系膜之间,被肝分为肝上、下间隙。肝上间隙借镰状韧带和左三角韧带分为右肝上间隙、左肝上前间隙和左肝上后间隙;肝下间隙以肝圆韧带分为右肝下间隙和左肝下间隙,后者又被小网膜和胃分成左肝下前间隙和左肝下后间隙(网膜囊)(图 4-29~图 4-31)。此外,还有左、右膈下腹膜外间隙,分别居膈与胃裸区和膈与肝裸区之间。上述任何一个间隙发生脓肿,均称膈下脓肿,其中以肝上、下间隙脓肿较为多见。

（1）右肝上间隙 right suprahepatic space:左界为镰状韧带,后方达冠状韧带上层,右侧向下与右结肠旁沟交通。

（2）左肝上间隙 left suprahepatic space:被左三角韧带分成前、后两个间隙。左肝上前间隙 anterior left suprahepatic space 的右界为镰状韧带,后方为左三角韧带前层;左肝上后间隙 posterior left suprahepatic space 前方为左三角韧带后层,上方为膈,下方是肝左叶上面,两间隙在左三角韧带游离缘相交通。

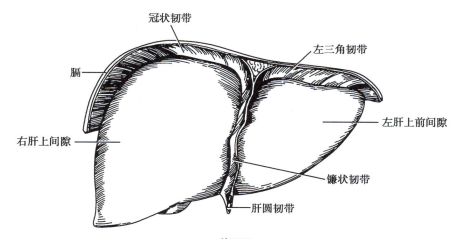

前面观

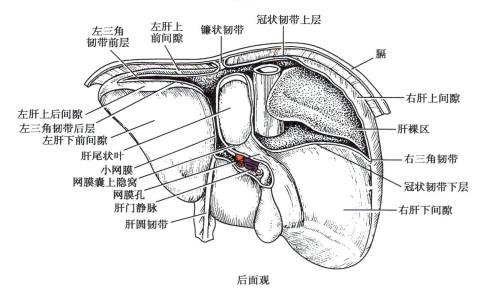

后面观

图 4-29　肝的韧带

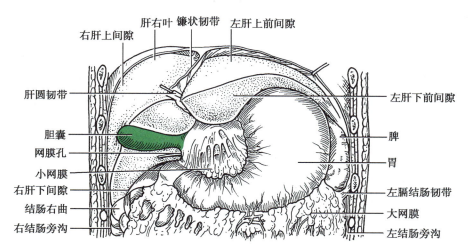

图 4-30　结肠上区

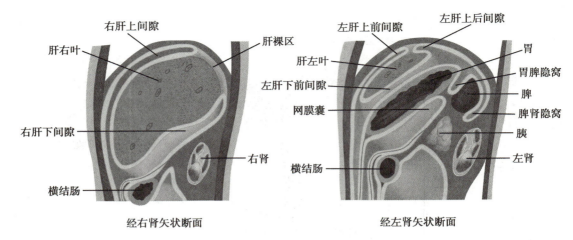

图 4-31　膈下间隙矢状面示意图

（3）**右肝下间隙** right subhepatic space：左侧为肝圆韧带，上方为肝右叶脏面，下界为横结肠及其系膜。肝肾隐窝为其后上部，向上可达肝右叶后面与膈之间，向下通右结肠旁沟。

（4）**左肝下前间隙** anterior left subhepatic space：上为肝左叶脏面，下为横结肠及其系膜，右侧为肝圆韧带，后为胃和小网膜。

（5）**左肝下后间隙** posterior left subhepatic space：即**网膜囊** omental bursa，位于小网膜和胃后方。网膜囊的前壁由上而下依次为小网膜、胃后壁腹膜和大网膜前两层；下壁为大网膜前两层与后两层返折处；后壁由下向上依次为大网膜后两层及覆盖胰、左肾、左肾上腺等处的腹膜；上壁为衬覆于膈下面的腹膜，在此处肝尾状叶自右侧套入网膜囊内（见图 4-15）；左界为胃脾韧带、脾和脾肾韧带；右界是**网膜孔** omental foramen，又称 Winslow 孔（图 4-30）。网膜孔是网膜囊与腹膜腔其余部分相通的唯一孔道，其前方为肝十二指肠韧带，后方为覆盖下腔静脉的腹膜，上界为肝尾状叶，下界为十二指肠上部，一般可容纳 1~2 横指。

网膜囊在生理状态下能增加胃的活动度。如因囊内感染积脓，或胃后壁穿孔而积液，开始时往往局限于网膜囊内；随着脓液的增多可经网膜孔流入右肝下间隙（肝肾隐窝），继续向下可沿右结肠旁沟至右髂窝，甚至到达盆腔的直肠膀胱陷凹或直肠子宫陷凹；向上可扩展到右肝上间隙。由于网膜囊位置较深，常给早期诊断其疾病带来困难。

（6）**膈下腹膜外间隙**：**左膈下腹膜外间隙** left subphrenic extraperitoneal space 位于膈与胃裸区之间，**右膈下腹膜外间隙** right subphrenic extraperitoneal space 居膈与肝裸区之间。

（三）肝门与肝蒂

肝的脏面较凹陷，有左纵沟（由静脉韧带裂和肝圆韧带裂组成）、右纵沟（由腔静脉沟和胆囊窝组成）和介于两者之间的横沟，三条沟呈 H 形。横沟亦称**肝门** porta hepatis 或第一肝门 the first porta hepatis，有肝左、右管，肝门静脉左、右支，肝固有动脉左、右支，淋巴管及神经等出入（图 4-32）。这些出入肝门的结构总称为**肝蒂** hepatic pedicle，走行于肝十二指肠韧带内。在肝门处，一般肝左、右管在前，肝固有动脉左、右支居中，肝门静脉左、右支在后。此外，肝左、右管的汇合点最高，紧贴横沟；肝门静脉的分叉点稍低，距横沟稍远；而肝固有动脉的分叉点最低，相当于胆囊管与肝总管汇合部的水平。在肝十二指肠韧带内，胆总管位于右前方，肝固有动脉位于左前方，肝门静脉位于二者之间的后方，肝十二指肠韧带内这三大结构的排列关系具有重要的外科意义。

在膈面腔静脉沟的上部，肝左、中、右静脉出肝处称**第二肝门** the second porta hepatis，被冠状韧带的上层所遮盖。它的肝外标志是沿镰状韧带向上后方的延长线，此线正对着肝左静脉或肝左、中静脉合干后注入下腔静脉处。因此，手术暴露第二肝门时，可按此标志寻找（图 4-33）。

在腔静脉沟下部，肝右后下静脉和尾状叶静脉出肝处称**第三肝门** the third porta hepatis（图 4-34）。

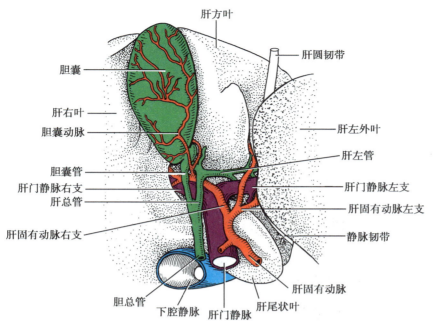

图 4-32 肝门及肝蒂

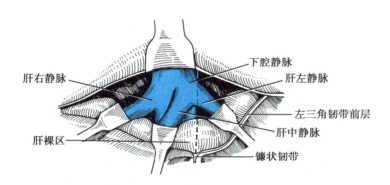

图 4-33 第二肝门及其结构（虚线示镰状韧带的延长线）

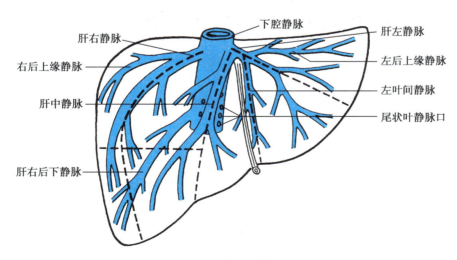

图 4-34 肝静脉及第三肝门

（四）肝内管道

肝内的管道有两个系统，即 Glisson 系统（图 4-35）和肝静脉系统。前者包括肝门静脉、肝动脉和肝管，三者在肝内的行径一致，均被共同的血管周围纤维囊（Glisson 囊）所包裹。Glisson 系统中以肝门静脉管径较粗，且较恒定，故以它作为肝分叶与分段的基础。

1. **肝门静脉** hepatic portal vein　在肝横沟内稍偏右处，分为左支和右支（图 4-35，图 4-36）。

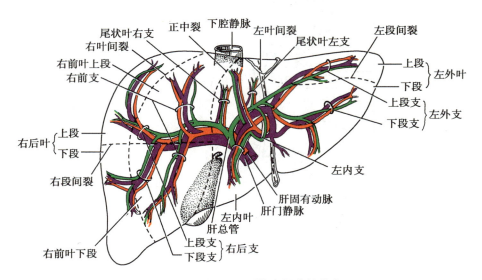

图 4-35　Glisson 系统在肝内的分布

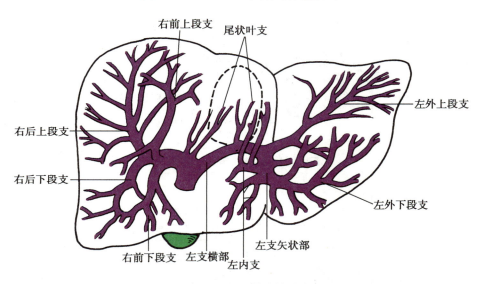

图 4-36　肝门静脉的分支

肝门静脉左支的分支相当恒定，一般分为横部、角部、矢状部和囊部 4 部分。横部走向左前上方，位于横沟内；在角部以 90°~130° 向前转弯成为矢状部，行于肝圆韧带裂内；矢状部向前延为囊部，肝圆韧带连于此部。左支的主要分支有：①左外上段支，起于角部，分布于左外叶上段；②左外下段支，多起于囊部，分布于左外叶下段；③左内支，起于囊部右壁，有 2~5 支不等，分布于左内叶（图 4-36）。

肝门静脉右支粗而短，沿横沟右行，分为右前支和右后支。右前支分出数支腹侧扇状支和背侧扇状支而分别进入右前叶上段和右前叶下段。右后支为右支主干的延续，分为右后上、下段支而分别分布于右后叶上段和右后叶下段（图 4-36）。

尾状叶接受肝门静脉左、右支的双重分布，以发自左支横部的为主，而尾状突主要接受肝门静脉右后支的分布（图 4-36）。

2. 肝固有动脉 proper hepatic artery　在入肝之前即分出左支（肝左动脉）和右支（肝右动脉），分别至左、右半肝。

肝左动脉走向肝门左侧，分出左内、外叶动脉。左外叶动脉在肝门静脉左支角部凸侧的深或浅面分出左外上、下段动脉，与相应肝管相伴进入左外叶上、下段。左内叶动脉又称肝中动脉，多经肝门静脉左支横部浅面入左内叶（图 4-37）。

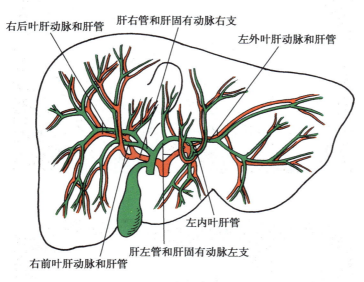

图 4-37　肝内肝动脉和肝管

肝右动脉走向肝门右侧，分出右前、后叶动脉。右前、后叶动脉均发出上、下段支，而分别进入右前叶上、下段和右后叶上、下段（图 4-37）。

尾状叶动脉可起于肝左、右、中动脉和右前叶动脉，但以起于肝左动脉者居多（69%）（图 4-37）。

起于肝固有动脉以外动脉的肝动脉，称**迷走肝动脉** aberrant hepatic artery。分布至左半肝的多起自胃左动脉（约 25%），分布至右半肝的多起自肠系膜上动脉（约 8.9%）。在肝门区手术时，应注意迷走肝动脉的存在。

3. 肝管 hepatic duct　左外叶所产生的胆汁由左外叶上、下段肝管引流。49% 的左外叶下段肝管经肝门静脉左支矢状部左份深面上行至角部深面，与左外叶上段肝管汇合成左外叶肝管。左外叶肝管经肝门静脉左支角部凹侧或深面同左内叶肝管合成肝左管。81% 的左内叶肝管沿肝门静脉左支矢状部右侧上升，而肝左管一般沿肝门静脉左支横部方叶侧缘或右前上方往右行（图 4-37）。肝左管主要引流左半肝的胆汁。

右前叶肝管由右前叶上、下段肝管汇合而成，大部分行经肝门静脉右前支根部左侧（62%）或深面（25%）。右后叶肝管由右后叶上、下段肝管汇合而成，大部分位于肝门静脉右后支上方，越肝门静脉右支分叉处或肝门静脉右前支起始部深面，至肝门静脉右支的前上方与右前叶肝管合成肝右管（图 4-37）。肝右管主要引流右半肝的胆汁。

尾状叶肝管可汇入肝左、右管及肝左、右管汇合处，但以汇入肝左管为主（47%）。尾状叶胆汁的这种混合性引流特点，致使肝门区胆管癌常侵及尾状叶，故该区胆管癌的根治应常规切除尾状叶。

迷走肝管 aberrant hepatic duct 是指肝门区和胆囊窝部位以外的肝外肝管，常位于肝纤维膜下或肝周腹膜韧带中，以左三角韧带中多见。迷走肝管细小，不引流某一特定的肝区域，但它和肝内肝管是连续的，如手术中不慎切断，将有胆汁渗漏，导致胆汁性腹膜炎。

4. 肝静脉 hepatic veins　肝静脉包括肝左静脉、肝中静脉、肝右静脉、肝右后静脉和尾状叶静脉，均经腔静脉沟出肝而注入下腔静脉(见图4-34,图4-38)。肝静脉系统的特点是无静脉瓣,壁薄,且因被固定于肝实质内,管径不易收缩,故不仅在肝切面上或肝破裂时出血较多,而且也容易造成空气栓塞;其另一特点是变异较多,致使肝段的大小亦多有变化。肝静脉的变异是肝非规则性切除的解剖学基础。

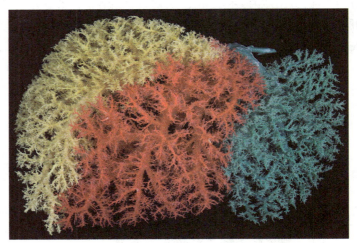

前面观

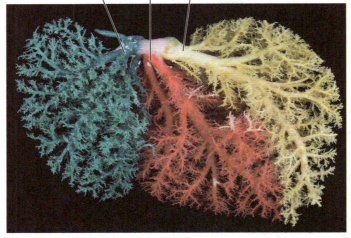

肝左静脉 肝中静脉 肝右静脉

后面观

图4-38 肝静脉铸型

(1)**肝左静脉** left hepatic vein:收集左外叶全部及左内叶小部分的静脉血,主干位于左段间裂内。典型的肝左静脉由上、下两根合成,多与肝中静脉合干后汇入下腔静脉。上、下根分别引流段Ⅱ和段Ⅲ的静脉血(见图4-34)。

(2)**肝中静脉** intermediate hepatic vein:收集左内叶大部分和右前叶左半的静脉血。由左、右两根合成,其汇合点多在正中裂中1/3偏下份。肝中静脉的前壁及两侧壁均有数条属支注入,主要来自左内叶和右前叶上段(见图4-34)。

(3)**肝右静脉** right hepatic vein:收集右前叶右半和右后叶大部分静脉血,前、后两根在右叶间裂中1/3偏上处合成,注入下腔静脉右壁。其主要的属支有右后上缘静脉,出现率为48.8%(见图4-34)。

(4)**肝右后静脉** right posterior hepatic veins:位于肝右叶后部,常较表浅。可分为上、中、下三组。其中肝右后下静脉经第三肝门注入下腔静脉(见图4-34),由于其口径较粗(平均为6.6mm),出现率较高(84%),故临床意义较大。肝右静脉与肝右后下静脉有彼消此长关系。在全切肝右静脉的病例中,常需全切肝右后叶。若有粗大的肝右后下静脉,可通过保留此粗大静脉来保存右后叶下段(段Ⅵ)。

(5)**尾状叶静脉** caudate hepatic veins:由尾状叶中部汇入下腔静脉的小静脉,引流尾状叶前上部的血液,称上尾状叶静脉;引流尾状叶后下部静脉血的小静脉,称下尾状叶静脉,经第三肝门从左侧汇入下腔静脉(见图 4-34)。

其他还有肝短静脉,为直接开口于下腔静脉左前壁和右前壁的肝静脉。一般有 4~8 条,最少 3 条,最多可达 31 条。开口于左前壁的肝短静脉主要接受来自左尾状叶的静脉回流,开口于右前壁的肝短静脉主要接受来自右尾状叶(尾状突)和肝右后叶脏面的静脉回流。

(五)分叶与分段

1. 肝段的概念　根据肝的外形将肝分为左、右、方、尾状 4 个叶,已不能满足肝内占位性病变定位诊断和手术治疗的需要,也不完全符合肝内管道的配布规律。肝段就是依 Glisson 系统的分支与分布和肝静脉的走行而划分的,Glisson 系统分布于肝段内,肝静脉走行于肝段间(见图 4-35)。关于肝段的划分法,各研究结果和认识尚有差异,但目前国际上多采用 Couinaud 肝段划分法,并认为它较为完整和具有实用价值。1954 年,Couinaud 根据 Glisson 系统的分支与分布和肝静脉的走行,把肝分为左、右半肝,5 叶和 8 段(表 4-2,图 4-39)。外科依据这种分叶与分段的方式施行半肝、肝叶或肝段切除术。如仅切除其中的一段,称肝段切除;同时切除 2 个或以上的肝段,称联合肝段切除;只切除一段肝的 1/2~2/3,则称次全或亚肝段切除。

表 4-2　Couinaud 肝段

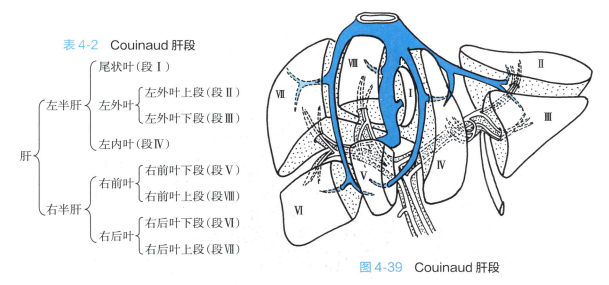

图 4-39　Couinaud 肝段

2. 肝叶和肝段的划分　在 Glisson 系统或肝门静脉系统腐蚀铸型中,可以看到在肝的叶间和段间存有缺少 Glisson 系统分布的裂隙,这些裂隙称为肝裂,是肝叶与肝叶之间和肝段与肝段之间的分界线(图 4-39,图 4-40)。

(1)**正中裂** median fissure:又称主门裂或 Cantlie 线,内有肝中静脉走行(图 4-41),分肝为左、右半肝,直接分开相邻的左内叶(段Ⅳ)与右前叶(段Ⅴ和段Ⅷ)。正中裂在肝膈面为下腔静脉左壁至胆囊切迹中点的连线;在肝脏面,经胆囊窝中份,越横沟入腔静脉沟。

(2)**背裂** dorsal fissure:位于尾状叶前方,将尾状叶与左内叶和右前叶分开。它上起肝左、中、右静脉出肝处(第二肝门),下至第一肝门,在肝上极形成一弧形线。

(3)**左叶间裂** left interlobar fissure:又称脐裂,内有左叶间静脉和肝门静脉左支矢状部走行,分开左内叶(段Ⅳ)和左外叶(段Ⅱ和段Ⅲ)。左叶间裂在肝膈面为肝镰状韧带附着线左侧 1cm 范围内与下腔静脉左壁的连线;于脏面,为肝圆韧带裂和静脉韧带裂。

(4)**左段间裂** left intersegmental fissure:又称左门裂,内有肝左静脉走行,将左外叶分为左外叶上段(段Ⅱ)和左外叶下段(段Ⅲ)。左段间裂在肝膈面为下腔静脉左壁至肝左缘上、中 1/3 交点的连线,

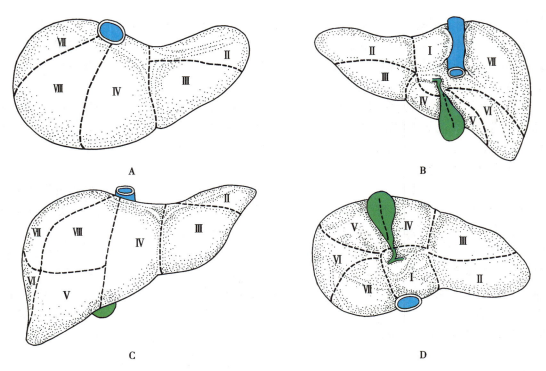

图 4-40 肝段划分法
A. 上面观；B. 后面观；C. 前面观；D. 下面观。

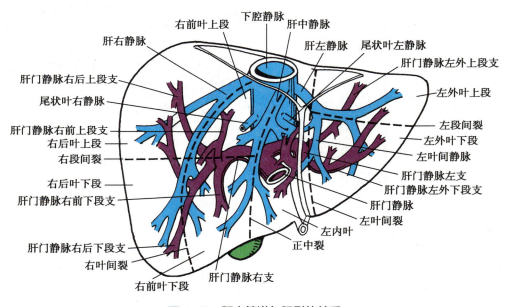

图 4-41 肝内管道与肝裂的关系

转至脏面止于左纵沟中点稍后上方处。

（5）**右叶间裂** right interlobar fissure：又称右门裂，内有肝右静脉走行，分开右前叶与右后叶。右叶间裂在肝膈面为下腔静脉右壁至胆囊切迹中点右侧的肝下缘外、中 1/3 交点的连线，转至脏面，连于肝门右端。

（6）**右段间裂** right intersegmental fissure：又称横裂，在脏面为肝门右端至肝右缘中点的连线，转至膈面，连于正中裂。此裂相当于肝门静脉右支主干平面，分别将右前叶上段（段Ⅷ）与右前叶下段（段Ⅴ）、右后叶上段（段Ⅶ）与右后叶下段（段Ⅵ）分开。

（六）淋巴引流

肝的淋巴管分浅、深两组。

1. **浅组**　位于肝实质表面的浆膜下,形成淋巴管网。可分为膈面与脏面两部分。

肝膈面的淋巴管分为左、右、后三组。后组淋巴管经膈的腔静脉孔进入胸腔,注入膈上淋巴结及纵隔后淋巴结;左组淋巴管注入胃右淋巴结;右组淋巴管注入主动脉前淋巴结。

肝脏面的淋巴管多走向肝门注入肝淋巴结,仅右半肝的后部及尾状叶的淋巴管与下腔静脉并行,经膈注入纵隔后淋巴结。

2. **深组**　在肝内形成升、降两干。升干随肝静脉出第二肝门,沿下腔静脉经膈注入纵隔后淋巴结。降干伴肝门静脉分支由肝门穿出,注入肝淋巴结。

由此可见,肝淋巴回流,无论浅、深组淋巴管,均有注入纵隔后淋巴结者。因此,肝的炎症或膈下感染常可引起纵隔炎症或脓胸。

（七）神经

肝的神经来自左、右迷走神经,腹腔神经丛和右膈神经。前两者的纤维围绕肝固有动脉和肝门静脉,形成肝丛,与肝的血管伴行,经肝门入肝,分布于肝小叶间结缔组织及肝细胞之间。肝血管只由交感神经支配,而胆管和胆囊则由交感神经和副交感神经(迷走神经)支配。

右膈神经为肝的传入神经,其纤维一部分分布于肝纤维囊内,另一部分向前下,经肝前缘与肝丛结合,随其分布至肝内以及胆囊和胆管。肝传入纤维的作用还不十分清楚,但肝疾患所引起的右肩放射性疼痛,相信是经右膈神经传入的。肝的疼痛往往与肝大相伴随,而切开、烧灼、穿刺并不产生疼痛。肝的被膜由低位肋间神经的细小分支支配,这些分支亦分布到壁腹膜,特别是肝裸区以及肝上面;肝被膜的扩张或破裂会引起定位清晰的锐痛。

五、肝外胆道

肝外胆道由肝左管、肝右管、肝总管、胆囊和胆总管组成。

（一）胆囊

胆囊 gallbladder 是呈梨形的囊状器官,长 8~12cm,宽 3~5cm,容量为 40~60ml,可储存和浓缩胆汁。它借疏松结缔组织附着于肝脏面的胆囊窝内,其下面覆以腹膜,故可与肝一起随呼吸上下移动,特别在胆囊病态增大时,这种现象在查体时容易发现。

胆囊上方为肝,下后方为十二指肠及横结肠,左侧为幽门,右侧为结肠右曲,前方为腹前壁。

胆囊分底、体、颈、管 4 部(图 4-42)。底稍突出于肝下缘,其体表投影相当于右锁骨中线或右腹直肌外缘与右肋弓的交点处。体部位于底与颈之间,伸缩性较大。颈部弯曲且细,位置较深,其起始部膨大形成 Hartmann 囊,胆囊结石多停留于此囊中。

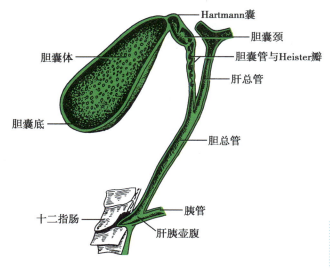

图 4-42　胆囊与肝外胆道

胆囊管 cystic duct 长 3~4cm,一端连于胆囊颈,另一端呈锐角与肝总管汇合为胆总管。胆囊管近胆囊的一端有螺旋状黏膜皱襞称 Heister 瓣,近胆总管的一段则内壁光滑。由于有 Heister 瓣的存在,可使胆囊管不致过度膨大或缩小,有利于胆汁的进入与排出;当胆道炎症而致此瓣水肿或有结石嵌顿时,常可导致胆囊积液。

胆囊的动脉称**胆囊动脉** cystic artery,常于胆囊三角（Calot 三角）内起自肝右动脉。胆囊三角由胆囊管、肝总管和肝下面组成（图 4-43）。胆囊动脉常有变异,可起自肝固有动脉或其左支、胃十二指肠动脉或具有双胆囊动脉等。变异的动脉常行经肝总管或胆总管的前方,胆囊或胆总管手术时应予以注意。

胆囊的静脉比较分散,胆囊与肝之间有数条小静脉相通。胆囊的小静脉汇成 1~2 条静脉经胆囊颈部汇入肝内门静脉分支。有的胆囊静脉注入肝门静脉主干或肝门静脉右支。也有的形成一条较大的静脉与胆总管平行,汇入肠系膜上静脉。在胆总管手术时,应注意此静脉。

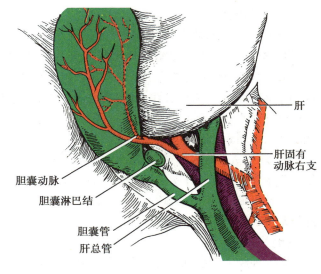

图 4-43　胆囊三角

（二）肝管、肝总管和胆总管

1. **肝管** hepatic duct　肝左、右管在肝门处汇合成肝总管。肝右管起自肝门的后上方,较为短粗,长 0.8~1.0cm,与肝总管之间的角度较大。肝左管横部位置较浅,横行于肝门左半,长 2.5~4.0cm,与肝总管之间的角度较小。

2. **肝总管** common hepatic duct　长约 3cm,直径 0.4~0.6cm。其上端由肝左、右管合成,下端与胆囊管汇合成胆总管。肝总管前方有时有肝右动脉或胆囊动脉越过,在肝和胆道手术中应予以注意。

3. **胆总管** common bile duct　胆总管的长度取决于胆囊管汇入肝总管部位的高低,长 7~8cm,直径 0.6~0.8cm。若其直径超过 1cm,可视为病理状态（胆总管下端梗阻等）。由于胆总管壁具有大量弹性纤维组织,故梗阻时可扩张到相当粗的程度（有时可达肠管粗细）而不破裂,仅在胆结石压迫引起管壁坏死时才可能穿孔。

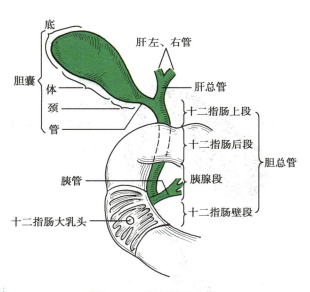

图 4-44　胆总管的分段

胆总管的分段与毗邻关系（图 4-44）具体如下。

（1）**十二指肠上段（第一段）**:在肝十二指肠韧带内,自胆总管起始部至十二指肠上部上缘。此段沿肝十二指肠韧带右缘走行,胆总管切开探查引流术即在此段进行。

（2）**十二指肠后段（第二段）**:位于十二指肠上部的后面,向下内方行于下腔静脉的前方,肝门静脉的右侧。

（3）**胰腺段（第三段）**:弯向下外方,此段上部多从胰头后方经过;下部多被一薄层胰组织所覆盖,位于胆总管沟内。胰头癌或慢性胰腺炎时,此段胆总管常受累而出现梗阻性黄疸。

（4）**十二指肠壁段（第四段）**:斜穿十二指肠降部中段的后内侧壁,与胰管汇合后略呈膨大,形成**肝胰壶腹** hepatopancreatic ampulla,又称 **Vater 壶腹**。壶腹周围有括约肌并向肠腔凸出,使十二指肠黏膜隆起形成十二指肠大乳头。据统计,胆总管和胰管两者汇合后进入十二指肠者占 81% 以上,少数未与胰管汇合而单独开口于十二指肠腔。肝胰壶腹的开口部位绝大多数在十二指肠降部中、下 1/3 交界处的后内侧壁、十二指肠纵襞的下端。依此标志,可在逆行性胰胆管造影术及壶腹切开术时寻找十二指肠大乳头。

六、胰

（一）位置、分部与毗邻

胰 pancreas 位于腹上区和左季肋区，横过第 1、2 腰椎前方，居网膜囊后面，形成胃床的大部分。除胰尾外均属腹膜外位。其右侧端较低，被十二指肠环绕；左侧端较高，靠近脾门。

通常将胰分为头、颈、体、尾 4 部分，其间并无明显的界限（图 4-45）。

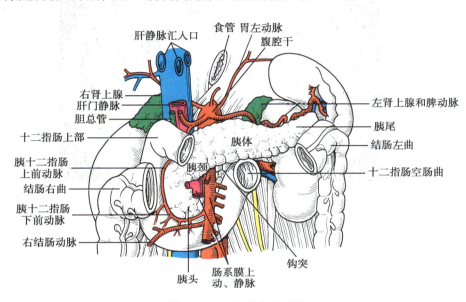

图 4-45　胰的分部和毗邻

1. **胰头** head of pancreas　位于第 2 腰椎的右侧，是胰最宽大的部分，被十二指肠从上方、右侧和下方呈 C 形环绕。因其紧贴十二指肠壁，故胰头部肿瘤可压迫十二指肠引起梗阻。胰头下部向左凸出而绕至肠系膜上动、静脉后方的部分称**钩突** uncinate process。胰头的前面有横结肠系膜根越过，并与空肠相毗邻；后面有下腔静脉、右肾静脉及胆总管下行。

2. **胰颈** neck of pancreas　是胰头与胰体之间较狭窄的部分，长 2.0~2.5cm。它位于胃幽门部的后下方，其后面有肠系膜上静脉通过，并与脾静脉在胰颈后汇合成肝门静脉（图 4-46）。

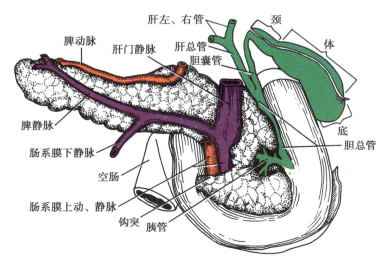

图 4-46　胰的后面观

3. **胰体** body of pancreas　较长,位于第1腰椎平面,脊柱前方,并稍向前凸起。胰体的前面隔网膜囊与胃后壁为邻;后面有腹主动脉、左肾上腺、左肾及脾静脉。胰体后面借疏松结缔组织和脂肪附着于腹后壁,上缘与腹腔干和腹腔神经丛相邻,脾动脉沿此缘向左走行(图4-47)。

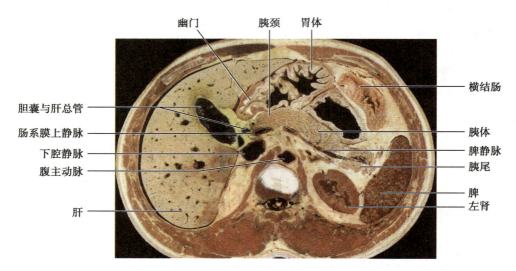

图4-47　经胰的横断面

4. **胰尾** tail of pancreas　是胰左端的狭细部分,末端达脾门,故脾切除时应注意不要伤及胰尾,以免形成胰瘘。由于胰尾行经脾肾韧带的两层腹膜之间,故有一定的移动性。

(二)胰管和副胰管

胰管 pancreatic duct 位于胰实质内,起自胰尾,横贯胰腺全长,并收纳各小叶导管,到达胰头右缘时通常与胆总管汇合形成肝胰壶腹,经十二指肠大乳头开口于十二指肠腔。偶尔可单独开口于十二指肠腔(见图4-22)。

副胰管 accessory pancreatic duct 位于胰头上部,主要引流胰头前上部的胰液,开口于十二指肠小乳头。起始端通常与胰管相连,胰管末端发生梗阻时,胰液可经副胰管进入十二指肠腔(见图4-22)。

(三)血管和淋巴引流

胰的动脉主要有胰十二指肠上前、后动脉,胰十二指肠下动脉,胰背动脉,胰下(即胰横)动脉,脾动脉胰支及胰尾动脉(图4-48)。

胰头部的血液供应丰富,有胰十二指肠上前、后动脉(均起自胃十二指肠动脉)及胰十二指肠下动脉(起自肠系膜上动脉)分出的前、后支,在胰头前、后面相互吻合,形成动脉弓,由动脉弓发出分支供应胰头前、后部及十二指肠。

胰背动脉多由脾动脉根部发出,向下达胰颈或胰体背面分为左、右2支,左支沿胰下缘背面左行,称胰下动脉。胰体部的血供还来自脾动脉胰支,一般为4~6支,其中最大的一支为胰大动脉,分布至胰尾部的动脉称胰尾动脉。

胰的静脉多与同名动脉伴行,汇入肝门静脉系统。胰头及胰颈的静脉汇入胰十二指肠上、下静脉及肠系膜上静脉,胰体及胰尾的静脉以多个小支在胰后上部汇入脾静脉。

胰的淋巴起自腺泡周围的毛细淋巴管,在小叶间形成较大的淋巴管,沿血管达胰表面,注入胰上、下淋巴结及脾淋巴结,然后注入腹腔淋巴结(图4-49)。

七、脾

(一)位置与毗邻

脾 spleen 位于左季肋区的肋弓深处。其体表投影是:脾的后端平左侧第9肋的上缘,距后正中线

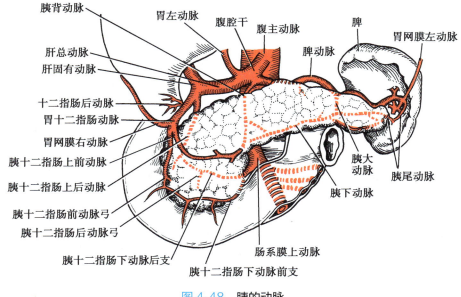

图 4-48 胰的动脉

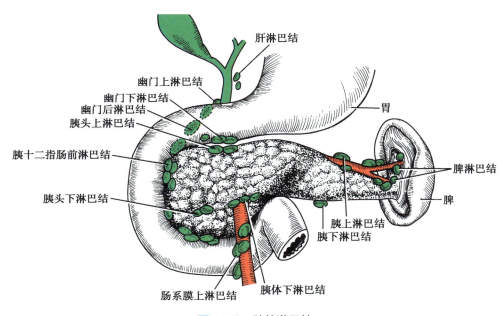

图 4-49 胰的淋巴结

4~5cm;脾的前端平左侧第 11 肋,达腋中线;脾的长轴与左第 10 肋平行(图 4-50)。脾与膈相贴,故脾的位置可随呼吸和体位的不同而变化。

脾的膈面与膈、膈结肠韧带接触;脏面前上份与胃底相贴,后下部与左肾、左肾上腺为邻;脾门邻近胰尾。

(二)韧带

脾有 4 条韧带与邻近器官相连。

1. 胃脾韧带 如前述(见第三节中"胃")。

2. 脾肾韧带 splenorenal ligament 是从脾门至左肾前面的双层腹膜结构,内含有胰尾及脾血管、淋巴结和神经丛等(图 4-51)。脾切除术时需剪开此韧带的后层才能使脾游离。

3. 膈脾韧带 phrenicosplenic ligament 由脾肾韧带向上延伸至膈,此韧带很短,有的不明显。

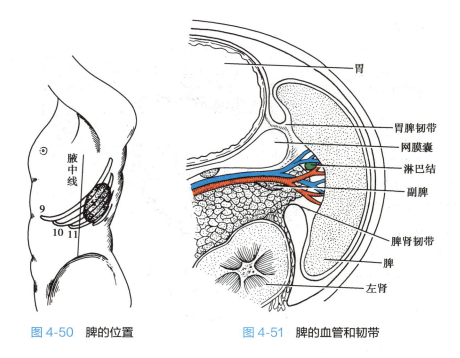

图 4-50　脾的位置　　　　　　图 4-51　脾的血管和韧带

4. 脾结肠韧带 splenocolic ligament　位于脾前端和结肠左曲之间,此韧带较短,可固定结肠左曲并从下方承托脾。脾切除术切断此韧带时,注意勿损伤结肠。

(三) 血管

1. 脾动脉 splenic artery　起自腹腔干,沿胰背侧面的上缘左行,其远侧段入脾肾韧带内,并在韧带内发出各级分支,终末支经脾门入脾内。

2. 脾静脉 splenic vein　由脾门处的 2~6 条(常见 3 条)属支组成,其管径比脾动脉粗一倍,走行较直,与脾动脉的弯曲形成鲜明对照。脾静脉的行程较恒定,位于脾动脉的后下方,走在胰后面的横沟中。脾静脉沿途收纳胃短静脉、胃网膜左静脉、胃后静脉、肠系膜下静脉及来自胰的一些小静脉,向右达胰颈处与肠系膜上静脉汇合成肝门静脉。

(四) 副脾

副脾 accessory spleen　色泽、硬度与脾一致,出现率为 5.76%~35.00%,其位置、数目和大小等均不恒定,多位于脾门、脾蒂和大网膜等处。副脾的功能与脾相同,在血小板减少性紫癜或溶血性黄疸行脾切除术时,应一并切除副脾,以免复发。

八、肝门静脉

(一) 组成和类型

肝门静脉 hepatic portal vein　为腹腔中较大的静脉干,长 6~8cm,管径 1.0~1.2cm。主要由脾静脉与肠系膜上静脉汇合而成,但由于肠系膜下静脉及胃左静脉汇入肝门静脉的部位不同,其组成可有多种类型(图 4-52,图 4-53)。肠系膜上静脉与脾静脉汇合的部位,一般在胰颈的后方,偶在胰颈与胰体交界处或胰头的后方。因此,胰的病变常可累及肝门静脉。

(二) 位置

肝门静脉自胰颈的后方上行,通过十二指肠上部的深面进入肝十二指肠韧带,上行至第一肝门,分为左、右两支,然后分别进入左、右半肝。在肝十二指肠韧带内,肝门静脉的右前方为胆总管,左前方为肝固有动脉,后面隔网膜孔(Winslow 孔)与下腔静脉相邻。

(三) 属支与收集范围

肝门静脉的属支主要有脾静脉、肠系膜上静脉、肠系膜下静脉、胃左静脉、胃右静脉、胆囊静脉和

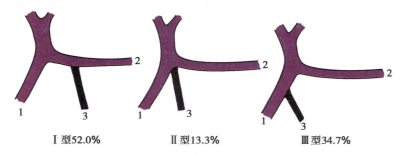

Ⅰ型52.0%　　　Ⅱ型13.3%　　　Ⅲ型34.7%

图 4-52　肠系膜下静脉汇入部位类型（519 例分析）

1. 肠系膜上静脉；2. 脾静脉；3. 肠系膜下静脉。

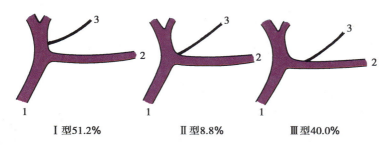

Ⅰ型51.2%　　　Ⅱ型8.8%　　　Ⅲ型40.0%

图 4-53　胃左静脉汇入部位类型（479 例分析）

1. 肠系膜上静脉；2. 脾静脉；3. 胃左静脉。

附脐静脉（图 4-54）。除胆囊静脉和附脐静脉为数条细小静脉外，其他属支与各自的同名动脉伴行。肝门静脉主要收集食管腹部、胃、小肠、大肠（至直肠上部）、胰、胆囊和脾等处的血液。在正常情况下，肝门静脉血液占入肝血液总量的 70%。

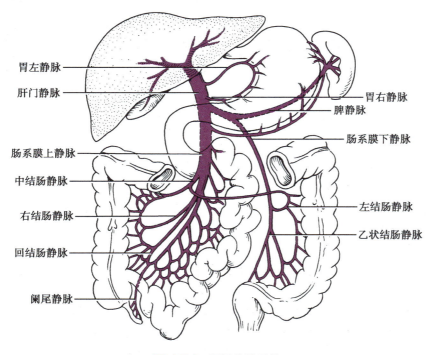

图 4-54　肝门静脉系统

第四节 | 结肠下区

结肠下区位于横结肠及其系膜与小骨盆上口之间。此区内有空肠、回肠、盲肠、阑尾及结肠等。

一、空肠和回肠

（一）位置与形态结构

空肠 jejunum 及**回肠** ileum 占据结肠下区的大部分,两者间无明显分界,近侧的 2/5 为空肠,盘曲于结肠下区的左上部;远侧的 3/5 为回肠,位于结肠下区的右下部。人体直立时,回肠袢可垂入盆腔。空、回肠均属腹膜内位器官,借肠系膜附着于腹后壁,总称系膜小肠。

X 线检查时,通常将小肠袢按部位分为六组。第 1 组为十二指肠,位于腹上区;第 2 组为空肠上段,居左腹外侧区;第 3 组为空肠下段,在左髂区;第 4 组为回肠上段,盘于脐区;第 5 组为回肠中段,占据右腹外侧区;第 6 组为回肠下段,处于右髂区、腹下区和盆腔(图 4-55)。

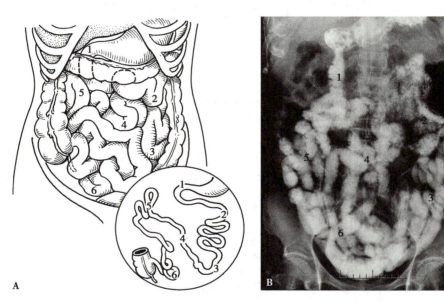

图 4-55　小肠的 X 线分区及影像图
A. 小肠的 X 线分区示意图;B. 小肠的 X 线分区影像图。
图内数字示小肠的分组。

空肠管径一般约为 4cm,肠壁较厚,由于动脉供应丰富,颜色较红,黏膜环状皱襞多又高,黏膜内散在孤立淋巴滤泡,系膜内血管弓的级数和脂肪均较少。回肠管径一般约为 3.5cm,肠壁较空肠略薄,血管较少而颜色稍白,黏膜环状皱襞少又低,黏膜内除有孤立淋巴滤泡外,还有集合淋巴滤泡,系膜内血管弓级数较多,脂肪较丰富。

（二）肠系膜

将空、回肠悬附于腹后壁,其在腹后壁附着处称**肠系膜根** radix of mesentery。肠系膜根从第 2 腰椎左侧斜向右下,止于右骶髂关节前方(图 4-56),长约 15cm。**肠系膜** mesentery 的肠缘连于空、回肠的系膜缘,与空、回肠全长相等。由于肠系膜根短而肠缘长,因此肠系膜整体呈扇状,并随肠袢形成许多皱褶(图 4-57)。肠系膜由两层腹膜组成,其间有分布到肠袢的血管、神经和淋巴,它们在小肠的系膜缘处进出肠壁。系膜缘处的肠壁与两层腹膜围成系膜三角,此处的肠壁无浆膜,小肠切除吻合术时应妥善缝合,以免形成肠瘘。

肠系膜根将横结肠及其系膜与升、降结肠之间的区域分为左、右肠系膜窦。**左肠系膜窦** left mesenteric sinus 介于肠系膜根、横结肠及其系膜的左 1/3 部,降结肠、乙状结肠及其系膜之间,略呈向下开口的

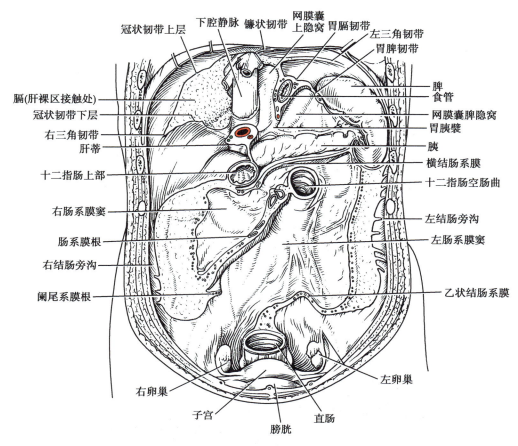

图 4-56　腹后壁腹膜配布

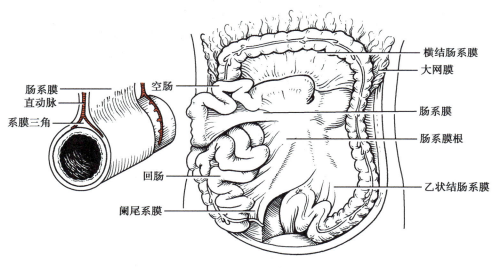

图 4-57　肠系膜

斜方形,窦内感染时易蔓延入盆腔;**右肠系膜窦** right mesenteric sinus 位于肠系膜根、升结肠、横结肠及其系膜的右 2/3 部之间,呈三角形,周围近乎封闭,窦内感染积脓时不易扩散(图 4-58)。

(三)血管、淋巴引流和神经

1. **动脉**　空、回肠的动脉来自**肠系膜上动脉** superior mesenteric artery(图 4-59)。肠系膜上动脉在第 1 腰椎水平起于腹主动脉前壁,向前下由胰颈下缘左侧穿出,跨十二指肠水平部前方,入肠系膜

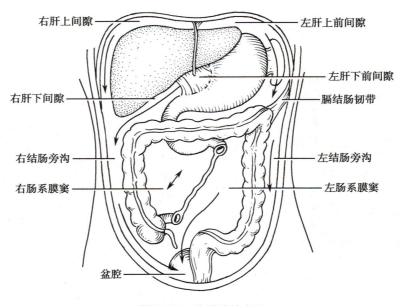

右肝上间隙　　　　　　　　　　　　　左肝上前间隙

　　　　　　　　　　　　　　　　　　左肝下前间隙

右肝下间隙　　　　　　　　　　　　　膈结肠韧带

右结肠旁沟　　　　　　　　　　　　　左结肠旁沟

右肠系膜窦　　　　　　　　　　　　　左肠系膜窦

盆腔

图 4-58　腹膜腔的交通

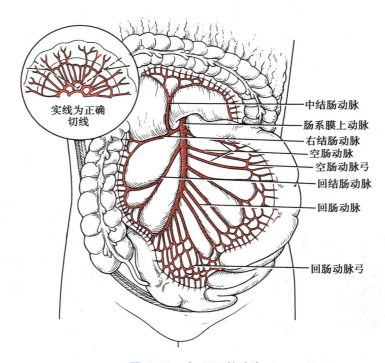

实线为正确切线

　　　　　　　　　　　　　　　　　　中结肠动脉
　　　　　　　　　　　　　　　　　　肠系膜上动脉
　　　　　　　　　　　　　　　　　　右结肠动脉
　　　　　　　　　　　　　　　　　　空肠动脉
　　　　　　　　　　　　　　　　　　空肠动脉弓
　　　　　　　　　　　　　　　　　　回结肠动脉
　　　　　　　　　　　　　　　　　　回肠动脉

　　　　　　　　　　　　　　　　　　回肠动脉弓

图 4-59　空、回肠的动脉

走向右下。此动脉向右发出胰十二指肠下动脉、中结肠动脉、右结肠动脉和回结肠动脉;向左发出 12~18 条空、回肠动脉。空、回肠动脉在肠系膜内呈放射状走向肠壁,途中分支吻合,形成动脉弓。小肠近侧段一般为 1~2 级动脉弓;远侧段弓数增多,可达 3~4 级,回肠最末段又成单弓。末级血管弓发出直动脉分布于肠壁,直动脉间缺少吻合。肠切除吻合术时肠系膜应作扇形切除,对系膜缘侧的肠壁应稍多切除一些,以保证吻合后对系膜缘侧有充分血供,避免术后缺血坏死或愈合不良形成肠瘘。

　　2. 静脉　空、回肠静脉与动脉伴行,引流小肠的血液汇入肠系膜上静脉。肠系膜上静脉在肠系膜上动脉右侧上行,越过右输尿管、下腔静脉等结构,在胰颈后方与脾静脉汇合成肝门静脉。

　　3. 淋巴引流　小肠淋巴管伴血管走行,注入肠系膜淋巴结。肠系膜淋巴结可达 100 余个,沿血管分布,其输出管注入肠系膜上动脉根部的肠系膜上淋巴结。后者的输出管注入腹腔干周围的腹腔淋巴结,最后汇合成肠干注入乳糜池,部分输出管直接经肠干入乳糜池。

4. **神经**　空、回肠接受交感和副交感神经双重支配。它们来自腹腔丛和肠系膜上丛,沿肠系膜上动脉的分支分布到肠壁。

交感神经节前纤维起于脊髓第 9~11 胸节,经交感干和内脏大、小神经,在腹腔神经节和肠系膜上神经节内换元后发出节后纤维,分布到肠壁,抑制肠的蠕动和分泌,使其血管收缩。

副交感神经节前纤维来自迷走神经,至肠壁内神经节换元后发出节后纤维,支配肌层和肠腺,促进肠的蠕动和分泌。

空、回肠的内脏感觉纤维随交感和副交感神经分别传入脊髓第 9~12 胸节和延髓。痛觉冲动主要经交感神经传入脊髓,故小肠病变时牵涉性痛出现于脐的周围(第 9~11 胸神经分布区)。

二、盲肠和阑尾

(一)盲肠

盲肠 cecum 为大肠的起始部,居右髂窝,直立时可垂入盆腔。小儿盲肠位置较高。盲肠粗而短,长约 6~7cm。盲肠左侧接回肠末端,后内侧壁有阑尾附着(三者合称为回盲部),向上续于升结肠,右侧为右结肠旁沟,后面为髂腰肌,前面邻腹前壁,并常被大网膜覆盖。盲肠通常为腹膜内位,没有系膜。偶尔连同升结肠有系膜,活动度较大,称为移动性盲肠。盲肠壁的三条结肠带汇聚于阑尾根部,是手术时寻找阑尾根部的标志。回肠末端连通盲肠,开口处黏膜有上、下两个半月形的黏膜皱襞,称为**回盲瓣** ileocecal valve。由于回肠管径小于盲肠,二者衔接处又接近直角,因此回盲部肠套叠较多见。

(二)阑尾

阑尾 vermiform appendix 是一蚓状盲管,一般长 5~7cm,腔径 0.5~0.7cm。阑尾腔开口于盲肠内面回盲瓣下方 2~3cm 处。其一般位于右髂窝内,位置多变。阑尾根部附于盲肠后内侧壁、三条结肠带的汇合点。其体表投影在脐至右髂前上棘连线的中外 1/3 交界处,称 McBurney 点;也可用左、右髂前上棘连线的中右 1/3 交界处 Lanz 点作为投影点,阑尾炎时投影点常有明显压痛。阑尾属腹膜内位器官,有三角形的阑尾系膜悬附于肠系膜下端,因此阑尾位置可变,炎症时产生的症状和体征也不相同。据统计,国人阑尾常见的位置如下(图 4-60):①回肠前位,

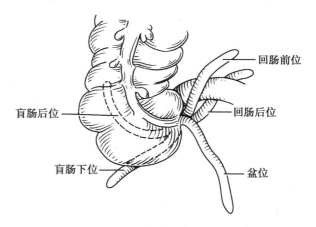

图 4-60　阑尾的常见位置

约占 28%,在回肠末部前方,尖向左上,炎症时右下腹压痛明显;②盆位,约占 26%,跨腰大肌前面入盆腔,尖端可触及闭孔内肌或盆腔脏器,炎症时可刺激腰大肌(伸髋时疼痛)或闭孔内肌(屈髋内旋时疼痛),也可出现膀胱或直肠等刺激症状;③盲肠后位,约占 24%,在盲肠后方,髂肌前面,尖端向上,一般仍有系膜,少数在壁腹膜外与髂肌相贴,盲肠后位阑尾炎时腹壁体征不明显,但常刺激髂肌,影响伸髋,甚至形成腹膜后间隙脓肿;④回肠后位,约占 8%,在回肠末段后方,尖向左上,炎症时腹壁体征出现较晚,容易引起弥漫性腹膜炎;⑤盲肠下位,约占 6%,在盲肠后下,尖指向右下方。此外,少数尚有高位阑尾(在右肝下方)、盲肠壁浆膜下阑尾以及左下腹位阑尾等。

阑尾管腔较小,成年后内腔变窄,可部分或完全闭塞。阑尾腔被粪石梗阻可引起炎症;阑尾壁富含淋巴组织,肌层薄,因此发炎时易穿孔。小儿的阑尾壁肌层较成人薄,且不完整,炎症早期即可穿孔。

图中标注:回肠前位、回肠后位、盆位、盲肠下位、盲肠后位

阑尾动脉 appendicular artery 起于回结肠动脉或其分支盲肠前、后动脉（图 4-61），多数为 1 支，少数为 2 支，在回肠末段后方入阑尾系膜内，沿其游离缘走行，分支分布于阑尾。

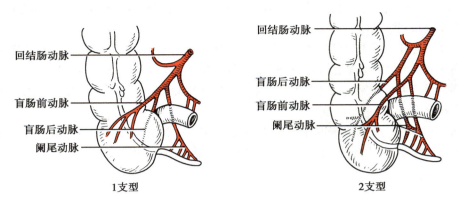

图 4-61 阑尾的动脉

阑尾静脉与动脉伴行，经回结肠静脉、肠系膜上静脉汇入肝门静脉（图 4-62）。化脓性阑尾炎时细菌栓子可随静脉血流入肝，引起肝脓肿。

三、结肠

（一）分部、位置及毗邻

结肠按其行程和部位分为升结肠、横结肠、降结肠和乙状结肠 4 部分。

1. **升结肠** ascending colon 是盲肠的延续，沿腹腔右外侧区上行，至肝右叶下方转向左前下方移行为横结肠，所形成的弯曲称**结肠右曲** right colic flexure，又称肝曲。升结肠长 12~20cm，较盲肠狭窄，一般为腹膜间位，其后面借疏松结缔组织与腹后壁相贴，因此升结肠病变可累及腹膜后间隙。少数人升结肠为腹膜内位，有系膜，活动度较大。升结肠的内侧为右肠系膜窦及回肠袢，外侧与腹壁间形成**右结肠旁沟** right paracolic sulcus。此沟上通肝肾隐窝，下通右髂窝和盆腔，故膈下脓肿可经此沟流入右髂窝和盆腔，阑尾化脓时可向上蔓延至肝下（见图 4-58）。

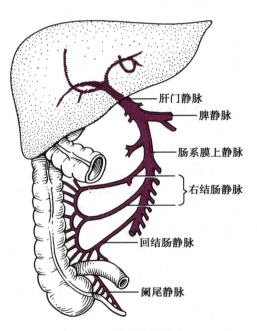

图 4-62 阑尾的静脉

结肠右曲后邻右肾，内侧稍上方与十二指肠相邻，前上方有肝右叶与胆囊。

2. **横结肠** transverse colon 自结肠右曲开始，向左呈下垂的弓形，横过腹腔中部，至脾前端折转下行续于降结肠，折转处称**结肠左曲** left colic flexure，又称脾曲。横结肠长 40~50cm，几乎完全被腹膜包裹，形成**横结肠系膜** transverse mesocolon，横结肠系膜根附着于十二指肠降部、胰与左肾的前面。横结肠左、右两端的系膜较短，位置较固定，中间部因系膜长而活动度较大。横结肠上方与肝、胃相邻，下方与空、回肠相邻。因此，横结肠常随肠、胃的充盈变化而升降。胃充盈或直立时，横结肠中部大多降至脐下，甚至垂入盆腔。

结肠左曲较右曲高，相当于第 10~11 肋水平，其侧方借膈结肠韧带附于膈下，后方贴靠胰尾与左肾，前方通过胃结肠韧带附着于胃大弯并为肋弓所掩盖。因此，结肠左曲肿瘤不易被扪及。

3. **降结肠** descending colon 始于结肠左曲，沿腹腔左外侧贴腹后壁向下，至左髂嵴处续于乙状结肠。降结肠长 25~30cm，内侧为左肠系膜窦及空肠袢，外侧为**左结肠旁沟** left paracolic sulcus。由于左膈结肠韧带发育良好,故左结肠旁沟内的积液只能向下流入盆腔(见图 4-58)。

4. 乙状结肠 sigmoid colon　自左髂嵴起自降结肠至第 3 骶椎续于直肠,呈乙状弯曲,横过左侧髂腰肌、髂外血管、睾丸(卵巢)血管及输尿管前方降入盆腔。乙状结肠有较长的系膜,活动度较大,可入盆腔,也可移至右下腹遮盖回盲部,增加阑尾切除术的难度。系膜过长时可发生乙状结肠扭转。

(二) 血管

1. 动脉　结肠的血供起于肠系膜上动脉的回结肠动脉、右结肠动脉和中结肠动脉,还有肠系膜下动脉发出的左结肠动脉和乙状结肠动脉(图 4-63)。

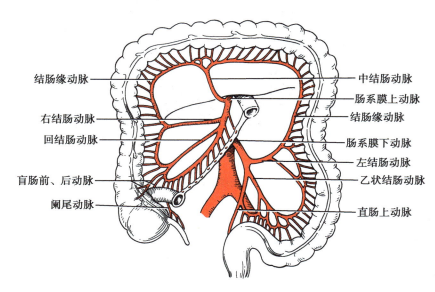

图 4-63　结肠的动脉

(1) **回结肠动脉** ileocolic artery:是肠系膜上动脉右侧的最下一分支,在肠系膜根内向右下方走行,近回盲部分为盲肠前动脉、盲肠后动脉、阑尾动脉、回肠支与升结肠支,分别供应盲肠、阑尾、回肠末段与升结肠的下 1/3(见图 4-61)。

(2) **右结肠动脉** right colic artery:在回结肠动脉上方发自肠系膜上动脉,行于壁腹膜后方,跨过右睾丸(卵巢)动、静脉和右输尿管后,在近升结肠内侧缘发出升、降两支,分别与中结肠动脉及回结肠动脉的分支吻合。升、降支再分支供应升结肠的上 2/3 和结肠右曲。

(3) **中结肠动脉** middle colic artery:在胰颈下缘起自肠系膜上动脉,进入横结肠系膜,在系膜偏右侧向右下行,近结肠右曲分为左、右两支,供应横结肠,并分别与左、右结肠动脉吻合。

(4) **左结肠动脉** left colic artery:是肠系膜下动脉的最上分支,起于肠系膜下动脉距根部 2~3cm 处,在壁腹膜深面行向左,分为升、降两支,营养结肠左曲及降结肠,并分别与中结肠动脉和乙状结肠动脉的分支吻合。

升、降结肠的动脉均从内侧走向肠管,故升、降结肠手术应从肠管外侧切开腹膜,游离肠管,以免损伤血管。

(5) **乙状结肠动脉** sigmoid artery:起于肠系膜下动脉,有 1~3 支,大多为 2 支(53%)。在乙状结肠系膜内呈扇形分布,供应乙状结肠,其分支之间及与左结肠动脉的降支间相互有吻合。

肠系膜上、下动脉的各结肠支均相互吻合,在近结肠边缘形成动脉弓,称为**结肠缘动脉** colic marginal artery。结肠缘动脉发出许多直动脉,后者又分长支和短支,短支多起自长支,在系膜带处穿入肠壁;长支在浆膜下环绕肠管,至另外两条结肠带附近分支入肠脂垂后,穿入肠壁。结肠动脉的长、短支在穿入肠壁前很少吻合,因此,结肠手术分离和切除肠脂垂时,不可牵拉,以免切断长支,影响肠壁供血(图 4-64)。

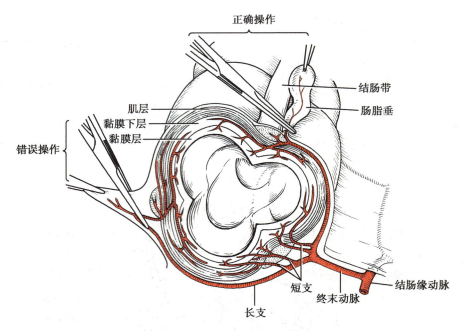

正确操作

肌层
黏膜下层
黏膜层

错误操作

结肠带
肠脂垂

短支
长支
终末动脉
结肠缘动脉

图 4-64　结肠缘动脉的分支分布

　　中结肠动脉左支与左结肠动脉升支之间的结肠缘动脉往往吻合较差,甚至中断。所以,如中结肠动脉左支受损,可能引起横结肠左侧部缺血坏死。另外,乙状结肠动脉最下方的分支与直肠上动脉分支间也往往缺少吻合,如血管受损,可能引起乙状结肠下部供血障碍,肠壁缺血坏死。但近年有人证明上述部位仍存在恒定吻合,可保证侧支循环血流通畅。

　　2. 静脉　结肠的静脉基本与动脉伴行。结肠左曲以上的静脉血分别经回结肠静脉、右结肠静脉和中结肠静脉汇入肠系膜上静脉,结肠左曲以下的静脉则经左结肠静脉、乙状结肠静脉汇入肠系膜下静脉。结肠的静脉最后均汇入肝门静脉。

（三）淋巴引流

　　结肠的淋巴管穿出肠壁后沿血管行走,行程中有四组淋巴结(图 4-65):①结肠壁上淋巴结,位

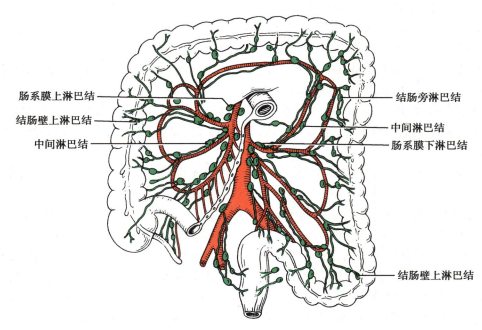

肠系膜上淋巴结
结肠壁上淋巴结
中间淋巴结

结肠旁淋巴结
中间淋巴结
肠系膜下淋巴结

结肠壁上淋巴结

图 4-65　结肠的淋巴引流

于肠壁浆膜深面,数量少;②结肠旁淋巴结,沿结肠缘动脉排列;③中间淋巴结,沿各结肠动脉排列;④肠系膜上、下淋巴结,分别位于肠系膜上、下动脉的根部。右半结肠的淋巴大部分汇入肠系膜上淋巴结,左半结肠的淋巴大部分汇入肠系膜下淋巴结。肠系膜上、下淋巴结的输出管直接或经腹腔干根部的腹腔淋巴结汇入肠干。

第五节 | 腹膜后间隙

一、概述

腹膜后间隙 retroperitoneal space 位于腹后壁,介于壁腹膜与腹内筋膜之间。此间隙上至膈并经腰肋三角与后纵隔相通;向下在骶岬平面与盆腔腹膜后间隙相延续;两侧向前连于腹前外侧壁的腹膜外组织。因此,腹膜后间隙的感染可向上、下扩散。

腹膜后间隙有肾、肾上腺、输尿管、腹部大血管、神经和淋巴结等重要结构(图 4-66),并有大量疏松结缔组织填充在上述结构之间。

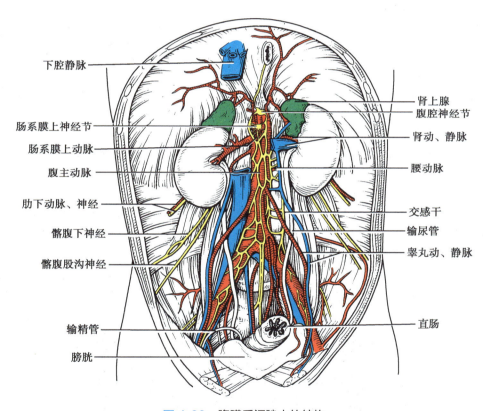

图 4-66　腹膜后间隙内的结构

二、肾

(一)位置与毗邻

1. 位置　肾 kidney 位于脊柱的两侧,贴附于腹后壁。由于肝的存在,右肾低于左肾 1~2cm(约半个椎体)。右肾上端平第 12 胸椎体上缘,下端平第 3 腰椎体上缘;左肾上端平第 11 胸椎体下缘,下端平第 2 腰椎体下缘。左侧第 12 肋斜过左肾后面的中部,右侧第 12 肋斜过右肾后面的上部。肾的长轴斜向下外,两肾的肾门相对,上极相距稍近。**肾门的体表投影**:在腹前壁位于第 9 肋前端;在腹后壁位于第 12 肋下缘与竖脊肌外缘的交角处,称**肾区** renal region(图 4-67)。肾病变时,此处常有压痛或叩击痛。

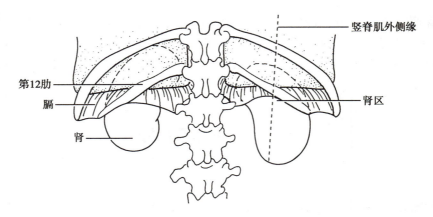

图 4-67　肾区

肾的体表投影：在后正中线两侧 2.5cm 和 7.5~8.5cm 处各做两条垂线，通过第 11 胸椎和第 3 腰椎棘突各做一水平线，两肾即位于此纵、横标志线所组成的两个四边形内。当肾发生病变时，多在此四边形内有疼痛或肿块等异常表现（图 4-68）。

2. 毗邻　肾的上方隔疏松结缔组织与肾上腺相邻。两肾的内下方为肾盂和输尿管。左肾的内侧为腹主动脉，右肾的内侧为下腔静脉，两肾的内后方分别有左、右腰交感干。由于右肾更靠近下腔静脉，故右肾肿瘤或炎症常侵及下腔静脉。右肾切除术时，需注意保护下腔静脉，以免造成难以控制的大出血。

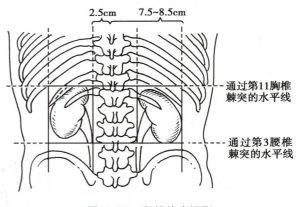

图 4-68　肾的体表投影

左、右肾前方的毗邻不同。左肾的前面上部为胃，中部有胰横过，下部为空肠袢及结肠左曲；右肾的上部前方为肝右叶，下部为结肠右曲，内侧部为十二指肠降部（图 4-69）。行左肾切除术时，应注意勿伤及胰体和胰尾；右肾手术时，要注意避免损伤十二指肠降部。

肾后面在第 12 肋以上部分与膈和胸膜腔相邻。当肾手术需切除第 12 肋时，要注意保护胸膜，以免损伤而导致气胸；在第 12 肋以下部分，除有肋下血管和神经外，自内侧向外侧为腰大肌及其前方的

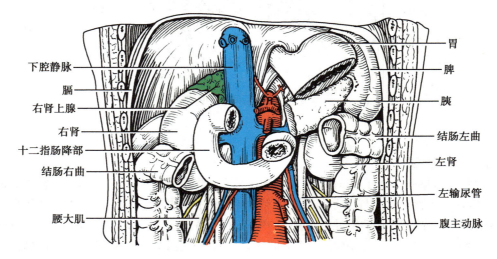

图 4-69　肾的毗邻（前面观）

生殖股神经、腰方肌及其前方的髂腹下神经和髂腹股沟神经等(图 4-70)。肾周炎或脓肿时,腰大肌受到刺激可发生痉挛,引起患侧下肢屈曲。

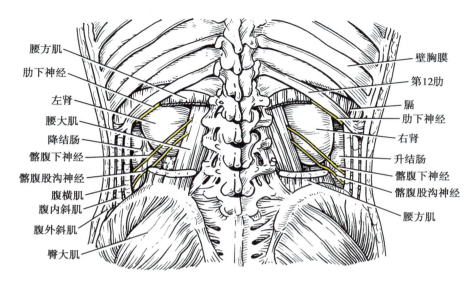

图 4-70 肾的毗邻(后面观)

(二)被膜

肾的被膜有三层,由外向内依次为肾筋膜、脂肪囊和纤维囊(图 4-71,图 4-72)。

1. **肾筋膜** renal fascia 是一层致密的纤维结缔组织鞘,分为前、后两层包绕肾和肾上腺(前层为肾前筋膜,后层为肾后筋膜)。在肾的外侧缘,前、后两层筋膜相互融合,并与腹横筋膜相连接;在肾的内侧,肾前筋膜越过腹主动脉和下腔静脉的前方,与对侧的肾前筋膜相续。肾后筋膜与腰方肌和腰大肌筋膜汇合后,在内侧附于椎体和椎间盘。在肾的上方,两层肾筋膜在肾上腺上方相融合,并与膈下筋膜相延续;在肾的下方,肾前筋膜向下消失于腹膜外筋膜中,肾后筋膜向下至髂嵴与髂筋膜愈着。由于肾前、后筋膜在肾下方互不融合,并向下与直肠后隙相通,因此可在骶骨前方作腹膜后注气造影。

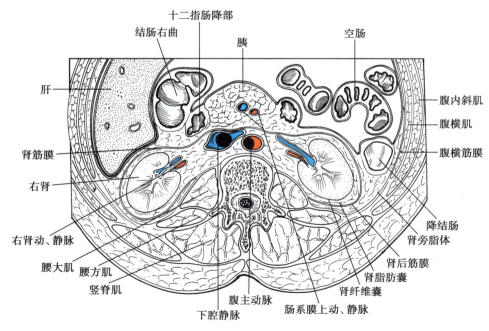

图 4-71 肾的被膜(横断面)

肾筋膜发出许多纤维束,穿过脂肪囊与纤维囊相连,对肾有一定的固定作用。由于肾筋膜的下端完全开放,当腹壁肌薄弱、肾周围脂肪减少或有内脏下垂时,肾可向下移动,形成肾下垂或称游走肾。如果发生肾积脓或有肾周围炎时,脓液可沿肾筋膜向下蔓延。

2. **脂肪囊** adipose capsule　又称肾床,为脂肪组织层,在肾的后面和边缘较为发达,成人可达 2cm 厚,并从肾门延续到肾窦。脂肪囊有支持和保护肾的作用。肾囊封闭时药液即注入此脂肪囊内。由于该层为脂肪组织,易透过 X 线,在 X 线片可见肾的轮廓,对肾疾病的诊断有帮助。

3. **纤维囊** fibrous capsule　又称**纤维膜**,为肾的固有膜,由丰富的胶原纤维、弹性纤维及平滑肌构成,质薄而坚韧,被覆于肾表面,有保护肾的作用。正常情况下,纤维膜易从肾表面剥离,利用此特点,可将肾固定于第 12 肋或腰大肌上,治疗肾下垂。肾部分切除或肾外伤时,应缝合纤维膜,以防肾实质撕裂。肾病时纤维膜可与肾粘连。

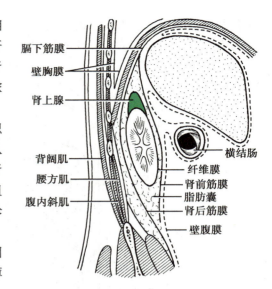

图 4-72　肾的被膜(矢状断面)

(三) 肾门、肾窦和肾蒂

1. **肾门** renal hilum　肾内侧缘中部凹陷处称为肾门,有肾血管、肾盂以及神经和淋巴管等出入。肾门的边缘称为肾唇,有前唇和后唇,具有一定的弹性,手术需分离肾门时,牵开前唇或后唇可扩大肾门,显露肾窦。

2. **肾窦** renal sinus　由肾实质所围成的腔隙称肾窦,内有肾血管、肾盂、肾大盏、肾小盏、神经、淋巴管和脂肪等,肾窦的出口为肾门。

3. **肾蒂** renal pedicle　由出入肾门的肾血管、肾盂、神经和淋巴管等结构被结缔组织包绕形成。肾蒂内主要结构的排列规律是:由前向后为肾静脉、肾动脉和肾盂;由上向下为肾动脉、肾静脉和肾盂。

(四) 肾血管与肾段

1. **肾动脉和肾段**　肾动脉 renal artery 多平对第 1~2 腰椎间盘高度起自腹主动脉侧面,于肾静脉后上方横行向外,经肾门入肾。由于腹主动脉位置偏左,故右肾动脉较左肾动脉长,并经下腔静脉的后面右行入肾。肾动脉起始部的外径平均为 0.77cm;肾动脉的支数多为 1 支(85.8%)和 2 支(12.57%),3~5 支者(1.63%)少见。

肾动脉(一级支)入肾门之前,多分为前、后两干(二级支),由前、后干再分出段动脉(三级支)。在肾窦内,前干走行在肾盂的前方,发出上段动脉、上前段动脉、下前段动脉和下段动脉。后干走行在肾盂的后方,入肾后延续为后段动脉。每条段动脉均有独立供血区域:上段动脉供给肾上端;上前段动脉供给肾前面中、上部及相应肾后面外侧份;下前段动脉供给肾前面中、下部及相应肾后面外侧份;下段动脉供给肾下端;后段动脉供给肾后面的中间部分。每一段动脉所供给的肾实质区域称为**肾段** renal segment。因此共有 5 个肾段,即上段、上前段、下前段、下段和后段(图 4-73)。

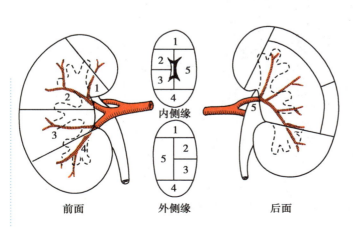

前面　　　外侧缘　　　后面　内侧缘

图 4-73　肾段动脉与肾段

各肾段动脉之间无吻合,如某一动脉阻塞,血流受阻时,相应供血区域的肾实质可发生坏死。肾段的存在为肾局限性病变的定位及肾段或肾部分切除术提供了解剖学基础。

肾动脉的变异比较常见。不经肾门而在肾上端入肾的上段动脉称为**上极动脉** upper polar artery,经肾下端入肾的下段动脉称为**下极动脉** lower polar artery。据统计,上、下极动脉的出现率约为28.7%,上极动脉比下极动脉多见。上、下极动脉可起自肾动脉(63%)、腹主动脉(30.6%)或腹主动脉与肾动脉起始部的交角处。

2. **肾静脉** renal vein　肾内的静脉与肾内动脉不同,有广泛吻合,无节段性,结扎一支不影响血液回流。肾内静脉在肾窦内汇成 2~3 支,出肾门后则合为一干,行于肾动脉的前方,几乎呈直角汇入下腔静脉。肾静脉多为 1 支,少数有 2 支或 3 支,多见于右侧。由于下腔静脉位于脊柱右侧,左肾静脉的长度约为右肾静脉的 2 倍,分别约为6.5cm 和 2.8cm。

两侧肾静脉的属支不同。右肾静脉通常无肾外属支;而左肾静脉收纳左肾上腺静脉和左睾丸(卵巢)静脉的血液,其属支与周围静脉有吻合(图 4-74)。肝门静脉高压症时,利用此解剖特点行大网膜包肾术,可建立门-腔静脉间的侧支循环,降低门静脉压力。有半数以上的左肾静脉与左腰升静脉相连,经腰静脉与椎静脉丛和颅内静脉相通,因此左肾和睾丸的恶性肿瘤可经此途径向颅内转移。

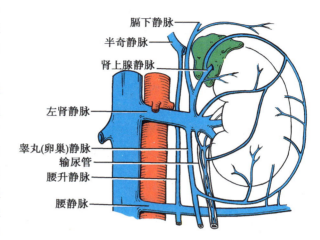

图 4-74　肾静脉的属支及其与周围静脉的吻合

(五) 淋巴引流和神经

1. **淋巴引流**　肾内淋巴管分浅、深两组。浅组位于肾纤维膜深面,引流肾被膜及肾脂肪囊内的淋巴;深组位于肾内血管周围,引流肾实质内的淋巴。浅、深两组淋巴管相互吻合,在肾蒂处汇合成较粗的淋巴管,最后汇入腰淋巴结。其中右肾前部的集合淋巴管注入腔静脉前淋巴结、主动脉腔静脉间淋巴结及主动脉前淋巴结;右肾后部的集合淋巴管注入腔静脉后淋巴结。左肾前部的集合淋巴管注入主动脉前淋巴结及左肾动脉起始处的主动脉外侧淋巴结;左肾后部的集合淋巴管注入主动脉外侧淋巴结。肾癌时上述淋巴结可被累及。

2. **神经**　肾接受交感神经和副交感神经双重支配,同时有内脏感觉神经。交感神经和副交感神经皆来源于肾丛(位于肾动脉上方及其周围)。一般认为分布于肾内的神经主要是交感神经,副交感神经可能终止于肾盂平滑肌。

感觉神经随交感神经和副交感神经分支走行,由于经过肾丛,所以切除或封闭肾丛可消除肾疾患引起的疼痛。

三、输尿管腹部

输尿管 ureter 左、右各一,位于腹膜后间隙,脊柱两侧,是细长且富有弹性的肌性管道。输尿管上端起自肾盂,下端终于膀胱,全长 20~30cm。根据行程,输尿管可分为 3 部分:①腹部(腰段),从肾盂与输尿管交界处至跨越髂血管处;②盆部(盆段),从跨越髂血管处至膀胱壁;③壁内部(膀胱壁段),斜穿膀胱壁,终于膀胱黏膜的输尿管口。

输尿管腹部长 13~14cm,紧贴腰大肌前面向内下斜行,在腰大肌中点的稍下方有睾丸(卵巢)血管斜过其前方。输尿管腹部的体表投影在腹前壁与半月线相当;在腰部约在腰椎横突尖端的连线上。

输尿管腹部的上、下端分别是输尿管的第 1、2 狭窄部。肾盂与输尿管连接处的直径约为 0.2cm;跨越髂血管处直径约为 0.3cm;两者中间部分较粗,直径约为 0.6cm。输尿管的狭窄部是结石易嵌顿的部位。肾盂与输尿管连接处的狭窄性病变,是导致肾盂积水的重要病因之一。

右输尿管腹部的前面为十二指肠降部、睾丸(卵巢)血管、右结肠血管、回结肠血管和回肠末段,因此,回肠后位阑尾炎常可刺激右输尿管,尿中可出现红细胞及脓细胞;左输尿管腹部的前面有十二指肠空肠曲、睾丸(卵巢)血管和左结肠血管。在小骨盆上口处,右输尿管跨越髂外血管前方、左输尿管跨越髂总血管前方进入盆腔。输尿管腹部前面的大部分有升、降结肠的血管跨过,故左或右半结肠切除术时,应注意勿损伤输尿管。

输尿管变异比较少见。下腔静脉后输尿管容易导致输尿管梗阻,必要时需手术将其移至正常位置。双肾盂、双输尿管畸形时,输尿管的行程及开口可有变异,如双输尿管开口于膀胱,可不引起生理功能障碍,但若其中一条输尿管开口于膀胱之外(如在女性可开口于尿道外口附近或阴道内),因无括约肌控制,可致持续性尿漏(图4-75)。

输尿管腹部的血液供应是节段性的:其上部由肾动脉和肾下极动脉的分支供应;下部由腹主动脉、睾丸(卵巢)动脉、第1腰动脉、髂总动脉和髂内动脉等分支供应(图4-76)。各条输尿管动脉到达输尿管内侧0.2~0.3cm处时,均分为升、降两支进入管壁。上、下相邻的分支相互吻合,在输尿管的外膜层形成动脉网,并有小分支穿过肌层,在输尿管黏膜层形成毛细血管丛。由于输尿管腹部的不同部位血液来源不同和不恒定,且少数输尿管动脉的吻合支细小,故手术游离输尿管范围过大时,可影响输尿管的血供,发生局部缺血坏死。由于动脉多来自输尿管腹部的内侧,故手术时应在输尿管的外侧游离。

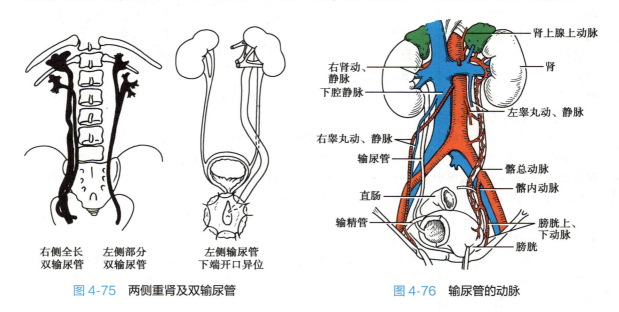

图4-75 两侧重肾及双输尿管

右侧全长 左侧部分 左侧输尿管
双输尿管 双输尿管 下端开口异位

图4-76 输尿管的动脉

输尿管腹部的静脉与动脉伴行,分别经肾静脉、睾丸(卵巢)静脉和髂总静脉等回流入下腔静脉。

四、肾上腺

肾上腺 suprarenal gland 为成对的内分泌器官,位于脊柱的两侧,平第11胸椎高度,紧贴肾的上端,与肾共同包在肾筋膜内。左肾上腺为半月形,右肾上腺为三角形,高约5cm,宽约3cm,厚为0.5~1.0cm,重6.8~7.2g。

左、右肾上腺的毗邻不同:左肾上腺前上部借网膜囊与胃相邻,下部与胰尾和脾血管相邻,内侧缘靠近腹主动脉;右肾上腺的前面为肝,前外上部无腹膜覆盖,直接与肝裸区相邻,内侧缘紧邻下腔静脉。左、右肾上腺的后面均为膈。两侧肾上腺之间有腹腔丛。

肾上腺的动脉有上、中、下3支,分布于肾上腺的上、中、下3部分(图4-77)。**肾上腺上动脉**发自膈下动脉;**肾上腺中动脉**发自腹主动脉;**肾上腺下动脉**发自肾动脉。这些动脉进入肾上腺后,在肾上腺被膜内形成丰富的吻合,并发出细小分支进入皮质和髓质。一部分在皮质和髓质内形成血窦,另一

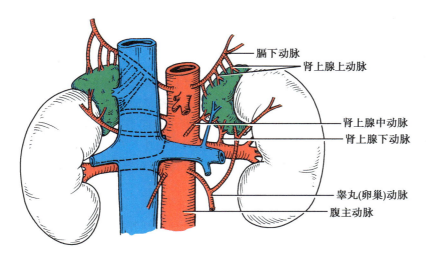

图 4-77　肾上腺的动脉

部分在细胞索间吻合成网。皮质和髓质的血窦集合成中央静脉,穿出肾上腺即为肾上腺静脉。

左肾上腺静脉通常为 1 支,少数为 2 支,汇入左肾静脉;右肾上腺静脉通常只有 1 支,汇入下腔静脉,少数汇入右膈下静脉、右肾静脉或副肝右静脉,个别可汇入肝右静脉。由于右肾上腺静脉很短,且多汇入下腔静脉的右后壁,故在右肾上腺切除术结扎肾上腺静脉时,应注意保护下腔静脉。

五、腹主动脉

腹主动脉 abdominal aorta 又称**主动脉腹部**,在第 12 胸椎下缘前方略偏左侧,经膈的主动脉裂孔进入腹膜后间隙,沿脊柱的左前方下行,至第 4 腰椎下缘水平分为左、右髂总动脉。腹主动脉全长约 15cm,周径约 3.0cm。腹主动脉在腹前壁的体表投影:从胸骨的颈静脉切迹至耻骨联合上缘连线的中点以上 2.5cm 处开始,向下至脐左下方 2.0cm 处,一条宽约 2.0cm 的带状区。腹主动脉下端在腹前壁的体表投影为两侧髂嵴最高点连线的中点。

腹主动脉的前面为胰体、脾静脉、左肾静脉、十二指肠水平部等;后面为第 1~4 腰椎及椎间盘;右侧为下腔静脉;左侧为左交感干腰部。腹主动脉周围还有腰淋巴结、腹腔淋巴结和神经丛等。

腹主动脉的分支分为脏支和壁支,脏支又分为不成对和成对两种(图 4-78)。

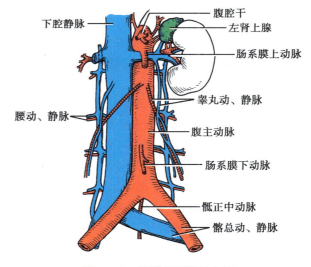

图 4-78　腹膜后间隙的血管

(一) 不成对的脏支

1. **腹腔干** celiac trunk　为一短干,平均长 2.45cm,在膈的主动脉裂孔稍下方发自腹主动脉前壁,起点多在第 1 腰椎水平,少数在第 1 腰椎以上。其分支有变异,但以分出肝总动脉、脾动脉和胃左动脉为多。

2. **肠系膜上动脉** superior mesenteric artery　在腹腔干的稍下方发自腹主动脉前壁,起点多在第 1 腰椎水平。经胰颈与十二指肠水平部之间进入肠系膜根,呈弓状行至右髂窝。

3. **肠系膜下动脉** inferior mesenteric artery　在第 3 腰椎水平发自腹主动脉前壁,在腹后壁腹膜深面行向左下方,经乙状结肠系膜进入盆腔,最后移行为直肠上动脉。

（二）成对的脏支

1. **肾上腺中动脉** middle suprarenal artery 　在肾动脉上方平第 1 腰椎高度起自腹主动脉侧壁，向外侧经膈的内侧脚至肾上腺中部。

2. **肾动脉** renal artery 　多在第 2 腰椎平面、肠系膜上动脉起点稍下方发自腹主动脉的侧壁。左肾动脉较右肾动脉短，平均长度分别为 2.62cm 和 3.49cm。两肾动脉的外径平均为 0.77cm。

3. **睾丸（卵巢）动脉** testicular（ovarian）artery 　在肾动脉起点平面稍下方，起自腹主动脉的前外侧壁，下行一段距离后与同名静脉伴行，在腹膜后间隙内斜向外下方，越过输尿管前方，在腰大肌前面下行。睾丸动脉经腹股沟管深环入腹股沟管随精索下行，分布至睾丸；卵巢动脉在小骨盆上缘处经卵巢悬韧带，分布于卵巢。

（三）壁支

1. **膈下动脉** inferior phrenic artery 　为 1 对，在膈主动脉裂孔处由腹主动脉的起始处发出，行向上分布于膈。

2. **腰动脉** lumbar artery 　通常有 4 对，由腹主动脉后壁的两侧发出，向外侧横行，分别经第 1~4 腰椎体中部的前面或侧面，与腰静脉伴行。在腰大肌的内侧缘发出背侧支和腹侧支。背侧支分布到背部诸肌和皮肤以及脊柱；腹侧支分布至腹壁，与腹前外侧壁其他的血管吻合。

3. **骶正中动脉** median sacral artery 　为 1 支，多起自腹主动脉分叉处的后上方 0.2~0.3cm 处，经第 4~5 腰椎、骶骨及尾骨的前面下行，并向两侧发出腰最下动脉（又称第 5 腰动脉），贴第 5 腰椎体走向外侧，供血到邻近组织。

六、下腔静脉

下腔静脉 inferior vena cava 由左、右髂总静脉汇合而成，汇合部位多平第 5 腰椎（68.2%），少数平第 4 腰椎（31.8%）。下腔静脉收集下肢、盆部和腹部的静脉血。下腔静脉在脊柱的右前方，沿腹主动脉右侧上行，经肝的腔静脉沟，穿膈的腔静脉孔，最后开口于右心房。

下腔静脉的前面为肝、胰头、肠系膜及其包含的血管、神经、十二指肠水平部和右睾丸（卵巢）动脉；后面为右膈脚、第 1~4 腰椎及椎间盘、右腰交感干和右腰动脉；右侧与腰大肌、右肾和右肾上腺相邻；左侧为腹主动脉。

下腔静脉的属支有髂总静脉、右睾丸（卵巢）静脉、肾静脉、右肾上腺静脉、肝静脉、膈下静脉和腰静脉，大部分属支与同名动脉伴行（图 4-79）。

膈下静脉与同名动脉伴行，收集膈和部分肾上腺的静脉血液。

睾丸（卵巢）静脉起自蔓状静脉丛，穿腹股沟管深环，在腹后壁壁腹膜深面上行，与同名动脉伴行，多为 2 支。它们经腰大肌和输尿管的腹侧后合为 1 支，右侧者斜行汇入下腔静脉，左侧者几乎垂直上升汇入左肾静脉。两侧卵巢静脉自盆侧壁上行，越过髂外血管后的行程及汇入部位与睾丸静脉相同。

左睾丸静脉曲张较右侧常见。因为左睾丸静脉垂直汇入左肾静脉，经左肾静脉再注入下腔静脉，行程较长，回流阻力较大；上行过程中有乙状结肠跨过，易受其压迫；左肾静脉经肠系膜上动脉根部与腹主动脉所形成的夹角处汇入下腔静脉，左肾静脉回流受阻亦可累及左睾丸静脉。

腰静脉 lumbar vein 有 4 对，收集腰部组织的静脉血，汇入下腔静脉。左腰静脉走行于腹主动

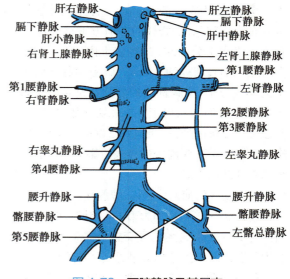

图 4-79 　下腔静脉及其属支

的后方。腰静脉与椎外静脉丛有吻合，并借之与椎内静脉丛相通。各腰静脉之间纵行的交通支称为**腰升静脉** ascending lumbar vein。两侧的腰升静脉向下与髂腰静脉、髂总静脉及髂内静脉相连，向上与肾静脉和肋下静脉相通。两侧的腰升静脉分别经左、右膈脚入后纵隔，左侧者移行为半奇静脉，右侧者移行为奇静脉，最后汇入上腔静脉。因此，腰升静脉也是沟通上、下腔静脉系统间的侧支循环途径之一。

下腔静脉的变异类型包括双下腔静脉（图4-80）、左下腔静脉和下腔静脉肝后段缺如等。由于变异的下腔静脉起点、行程、汇入部位及与周围器官的毗邻关系等与正常不同，故在行腹膜后间隙手术时，应注意防止其损伤。当肾切除术处理肾蒂时，应注意有无下腔静脉变异，切勿损伤左下腔静脉。

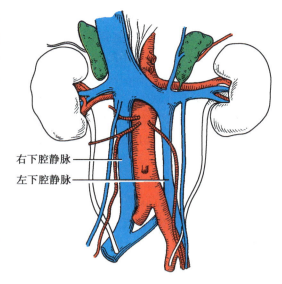

右下腔静脉
左下腔静脉

图 4-80　双下腔静脉

七、乳糜池

乳糜池 cisterna chyli 位于第1腰椎体前方，腹主动脉的右后方，有时在腹主动脉与下腔静脉之间，其上端延续为胸导管，向上经膈的主动脉裂孔进入胸腔。肠干和左、右腰干汇入乳糜池。约有14%的人无明显的乳糜池，而由互相吻合的淋巴管替代。

八、腰交感干

腰交感干 lumbar sympathetic trunk 由3个或4个神经节和节间支构成，位于脊柱与两侧腰大肌之间，表面被深筋膜覆盖，上方连于胸交感干，下方延续为骶交感干。左、右腰交感干之间有横向的交通支（图4-81）。行腰神经节切除术时，不仅应切除交感干神经节，还需同时切除交通支，以达到理想治疗效果。

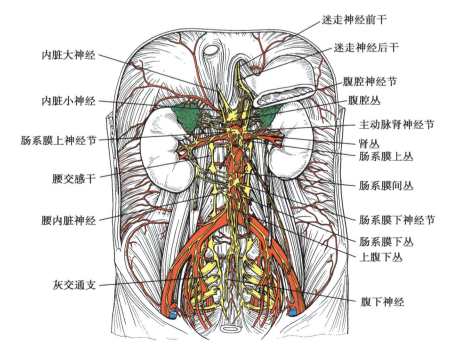

迷走神经前干
迷走神经后干
腹腔神经节
腹腔丛
主动脉肾神经节
肾丛
肠系膜上丛
肠系膜间丛
肠系膜下神经节
肠系膜下丛
上腹下丛
腹下神经

内脏大神经
内脏小神经
肠系膜上神经节
腰交感干
腰内脏神经
灰交通支

图 4-81　腹膜后间隙的神经、血管

左腰交感干与腹主动脉左缘相距 1cm 左右。右腰交感干的前面除有下腔静脉覆盖外,有时有 1支或 2 支腰静脉越过。两侧腰交感干的下段分别位于左、右髂总静脉的后方。左、右腰交感干的外侧有生殖股神经,附近还有小的淋巴结,行腰神经节切除术时均应注意鉴别。

腰神经节 lumbar ganglion 在第 12 胸椎体下半至腰骶椎间盘的范围内。数目常有变异,主要是由于神经节的融合或缺如。第 1、2、5 腰神经节位于相应椎体的平面,第 3、4 腰神经节的位置多高于相应的椎体。第 3 腰神经节多位于第 2~3 腰椎间盘平面,第 4 腰神经节多位于第 3~4 腰椎间盘平面。当行腰交感干神经节切除术寻找神经节时,可参考以上标志。

九、腰丛

腰丛 lumbar plexus 位于腰大肌深面、腰椎横突的前面,由第 12 胸神经前支和第 1~4 腰神经前支构成(图 4-82)。主要分支有髂腹下神经、髂腹股沟神经、生殖股神经、股外侧皮神经、股神经和闭孔神经,分布于髂腰肌、腰方肌、腹前壁下部、大腿前内侧部的肌和皮肤、大腿外侧的皮肤、外生殖器,以及小腿与足内侧的皮肤。

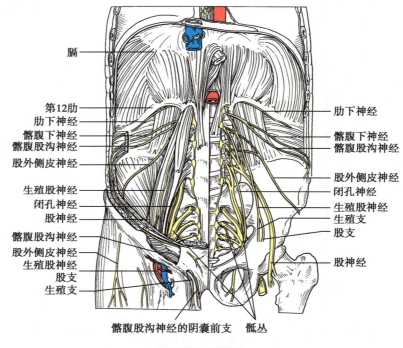

图 4-82　腰骶丛

第六节 ｜ 腹部解剖操作

一、解剖腹前外侧壁

(一) 切口与翻皮

人体标本仰卧位。先触摸骨性标志:剑突、肋弓、耻骨联合上缘、耻骨嵴、耻骨结节、髂嵴、髂前上棘和髂结节。用镊子尖或彩色笔在切口上画线,再用解剖刀沿线切开皮肤,从前正中线向两侧剥离皮肤(见绪图-7)。

1. 自剑突沿正中线向下经脐的外侧至耻骨联合上缘。

2. 自剑突沿肋弓向外下至腋中线(胸部解剖时,此切口已做)。

3. 自耻骨联合上缘沿腹股沟向外上至髂前上棘。该切口皮肤较薄,注意切口勿深。

(二)层次解剖

1. 解剖浅筋膜内结构

(1)寻找浅血管:于髂前上棘与耻骨结节连线中点内侧1.5cm附近,在下腹部浅筋膜的浅、深两层之间,找出旋髂浅动脉和腹壁浅动脉及其伴行静脉。在脐周围观察脐周静脉网,并由此向上沿胸腹外侧壁寻找胸腹壁静脉;由此向下寻找注入大隐静脉的腹壁浅静脉。

(2)辨认Camper筋膜和Scarpa筋膜:于髂前上棘平面用解剖刀水平切开浅筋膜,切口深至腹外斜肌腱膜。用刀柄钝性分离浅筋膜的浅、深两层:浅层富含脂肪为Camper筋膜;深层富含弹性纤维的膜性组织为Scarpa筋膜。将手指伸入Scarpa筋膜与腹外斜肌腱膜之间,向内侧、向下探查Scarpa筋膜的附着点。在Scarpa筋膜深面,手指指尖向中线推进可见左右两侧的Scarpa筋膜附着于白线;手指指尖向下于腹股沟韧带下方约1.5cm处受阻。于男性标本,手指向内下可经耻骨嵴前方进入阴囊肉膜深面。

(3)寻认肋间神经皮支:去除浅筋膜,在前正中线两侧用镊子仔细分离寻找2~3支肋间神经的前皮支,并在腋中线附近解剖出2~3支肋间神经的外侧皮支。在耻骨联合的外上方找出髂腹下神经的皮支。

(4)清除浅筋膜,暴露腹外斜肌及其腱膜。

2. 解剖深筋膜

(1)解剖腹股沟区

1)观察腹外斜肌及其腱膜:用解剖刀沿腹外斜肌及其腱膜方向,清除表面薄弱的深筋膜,暴露肌纤维及腱膜,并仔细观察腹外斜肌的起始、纤维方向及其腱膜。查看腱膜形成的腹股沟韧带。在耻骨结节外上方用镊子提起精索(或子宫圆韧带),找到三角形的腹股沟管皮下环。在皮下环与精索之间有一层连续的腱膜,即腹外斜肌腱膜延续向下包裹在精索表面的精索外筋膜。在精索(或子宫圆韧带)的内上方和外下方,观察腹股沟管浅环的内、外侧脚,内侧脚附于耻骨联合,外侧脚附于耻骨结节。在浅环的外上方,内侧脚和外侧脚之间有发育程度不一的横行纤维,称脚间纤维。提起精索(或子宫圆韧带),观察其后方的反转韧带。

2)解剖腹股沟管前壁:用解剖刀在髂前上棘至腹直肌外侧缘做一水平切口切开腹外斜肌腱膜,再沿腹直肌鞘外侧缘向下经浅环的内侧切开腹外斜肌腱膜,将腹外斜肌腱膜翻向外下方(注意不要破坏浅环)。打开腹股沟管前壁,暴露出管内的精索(或子宫圆韧带),仔细观察可见腹内斜肌纤维起始于腹股沟韧带的外侧1/2处,其部分肌纤维经过精索(或子宫圆韧带)外侧部的前面,因此,腹外斜肌腱膜和深面的腹内斜肌构成腹股沟管前壁的外侧部。

3)解剖腹股沟管上壁:在精索(或子宫圆韧带)上方可见腹内斜肌和腹横肌的弓形下缘,即腹股沟管上壁。此二肌分出一些肌束随精索(或子宫圆韧带)下行,在女性这些肌束非常薄弱,在男性较厚,形成提睾肌,由生殖股神经的生殖支支配,仔细辨认提睾肌。于精索(或子宫圆韧带)稍上方腹内斜肌的表面找到髂腹下神经和髂腹股沟神经,追踪髂腹下神经到其穿腹外斜肌腱膜;观察髂腹股沟神经沿精索(或子宫圆韧带)前内侧下行,伴精索(或子宫圆韧带)出浅环。

4)解剖腹股沟管下壁和后壁:提起精索(或子宫圆韧带),可见精索(或子宫圆韧带)的下方为腹股沟韧带,即腹股沟管的下壁;精索(或子宫圆韧带)的后方为腹横筋膜,即腹股沟管的后壁。精索(或子宫圆韧带)内侧部的后方在腹横筋膜的前面还有腹股沟镰或联合肌和反转韧带,它们共同构成腹股沟管内侧部的后壁。

5)探查腹股沟管深环:提起精索(或子宫圆韧带),向外上方牵拉腹内斜肌下缘,在腹股沟韧带中点上方约一横指处可见腹横筋膜向外突而形成的卵圆形孔,即腹股沟管深环。腹横筋膜包裹在精索表面延续为精索内筋膜。

6)辨认腹股沟三角:找到腹壁下动脉,该动脉与腹直肌外侧缘和腹股沟韧带内侧半围成的三角形区域,为腹股沟三角。此三角区的浅层结构为腹外斜肌腱膜,深层结构为腹股沟镰和腹横筋膜。

（2）解剖腹前外侧壁的肌和神经、血管

1）解剖腹外斜肌和腹内斜肌：用解剖刀自腹直肌外侧缘与肋弓的交点沿肋弓向外侧切开腹外斜肌至腋中线，在腹直肌外侧缘纵行切开腹外斜肌，并翻向外侧，暴露其深面的腹内斜肌。去除深筋膜，观察腹内斜肌的纤维走行及移行为腱膜的位置。

2）解剖腹横肌和神经、血管：沿上述腹外斜肌切口的方向切开腹内斜肌，并由髂前上棘至腹直肌外侧缘做一水平切口，仔细用手指钝性分离腹内斜肌与腹横肌（注意因两者之间的深筋膜少、肌纤维融合而不易分离），将腹内斜肌翻向外侧。在腹内斜肌与腹横肌之间寻找第 7~11 肋间神经、肋下神经及其伴行的血管，观察其走向和节段性分布的情况。观察腹横肌纤维走行及移行为腱膜的位置。

（3）解剖腹直肌鞘及腹直肌

1）解剖腹直肌鞘：在腹直肌鞘前层的上端和下端各做一水平切口，并在腹直肌鞘前层的中线上做一纵行切口，向两侧分离腹直肌鞘前层，暴露腹直肌。因鞘的前层与腹直肌腱划结合紧密，分离时仔细用刀尖游离。

2）探查腹直肌及神经、血管：钝性分离腹直肌，用手指从肌的外侧缘伸到其后方和内侧，并向上、下分离。在腹直肌外侧缘观察第 7~11 肋间神经、肋下神经及伴行血管穿腹直肌鞘后层进入腹直肌。在脐平面横断腹直肌，并翻向上、下方，在其后面寻找腹壁上、下动脉，观察其吻合。

3）观察弓状线：在脐下 4~5cm 处，腹直肌鞘后层下缘呈弓形游离，即弓状线。此线以下腹直肌后鞘缺如，腹直肌直接与腹横筋膜相贴。

二、解剖腹膜和腹膜腔

（一）打开腹膜腔

自剑突沿前正中线至耻骨联合，用剪刀剪开腹壁的各层暴露其深面的壁腹膜。在脐上方中线处先将壁腹膜切一小口，手指由此切口伸进腹膜腔推开大网膜及小肠等，并用手指提起腹前外侧壁，向上、下切开壁腹膜使之与腹壁切口等长。再平脐水平切开腹前外侧壁各层，直至腋中线附近。将切开的腹壁翻向四周，暴露出腹腔脏器。

（二）观察肝的位置与毗邻

首先观察肝下缘与肋弓及剑突的关系，再从右向左观察肝脏面的毗邻，然后以镊子尖或记号笔在腹壁上画出肝的体表投影，以了解肝的上界和其上方的毗邻。如果胸腔已打开，由胸腔侧从右向左观察肝上方的毗邻。

（三）观察理解腹膜腔与腹腔的概念及境界

打开腹膜腔后，可见肝左叶、胃前壁及覆盖于肠袢表面的大网膜。在探查腹膜腔之前，先按腹部的分区，观察腹腔脏器的配布和位置。用手探查腹膜及腹膜腔时，动作要轻柔，不要撕破腹膜。观察完毕后将内脏恢复原位。

将手伸于肝与膈之间，向上可触及膈穹窿，为腹腔及腹膜腔的上界。把大网膜及小肠袢翻向上方，可见骨盆上口，为腹腔的下界，但腹膜腔经骨盆上口入盆腔。将腹腔、腹膜腔的境界与腹壁的境界进行比较。

（四）观察腹膜形成的结构

1. 观察网膜 用手将肝的前缘向右上方牵拉，观察位于肝门与胃小弯和十二指肠上部的小网膜（肝胃韧带和肝十二指肠韧带）。提起大网膜的下缘，观察大网膜两侧缘及下缘的位置、上缘的附着点。提起大网膜的上部，用手触摸胃大弯与横结肠之间是否有胃结肠韧带。若无胃结肠韧带，用手伸入大网膜的前两层和后两层之间，向下用手指触摸前两层与后两层的转折处，即网膜囊的下界。

2. 观察肝的韧带 上提右侧肋弓并将肝拉向下方，从右侧观察矢状位的镰状韧带。将手伸入肝右叶与膈之间，手指向右可触及呈前后方向的镰状韧带。用左手在镰状韧带的游离缘捻捏，可触摸到肝圆韧带。将右手在肝右叶与膈之间向后上方探查，指尖触及的结构为冠状韧带上层。将手移至肝左叶边缘与膈之间,向后上探查,指尖可触及左三角韧带。

3. **探查胃与脾的韧带**　用手将胃底推向右侧,可见连于胃底与脾之间的胃脾韧带。将右手伸入脾和膈之间,手掌向脾,绕脾的后外侧,可抵达脾与左肾之间,指尖触及的结构为脾肾韧带。在脾的下端探查连于结肠的脾结肠韧带。

4. **辨认十二指肠空肠襞**　用手将横结肠翻向上,在十二指肠空肠曲左缘、横结肠系膜根下方、脊柱左侧的腹膜皱襞,即十二指肠空肠襞。

5. **观察系膜**　将大网膜、横结肠及其系膜翻向上方,把小肠拉向左下,将肠系膜舒展平整,观察肠系膜的形态,扪认肠系膜根的附着部位。将回肠末段推向左侧,在盲肠下端找出阑尾,将阑尾游离端提起,观察阑尾系膜的形态和位置。将横结肠和乙状结肠分别提起,观察其系膜,扪认系膜根的附着部位。

(五)探查膈下间隙

1. **右肝上间隙**　将手伸入肝右叶与膈之间,探查右肝上间隙。

2. **左肝上间隙**　在左肋弓下方将手伸入肝左叶与膈之间和指尖触及左三角韧带之间的间隙即左肝上前间隙。在肝左叶的后缘将手伸入肝与膈之间,指尖触及左三角韧带,手指所探查的空间即为左肝上后间隙。

3. **右肝下间隙**　将肝右叶拉向右上方,暴露出肝右叶脏面与横结肠及其系膜之间的间隙为右肝下间隙。用手在该间隙向后探查,可触及右肾,此深窝位于肝右叶脏面和右肾之间,称肝肾隐窝,仰卧位时是腹膜腔的最低处。左、右肝下间隙以肝圆韧带为分界标志。在镰状韧带的游离缘内找到肝圆韧带。

4. **左肝下间隙和网膜孔**　用手将肝左叶拉向上方,探查肝左叶与胃和小网膜前方之间的间隙即左肝下前间隙。小网膜和胃后方的间隙为左肝下后间隙,为网膜囊的一部分。在胃大弯下方一横指处切开胃结肠韧带或大网膜的前两层,注意勿损伤沿胃大弯走行的胃网膜左、右动脉。将右手由切口伸入胃和小网膜的后方间隙即网膜囊,探查网膜囊的周界。将左手示指伸入肝十二指肠韧带后方的网膜孔,使左、右手会合,观察网膜囊的出口即网膜孔,探查网膜孔的周界。将左手沿胰体表面向左直抵脾门,再将右手中指放入脾和左肾之间,示指放入脾和胃之间,左手与右中指间即为较厚的脾肾韧带,左手与右示指间则为胃脾韧带。胃脾韧带与脾肾韧带构成网膜囊的左界。

(六)观察结肠下区的间隙

翻动小肠袢和肠系膜根,观察左、右肠系膜窦,肠系膜根左下方的间隙为左肠系膜窦,向下通盆腔;肠系膜根右上方的间隙为右肠系膜窦,其下界有横位的回肠末段,形成相对独立的间隙。在升、降结肠的外侧,分别为右、左结肠旁沟,两者向下通盆腔。右结肠旁沟向上与膈下间隙相通,左结肠旁沟向上可被膈结肠韧带所阻挡,不能直通膈下间隙。

(七)观察腹前壁下份的腹膜皱襞和窝

腹前壁下部内面,可见纵行的腹膜皱襞,自正中向外依次为脐正中襞、脐内侧襞和脐外侧襞;脐正中襞与脐内侧襞之间的腹膜凹陷为膀胱上窝;脐外侧襞两侧的凹陷分别为腹股沟内、外侧窝。去除壁腹膜,解剖和观察腹膜皱襞内的结构和腹股沟外侧窝的深环。

三、解剖结肠上区

(一)解剖胃的血管、淋巴结和神经

1. **解剖胃左动、静脉**　在镰状韧带左侧切除肝左叶,尽量将肝右叶向上牵拉,暴露小网膜,用无齿镊于胃小弯的中份撕开小网膜前层并清除脂肪组织即可找到胃左动脉及伴行的胃左静脉。尽量将胃小弯向下牵拉,自贲门处解剖胃左动脉至网膜囊后壁,找出其起始处的腹腔干,注意观察沿胃左动脉分布的淋巴结和腹腔干周围的腹腔淋巴结。追踪胃左静脉,直至其最终汇入肝门静脉。

2. **解剖胃右动脉**　沿胃小弯向右清理,找出胃右动脉及伴行的胃右静脉和沿两者排列的胃右淋巴结。在幽门上缘、肝十二指肠韧带内向上追踪胃右动脉到其起始处。

3. **解剖迷走神经**　用镊子仔细剥离食管腹部和胃贲门周围的浆膜,在食管腹部和胃贲门的前面

分离出迷走神经前干,找出由其发出的肝支、沿胃小弯走行的胃前支和角切迹附近的"鸦爪"形分支。在食管腹部和贲门后方的浆膜下,分离出迷走神经后干,并找出其发出的腹腔支、沿胃小弯走行的胃后支和角切迹附近的"鸦爪"形分支。

4. 解剖胃网膜左、右动脉　在距胃大弯中份下方约 1cm 处,用镊子横行撕开大网膜的前两层,找出胃网膜左、右动脉。在大网膜内,向右清理胃网膜右动脉周围的筋膜直至幽门下方,证实它发自胃十二指肠动脉。在大网膜内,向左清理胃网膜左动脉周围的筋膜至其发自脾动脉处。解剖出胃网膜左、右动脉发出的网膜支和胃壁支。在脾门的胃脾韧带内解剖由脾动脉分出的胃短动脉,一般有 2~4 支,行向胃底。观察胃网膜左、右动脉吻合形成的胃大弯动脉弓及沿胃网膜左、右动脉排列的淋巴结。

(二) 解剖肝

1. 取肝　按以下步骤将肝取出:①平网膜孔处切断肝蒂;②将肝和肋弓上提,分别在腔静脉孔平面和尾状叶平面,从上、下方离断下腔静脉;③紧贴腹前壁和膈下面,将肝圆韧带和镰状韧带剪断,使韧带连于肝上;④将肝下拉,在肝上面与膈之间分别将冠状韧带及左、右三角韧带切断,然后剥离肝裸区结缔组织,切断冠状韧带下层,将肝完整取出。

2. 观察肝的外形　在肝的膈面,仔细观察镰状韧带、冠状韧带和左、右三角韧带,观察它们的位置及相互间的延续关系。在肝的脏面,观察 H 形沟及肝各叶。提起胆囊,检查胆囊窝,看是否存在从肝直接进入胆囊的细小胆管(胆囊下肝管)。仔细辨认肝脏面的食管压迹、胃压迹、十二指肠压迹、肾上腺压迹、肾压迹和结肠压迹。

3. 解剖并观察肝裂　以镊子尖或记号笔画出各肝裂(正中裂,左、右叶间裂,左、右段间裂)在肝表面的标志线,以理解肝的分叶和分段方法。沿各肝裂的标志线向肝深面缓慢清除肝组织,查看走行于肝裂内的结构。清除肝组织动作宜缓慢,不得大块地剥离肝组织。清除肝组织过程中遇到的肝内管道均应一一保留,以待后面观察。

4. 解剖并观察第一肝门　解剖第一肝门(横沟),追踪观察肝门静脉至其分叉处。在肝门静脉右前方,向上追溯胆总管,可见它由胆囊管和肝总管合成。向上追查胆囊管至胆囊颈,清理肝总管周围结缔组织至肝门,证实它由肝左、右管汇合而成。注意寻找有无副肝管(多发自肝右叶)汇入肝管或肝总管。于肝门静脉左前方,向上追踪肝固有动脉至其分叉处。在肝门处,一般肝左、右管在前,肝固有动脉左、右支居中,肝门静脉左、右支在后。此外,还应注意观察肝左、右管汇合点,肝门静脉分叉点与肝固有动脉分叉点之间与肝门的远近关系。

5. 解剖并观察下腔静脉肝后段　观察腔静脉沟呈沟状、半管状还是管状。沿其后正中线,剪开下腔静脉肝后段后壁,用水洗净其内的血凝块,观察位于其前壁及侧壁上的肝静脉汇入口。肝左、中和右静脉的汇入口位于下腔静脉肝后段的上份,收集肝右后叶脏面和尾状叶的肝短静脉汇入口一般位于其下份。

6. 解剖并观察肝内管道　于第一肝门处沿 Glisson 囊解剖和剥离肝内管道。首先剥离肝门静脉左支,追踪其分支至肝内。肝门静脉左支的行程及分支相当恒定,一般分为横部、角部、矢状部和囊部 4 部分。横部位于横沟内,矢状部走行于肝圆韧带裂内,矢状部与横部移行处为角部,向前延为囊部,肝圆韧带连于此部。左支的主要分支有:左外上段支,起于角部,分布于左外叶上段;左外下段支,多起于囊部左侧壁,分布于左外叶下段;左内支,起于囊部右侧壁,分布于内叶。解剖肝门静脉右支,观察有无肝门静脉右支主干。肝门静脉右支粗而短,沿横沟右行,分为右前支和右后支。追踪观察右前支向腹侧和背侧分出的扇状分支,右后支继续分为右后上、下段支,追踪上述分支的分布范围。肝固有动脉及肝管在肝内的分支与分布,基本上和肝门静脉的相一致,应注意观察三者之间的位置关系。沿腔静脉沟上部解剖肝右、中和左静脉,注意观察其属支及其引流范围。循腔静脉沟下部解剖肝短静脉,注意观察其引流范围。

所有肝内管道解剖后,应总结本例肝内管道的情况,并注意观察肝内门静脉与肝静脉之间的空间位置关系。

（三）解剖胰、十二指肠上半部和脾的血管

1. 解剖脾动脉 将胃向上翻起,在胰的上缘找出脾动脉,并向右追踪至腹腔干,向左追踪至脾门。观察其沿途分出到胰的胰支,进入脾门前分出的胃网膜左动脉和胃短动脉;注意寻找由脾动脉分出的胃后动脉并追踪到胃底的后壁。

2. 解剖脾静脉 用镊子撕开并去除胰腺表面的壁腹膜,将胰腺从腹后壁游离,在胰的后面找到脾静脉,并向右追踪至胰颈的后方,可见脾静脉与肠系膜上静脉汇合形成肝门静脉。若胃左静脉未汇入肝门静脉,在清理脾静脉时,则应注意观察它是否注入脾静脉。沿脾静脉的行程,寻找是否有肠系膜下静脉汇入。

3. 解剖胃十二指肠动脉 在肝十二指肠韧带内找到肝总动脉,仔细辨认由其发出的胃十二指肠动脉,追踪该动脉至十二指肠上部后方及幽门的下缘,可见其发出胃网膜右动脉及胰十二指肠上动脉两分支。在胰头和十二指肠降部之间的前方和后方的沟内解剖胰十二指肠上动脉的分支即胰十二指肠上动脉前、后两支。

（四）解剖肝十二指肠韧带内的结构和胆囊

1. 解剖肝十二指肠韧带 用镊子纵行撕开肝十二指肠韧带直至肝门的腹膜,分离并去除结缔组织,可见右侧的胆总管和左侧的肝固有动脉,两者的后方有粗大的肝门静脉。

2. 解剖肝固有动脉 从肝总动脉开始向上分离修洁肝固有动脉及其左、右支直至肝门,注意其起源是否变异。在胆囊三角内找出胆囊动脉,并追查其发出的部位。

3. 解剖肝外胆道与胆囊 沿胆总管向上追踪直至肝总管和胆囊管汇合处,再沿肝总管向上追踪,可见其起始处即肝右管和肝左管汇合形成肝总管,解剖肝左、右管直至肝门。沿胆囊管追至胆囊,辨认观察胆囊的形态与分部。观察由胆囊管、肝总管及肝脏面围成的胆囊三角,并观察其内的胆囊动脉。

4. 解剖肝门静脉 在肝总管和肝固有动脉的后方确认肝门静脉,并向上追踪至肝门处,证实它分为左、右支进入肝门。

四、解剖结肠下区

（一）辨认各段肠管

1. 辨认十二指肠的各部 从胃的幽门用手向右触摸到十二指肠起始部,沿肠管向右至肝门下方,可见其转折向下形成十二指肠上曲。将横结肠翻向下方,用手触摸到十二指肠向下探查,可见其在第 3 腰椎处转向左并一直到脊柱的左侧,其转折处为十二指肠下曲,沿脊柱左侧贴腹后壁上升到第 2 腰椎的部分为十二指肠的升部。

2. 区分空肠和回肠 以位置、管壁的厚度、管径的大小、血管弓级数的多少等来区分空肠和回肠。

3. 区分结肠 寻找结肠带、结肠袋和肠脂垂,确认结肠和盲肠,以此与小肠区别。根据位置辨认升结肠、横结肠、降结肠和乙状结肠。

4. 寻找阑尾 以盲肠的前结肠带为标志,向下追踪可找到阑尾根部。由此观察阑尾系膜、阑尾的形态和位置。结合常见阑尾位置,掌握阑尾毗邻,分析阑尾炎相应的临床表现。

5. 寻找十二指肠空肠曲 将横结肠向上翻起,沿十二指肠水平部向左直至空肠的起始处,可见其由后向前的折叠弯曲即为十二指肠空肠曲。将其向下牵拉,其上方与脊柱间的腹膜皱襞为十二指肠悬韧带。

（二）解剖肠系膜上血管

1. 解剖肠系膜上动、静脉 将大网膜、横结肠及其系膜翻向上方,将全部系膜小肠翻向左侧,暴露肠系膜根,用镊子撕开并清除肠系膜根的前层腹膜,找到肠系膜上动脉的主干及其伴行的肠系膜上静脉。沿肠系膜上静脉向上解剖至与脾静脉汇合形成肝门静脉处;沿肠系膜上动脉向上解剖直至其起始处,并可见肠系膜上动脉跨过十二指肠水平部的前方。

2. **解剖空、回肠动脉**　在肠系膜根部的左侧缘,用镊子撕开肠系膜的前层腹膜(注意不要破坏后层腹膜,保持后层腹膜完整),显露从肠系膜上动脉左侧发出的空、回肠动脉,并追踪其分支直到肠管,比较观察空肠动脉和回肠动脉形成的各级血管弓的情况,最后一级血管弓发出的分支垂直进入肠壁。在肠管系膜缘血管明显,而游离缘血管细小,探讨肠切除术时应如何切断肠管和相应的系膜才能保持良好的血液供应。

3. **解剖肠系膜上动脉右缘的分支**　从肠系膜根部向右剥离肠系膜的前层腹膜,切勿损伤腹膜外任何结构。沿肠系膜上动脉右缘,自上而下,解剖出中结肠动脉、右结肠动脉及回结肠动脉,分别追查至横结肠、升结肠与回盲部,辨别位于结肠内缘的结肠缘动脉。在阑尾系膜里找到阑尾动脉,并向上追踪其起始处。

4. **解剖胰十二指肠下前、后动脉**　从十二指肠水平部的上缘,寻找从肠系膜上动脉发出细小的胰十二指肠下动脉,后者再分为前、后两支,沿胰头与十二指肠降部的前面和后面上行,并与胰十二指肠上动脉的分支吻合形成动脉弓。

(三) 解剖肠系膜下血管

1. **解剖肠系膜下动脉**　将空、回肠及肠系膜翻向右侧,暴露腹后壁左侧的腹膜,在第3腰椎前方可见一斜向左下的腹膜皱襞,去除腹膜皱襞显露其深面的肠系膜下动脉,向上追踪其发自腹主动脉起始处,向下解剖其分支——左结肠动脉、乙状结肠动脉和直肠上动脉,并追寻左结肠动脉与中结肠动脉、乙状结肠动脉与直肠上动脉的结肠缘动脉,注意左结肠动脉与中结肠动脉间的结肠缘动脉有时缺如。

2. **解剖肠系膜下静脉**　在乙状结肠动脉附近找出肠系膜下静脉,并向上追踪查看其汇入处。

(四) 解剖十二指肠及其周围结构

1. **解剖十二指肠相邻结构**　游离十二指肠降部,从右侧向左翻起,将十二指肠上部和降部及胰头从腹后壁游离,解剖十二指肠上部后方的肝门静脉、胆总管、胃十二指肠动脉、下腔静脉以及位于胰头后方的胆总管。

2. **解剖胰管**　将胰头游离,从其后面剥离,去除胰腺组织寻找主胰管,并向右解剖至十二指肠降部与胰头间,观察其与胆总管汇合形成肝胰壶腹。观察肝胰壶腹的形态、位置及与十二指肠降部肠壁的关系。检查胰管的上方有无副胰管。

3. **解剖十二指肠内部结构**　用解剖刀或剪刀纵行切开十二指肠降部的外侧壁,并在纵行切口的上端与下端做一水平切口,暴露十二指肠的后内侧壁,观察十二指肠降部的黏膜结构特点,寻找十二指肠纵襞、十二指肠大乳头和十二指肠小乳头。用探针插入十二指肠大乳头,用手触摸斜穿肠壁的肝胰壶腹。

五、解剖腹膜后间隙

(一) 一般观察

清除腹后壁残存的腹膜,观察腹膜后间隙的境界、交通、内容及各结构间的排列关系。

(二) 解剖腹后壁的血管和淋巴结

1. **解剖肾前筋膜**　清除壁腹膜,辨别出肾前筋膜。用镊子提起肾前筋膜,在中线处纵行切开肾前筋膜,用刀柄插入切口,使肾前筋膜与深面组织分离,直至左、右两肾的外侧。

2. **解剖腹主动脉和下腔静脉**　去除肾前筋膜及其深面的疏松结缔组织,显露腹主动脉的前壁,并向下解剖游离至其分为左、右髂总动脉处,向上解剖游离到胰的后面,去除腹主动脉周围的结缔组织,修洁腹主动脉。解剖围绕腹主动脉周围的神经丛。在腹主动脉的右侧,分离出下腔静脉,向上、下追踪解剖其属支。

3. **解剖肾动、静脉和肾上腺中动脉**　将肠系膜翻向右上方,在肠系膜上动脉根部下方,平第2腰椎高度找出肾动脉,追至肾门。寻找其发出的肾上腺下动脉。肾动脉的变异较多,注意观察。从肾门追踪肾静脉汇入下腔静脉处,可见左肾静脉较右肾静脉长,走行于肠系膜上动脉和腹主动脉之间,有左肾上腺静脉和左睾丸（卵巢）静脉汇入。有时肠系膜上动脉可以压迫左肾静脉导致左睾丸（卵巢）静脉曲张。在肾动脉的稍上方,找出由腹主动脉分出的肾上腺中动脉。

4. 解剖生殖腺血管 在腰大肌前面找出睾丸（卵巢）动、静脉。向上追查动脉的发起处及静脉的注入处,向下追至腹股沟管深环,如为女性则追至入小骨盆上口为止。生殖腺的血管细长和脆弱,须仔细解剖。

5. 解剖膈下动脉与肾上腺上动脉 在腹主动脉的起始处,寻找膈下动脉并追踪到膈的后部,其伴行的膈下静脉常呈蓝色,可凭此辨认。找出膈下动脉的分支——肾上腺上动脉。

6. 解剖淋巴结 在下腔静脉和腹主动脉周围寻找腰淋巴结。于腹腔干和肠系膜上、下动脉根部周围清理同名的淋巴结。

7. 解剖髂总动脉夹角内的结构 将乙状结肠及其系膜翻向右侧,可见腹主动脉终支——左、右髂总动脉,清理血管周围的淋巴结和内脏神经纤维。在左、右髂总动脉的夹角内,可见线样的神经纤维交织成丛,并越过骶岬入盆腔,这些神经丛即上腹下丛。将神经丛推向一侧,在腹主动脉分叉处找出骶正中动脉。

8. 解剖髂总动脉及其分支 分离髂总动脉直至其末端分为髂内、外动脉,观察其伴行的髂总静脉和沿血管排列的淋巴结。在近腹股沟韧带处,寻找髂外动脉的分支——腹壁下动脉和旋髂深动脉,解剖旋髂深动脉直到髂前上棘附近,并观察其分支分布;解剖腹壁下动脉直到腹直肌后面,观察其分支分布。髂内动脉暂不追溯,将随盆腔一起解剖。

（三）解剖肾及其周围结构

1. 原位观察肾 肾前筋膜已经打开,再次确认。肾前筋膜的深面是肾脂肪囊,脂肪量的个体差异较大。清除脂肪,暴露肾,原位观察肾的形态和位置。复位肾周围的器官,观察肾的毗邻。

2. 解剖肾内部结构 切断肾血管,在右肾下端切断右输尿管,取出右肾。肾表面有光滑的肾纤维囊。在肾纤维囊上做一"["形切口,沿切口剥离一小块肾纤维囊,观察其与肾实质的黏附关系。经肾门将肾切成前、后两部分,在肾的冠状断面上观察肾实质的内部结构;去除肾窦内的脂肪,观察肾窦及其内的结构。

3. 解剖肾上腺 在肾上端确认肾上腺。肾上腺的颜色和质地有时与结缔组织相似,需注意区别。观察左、右肾上腺的形态和毗邻,再次清理肾上腺的3条动脉,于肾上腺前面找出肾上腺静脉,追踪左、右肾上腺静脉分别注入下腔静脉和左肾静脉处。

4. 解剖肾蒂及输尿管 清除左肾蒂内的结缔组织,分离肾蒂结构,观察肾静脉、肾动脉和肾盂的排列关系。肾盂约在第2腰椎上缘水平移行为输尿管,自上而下分离输尿管至小骨盆上口,观察其行程中的毗邻关系。

（四）解剖腹腔神经丛、腰交感干、腰丛和腰干

1. 解剖腹腔神经丛 在已解剖的胸后壁,寻找到已解剖的内脏大、小神经。内脏大神经向下穿膈脚到腹腔干根部的周围,与腹腔神经节相连,轻轻牵拉内脏大神经,腹腔神经节可随之活动,该神经节形状不规则,质地坚硬。内脏小神经向下穿膈脚与主动脉肾节相连,轻轻牵拉内脏小神经,在肾动脉的起始处可以找到主动脉肾节。在胃后壁再次确认迷走神经后干及其发出的腹腔支和胃后支。

2. 解剖腰交感干 在脊柱与腰大肌之间找到腰交感干,向上、下探查其延续。左腰交感干与腹主动脉左缘相邻,下端位于左髂总静脉的后面。右腰交感干的前面为下腔静脉,其下端位于右髂总静脉的后方。

3. 解剖乳糜池及其输入淋巴干 在已解剖的胸后壁,寻找到已解剖的胸导管,向下并剪断膈脚,解剖到第1腰椎体和腹主动脉的右侧,可见囊状膨大的乳糜池,并可见其由左、右腰干和单一肠干汇合而成。

4. 腰丛 用手指钝性分离腰大肌的深面,在腰大肌中部,横切腰大肌并向上、下分离,寻找腰大肌深面的 $L_1 \sim L_5$ 的腰神经前支以及构成的腰丛。在腰大肌的外侧缘,找出髂腹下神经、髂腹股沟神经

和股外侧皮神经;在腰大肌表面寻找由此穿出的生殖股神经;腰大肌的内侧缘找出闭孔神经。

第七节 ｜ 临床病例分析

本章临床病例
分析解析

病例 4-1

患者,男,45 岁。主诉:上腹部不适 2 年,加重 3 小时就诊。体格检查:表情痛苦,腹式呼吸减弱,全腹压痛,腹肌紧张,肠鸣音减弱。X 线:膈下可见游离气体。诊断为胃溃疡穿孔,予穿孔缝合术治疗。请从解剖学角度思考分析:

（1）腹前外侧壁常用的手术切口类型;

（2）腹部正中切口所经过的层次及选择此切口的原因。

病例 4-2

患者,男,14 岁。主诉:右腹股沟区出现可复性包块 1 年。现病史:患者 1 年前运动中突发右腹股沟区疼痛,且在用力咳嗽或站立时间过久时,右腹股沟区可出现一核桃大小的肿物,平卧时肿物可回纳。体格检查:患者右侧腹股沟管浅环处未发现明显异常,继而嘱患者咳嗽,指尖在腹股沟管浅环处可触及膨出物,并有冲击感。松开手指,肿物可膨出。回纳后按压腹股沟管深环处,嘱患者咳嗽,肿物难复出。诊断为右腹股沟斜疝。请从解剖学角度思考分析:

（1）腹股沟斜疝与直疝的产生原因及临床特点;

（2）疝囊外的包绕结构;

（3）在腹股沟斜疝修补术中,应注意避免损伤的结构。

病例 4-3

患者,男,54 岁。主诉:严重腹痛及呕血 1 天入院。现病史:患者 3 年来曾多次发生呕血、便血,大便呈黑色。有长期大量饮酒史。体格检查:血压 85/60mmHg,心率 125 次/分。皮肤、结膜微黄,眼球略凹。颈、胸、肩及上肢可见蜘蛛痣,脐周可见静脉曲张。腹部肿大,左肋弓下可及肿大的脾脏,腹部叩诊呈移动性浊音。直肠指检有鲜血。诊断为酒精性肝硬化,并发上消化道出血。请从解剖学角度思考分析:

（1）患者出现呕血、便血,并且发生脐周静脉曲张的原因;

（2）患者产生腹水和脾大可能的原因。

病例 4-4

患者,女,49 岁。主诉:右上腹痛伴右肩和右臂部疼痛 10 小时。现病史:患者近 1 年来进食油腻食物后常出现右上腹痛,最近 1 次疼痛发作持续时间较长,且同时出现右肩和右臂部疼痛。诊断为慢性胆囊炎急性发作。请从解剖学角度思考分析:

（1）引起慢性胆囊炎的原因,该病长期迁延产生的不良后果;

（2）进食油腻食物引起右上腹部疼痛的原因;

（3）右上腹痛伴右肩和右臂部疼痛的原因。

病例 4-5

患者,男,23 岁。主诉:突发剧烈腹痛伴高热 2 小时。现病史:患者 1 天前出现腹部隐痛,以脐周为主,后逐渐发展为右下腹痛,2 小时前疼痛加剧,且伴高热。体格检查:右下腹腹肌紧张、压痛和反跳痛明显。诊断为急性阑尾炎,行阑尾切除手术。请从解剖学角度思考分析:

（1）患者右下腹产生疼痛的原因;

（2）出现右下腹的反跳痛及疼痛位置变化的原因；

（3）阑尾切除术中需保护的神经及该神经损伤的可能后果。

病例 4-6

患者，女，43 岁。主诉：上腹部疼痛和饱胀不适伴腰背部疼痛半年。胃镜检查未见明显异常。腹部 CT：胰尾部增大，局部密度不均。增强 CT：胰腺呈明显强化，胰尾部可见一边界不清略低密度影，病灶与正常胰腺组织分界不清，周围脂肪间隙模糊。诊断为胰腺癌。请从解剖学角度思考分析：

（1）随着肿瘤体积增大，可能影响到的器官及相应的临床表现；

（2）胰腺肿瘤常见部位；

（3）胰腺癌细胞淋巴转移途径及部位。

病例 4-7

患者，男，43 岁。主诉：突发腹部疼痛 1 小时。现病史：胃溃疡病史 3 年，没有进行系统的内科治疗。腹部 CT：网膜囊内有气体。诊断为胃后壁溃疡穿孔。请从解剖学角度思考分析：

（1）胃后壁穿孔时，胃内容物流出后最先停留的部位及其境界；

（2）如经腹直肌切口行胃后壁手术，进入腹腔后，要进入网膜囊可能经过的韧带或系膜。

病例 4-8

患者，男，40 岁。主诉：左侧腰腹部绞痛，且阵发性加重 4 小时。现病史：患者 4 小时前出现左侧腰腹部绞痛，且疼痛向下腹部及会阴部放射。伴恶心、呕吐，呕吐物为胃内容物。伴肉眼血尿，无血块，有尿频、尿急、尿痛。腹部 B 超：左侧肾盂集合系统轻度分离，左侧输尿管上段轻度扩张，下段可见 0.5cm×0.4cm 强回声团伴声影，右肾、右侧输尿管、膀胱未见明显异常。尿常规：潜血（+++）、蛋白（+）、镜检红细胞满视野。诊断为肾绞痛、左侧输尿管结石。请从解剖学角度思考分析：

（1）患者出现腰痛、尿急、尿频、尿痛、血尿的原因；

（2）泌尿系统结石形成的原因中与输尿管结构相关的因素。

病例 4-9

患者，女，25 岁。主诉：突发右上腹剧烈绞痛 2 小时。现病史：患者体检发现胆囊结石 2 年，因无明显不适没有治疗，2 小时前突然感到右上腹剧烈绞痛，压痛明显。体格检查：墨菲征阳性。腹部彩色多普勒超声：胆囊结石，胆总管结石。诊断为胆囊结石、胆总管结石。经内镜逆行胰胆管造影术取胆总管结石，择期行胆囊切除术。请从解剖学角度思考分析：

（1）胆囊疾病时，右上腹压痛点的常见部位及原因；

（2）胆囊结石向下移动时在肝外胆道会经过的结构，易停留的解剖位置；

（3）行胆囊切除术时，寻找胆囊动脉的方法。

病例 4-10

患儿，男，5 个月。主诉：阵发性哭闹、呕吐 1 天，排果酱样大便 4 次。体格检查：右下腹可触及一光滑、腊肠样肿块，伴压痛。腹部 B 超、CT 及空气灌肠检查提示为空回肠肠套叠，因空气灌肠复位失败，拟行外科手术治疗。诊断为空回肠肠套叠。行小肠切除吻合术。请从解剖学角度思考分析：

（1）肠套叠导致肠管坏死的原因；

（2）应如何切除小肠及其系膜；

（3）行小肠切除吻合术时，为避免形成肠瘘，缝合的注意事项。

（袁琼兰　李振中　韦　力　欧阳钧　王德贵　丁　强）

第五章 | 盆部与会阴

第一节 | 概　述

盆部 pelvis 与会阴 perineum 位于躯干下部。盆部由骨盆、盆壁、盆膈及盆腔脏器等组成,会阴指盆膈以下封闭骨盆下口的全部软组织。

一、境界与分区

耻骨联合上缘、耻骨结节、耻骨嵴、耻骨梳、弓状线、骶翼前缘和骶骨岬连成的环形界线为**骨盆上口** superior pelvic aperture,是盆部的上界。耻骨联合下缘、耻骨下支、坐骨支、坐骨结节、骶结节韧带和尾骨尖围成**骨盆下口** inferior pelvic aperture,是盆部的下界。骨盆上口向上开放,使盆腔与腹腔相通,小肠袢常降入盆腔。骨盆下口由盆膈封闭,盆膈以下的所有软组织为会阴,其会阴境界略呈菱形,围成骨盆下口的结构组成会阴的周界。两侧坐骨结节之间的假想连线将会阴分为前方的尿生殖区和后方的肛区(图 5-1)。

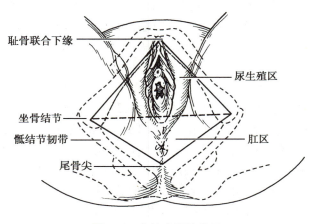

图 5-1　女性会阴的分区

二、表面解剖

(一)体表标志

耻骨联合上缘、耻骨嵴和耻骨结节参与围成骨盆上口,耻骨弓、坐骨结节及尾骨尖参与围成骨盆下口。它们是临床常用的骨性标志。

(二)体表投影

髂总动脉及髂外动脉的体表投影:脐下 2cm 处至髂前上棘与耻骨联合连线中点的连线,此线的上 1/3 段为髂总动脉的投影;下 2/3 为髂外动脉的投影;上、中 1/3 交界点为髂内动脉起点的投影。

第二节 | 盆　部

一、骨盆整体观

骨盆由两侧的髋骨、后方的骶骨和尾骨,借助骨连结围成。骶骨岬、弓状线、耻骨梳、耻骨结节、耻骨嵴和耻骨联合上缘共同连成一环状的**界线** terminal line,将骨盆分为前上方的**大骨盆** greater pelvis 和后下方的**小骨盆** lesser pelvis。大骨盆又称假骨盆,主要由髂骨翼围成,属腹部的一部分。小骨盆又称真骨盆,其上界为骨盆上口,即界线,下界为骨盆下口,即会阴的菱形周界。骨盆上、下口之间为骨盆腔,其前壁为耻骨、耻骨支和耻骨联合,后壁为凹陷的骶、尾骨前面,两侧壁为髂骨、坐骨、骶结节韧带及骶棘韧带。此两条韧带与坐骨大、小切迹围成坐骨大、小孔。骨盆的前外侧有闭孔,其周缘附着有**闭孔膜** obturator membrane,其前上方留有一管状裂隙,称**闭膜管** obturator canal。

　　骨盆有明显的性别差异。男性骨盆窄而长,上口为心形,下口窄小。女性骨盆宽而短,上口近似圆形,下口较宽大。女性盆腔是胎儿娩出的通道,骨盆畸形可能影响胎儿正常通过,导致难产。

二、盆壁肌

　　覆盖骨性盆壁内面的肌有闭孔内肌和梨状肌(图 5-2)。闭孔内肌位于盆侧壁的前份,肌束汇集成腱,穿经坐骨小孔至臀区。梨状肌位于盆侧壁后份,穿经坐骨大孔至臀区。此肌将坐骨大孔分隔为梨状肌上孔和梨状肌下孔,分别有臀上、下神经血管进出盆腔。

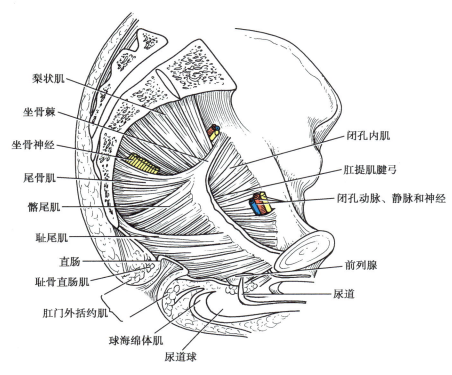

图 5-2　盆壁肌

三、盆膈

　　盆膈 pelvic diaphragm 又称盆底,由肛提肌和尾骨肌(图 5-3)及覆盖其上、下表面的**盆膈上筋膜** superior fascia of pelvic diaphragm 和**盆膈下筋膜** inferior fascia of pelvic diaphragm 构成。盆膈封闭骨盆下口的大部分,仅在其前方两侧肛提肌前内侧缘之间留有一狭窄裂隙,称盆膈裂孔,由下方的尿生殖膈封闭。盆膈对盆腔脏器有支持和固定作用,并可与腹肌和膈肌协同收缩,有增加腹内压作用。

(一)肛提肌

　　肛提肌 levator ani 为一对四边形薄扁肌,起于耻骨后面与坐骨棘之间的**肛提肌腱弓** tendinous arch of levator ani,纤维行向内下,止于会阴中心腱、直肠壁、尾骨和肛尾韧带,左右联合成漏斗状。

　　按纤维起止及排列,可将其分为 4 部分:①**前列腺提肌** levator prostatae(男)夹持前列腺尖两侧,有固定前列腺的作用;**耻骨阴道肌** pubovaginalis(女),夹持尿道及阴道两侧,并与尿道壁和阴道壁的肌纤维交织,有固定和收缩阴道的作用。②**耻骨直肠肌** puborectalis,起自耻骨盆面和肛提肌腱弓前份,向后行,绕过直肠肛管交界处两侧和后方,与对侧肌纤维连接,构成 U 形袢。此肌是肛直肠环的主要

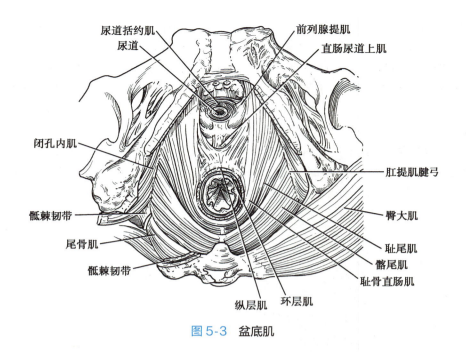

图 5-3　盆底肌

组分,可拉直肠肛管交界处向前,且具有重要的肛门括约肌的功能。③**耻尾肌** pubococcygeus。④**髂尾肌** iliococcygeus,止于尾骨侧缘和肛尾韧带,有固定直肠的作用。

(二) 尾骨肌

尾骨肌 coccygeus 位于肛提肌后方,呈三角形,紧贴骶棘韧带的上面。该肌起自坐骨棘盆面,止于尾骨和骶骨下部的侧缘。

四、盆筋膜及其间隙

(一) 盆筋膜

盆筋膜 pelvic fascia 可分为盆壁筋膜和盆脏筋膜。

1. **盆壁筋膜** parietal pelvic fascia　也称盆筋膜壁层,覆盖盆壁肌和骨的内表面以及盆底肌,向上与腹内筋膜相延续。位于梨状肌内表面的部分为梨状肌筋膜,覆盖闭孔内肌内表面的部分为闭孔筋膜。从耻骨体盆面到坐骨棘,闭孔筋膜呈线形增厚,称肛提肌腱弓,为肛提肌和盆膈上、下筋膜提供起点和附着处。盆膈上筋膜覆盖肛提肌和尾骨肌的上表面,前方和两侧附着于肛提肌腱弓。盆膈下筋膜贴于肛提肌和尾骨肌的下表面,前端附着于肛提肌腱弓,后端与肛门外括约肌的筋膜融合,构成坐骨直肠窝的内侧壁。耻骨体后面,男性有**耻骨前列腺韧带** puboprostatic ligament 张于耻骨体与前列腺鞘和膀胱颈之间,女性有**耻骨膀胱韧带** pubovesical ligament 张于耻骨体与膀胱颈和尿道之间。此韧带是维持膀胱、前列腺和尿道位置的重要结构。

位于骶骨前方的部分为**骶前筋膜** presacral fascia(又称 Waldeyer 筋膜)(图 5-4),较为致密,是在 MRI 图像上可见的结构。骶前筋膜与骶骨之间有骶正中动脉、骶外侧静脉和骶静脉丛。由于部分静脉外膜与筋膜融合,因此骶前筋膜后的外科手术需特别谨慎,操作时可能伤及静脉,引起出血。

2. **盆脏筋膜** visceral pelvic fascia　也称为盆筋膜脏层,在盆腔脏器穿过盆膈或尿生殖膈时,由盆壁筋膜向上返折,呈鞘状包裹脏器形成(图 5-4),外科称之为**泌尿生殖筋膜** urogenital fascia。包裹前列腺的部分称为**前列腺鞘** fascial sheath of prostate 或**前列腺筋膜** prostatic fascia,鞘的前份和两侧部内含有前列腺静脉丛等结构。前列腺鞘向上延续包裹膀胱,形成**膀胱筋膜** vesical fascia。膀胱筋膜较薄弱,紧贴于膀胱外表面,向上延续至脐。包裹直肠系膜的筋膜为直肠系膜筋膜。

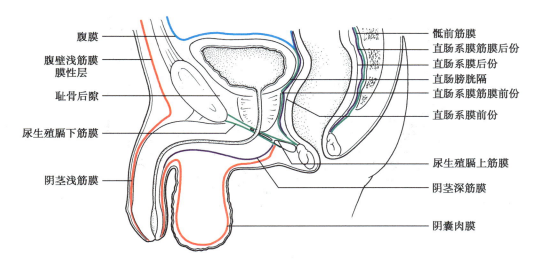

腹膜
腹壁浅筋膜
膜性层
耻骨后隙
尿生殖膈下筋膜
阴茎浅筋膜

骶前筋膜
直肠系膜筋膜后份
直肠系膜后份
直肠膀胱隔
直肠系膜筋膜前份
直肠系膜前份
尿生殖膈上筋膜
阴茎深筋膜
阴囊肉膜

图 5-4　男性盆部筋膜和筋膜间隙示意图

男性直肠与膀胱、前列腺、精囊及输精管壶腹之间,女性直肠与阴道之间,有一冠状位的结缔组织隔,为盆脏筋膜的一部分,称**直肠膀胱隔** rectovesical septum(男性)或**直肠阴道隔** rectovaginal septum(女性)(图 5-4)。上起自直肠膀胱陷凹(男性)或直肠子宫陷凹(女性),向下延伸至盆底,两侧附于盆侧壁筋膜,并与前方的前列腺鞘(男性)或阴道上段的筋膜(女性)连接,后方与直肠系膜筋膜相延续。女性子宫颈和阴道上部的前方与膀胱底之间还有**膀胱阴道隔** vesicovaginal septum。

盆脏筋膜也形成一些韧带样结构,内有血管、神经及包裹的结缔组织,如子宫主韧带、子宫骶韧带和直肠侧韧带等。它们一端附着于盆壁,另一端连接盆腔脏器,起维持脏器位置的作用。

(二)盆筋膜间隙

盆壁筋膜、盆脏筋膜与盆腔腹膜之间的疏松结缔组织,构成潜在的盆筋膜间隙。筋膜间隙在手术时有利于分离脏器,是外科手术常用空间,血和渗液等也容易在间隙内聚集。

1. 耻骨后隙 retropubic space　也称**膀胱前隙** prevesical space(图 5-4),位于耻骨联合后面与膀胱和前列腺(男性)之间。间隙内有大量疏松结缔组织。耻骨骨折引起的血肿和膀胱前壁损伤的尿液外渗常潴留此间隙内。耻骨上腹膜外引流、膀胱及子宫下部手术、前列腺切除及疝修补等操作时,可利用此间隙进行,避免伤及腹膜。膀胱筋膜内有静脉丛,手术操作时保持筋膜完整,可避免引起大量出血。

2. 直肠周间隙 perirectal space　位于直肠周围,前方以直肠膀胱隔(男性)或直肠阴道隔(女性)为界,借直肠侧韧带被分为前外侧部和后部。前外侧部位于直肠壶腹下部两侧,宽大,充满脂肪组织。后部常称为**直肠后隙** retrorectal space,或称骶前间隙,位于骶前筋膜与直肠系膜筋膜之间,其下方有盆膈封闭,上方越过骶岬与腹膜后间隙相延续。

直肠紧贴于骶、尾骨前面,属腹膜间位和外位器官,其周围存在脂肪组织、血管、神经、淋巴管和淋巴结。临床上将这些包裹在直肠周围的结构统称为**直肠系膜** mesorectum(图 5-5,图 5-6)。直肠系膜上达直肠与乙状结肠交界处,下达盆膈上表面。系膜内有直肠上动脉及其分支、直肠上静脉及其属支,以及沿直肠上静脉排列的淋巴管和淋巴结。直肠系膜外被一层无血管的网眼状筋膜,称为**直肠系膜筋膜** mesorectal fascia,外科称之为直肠固有筋膜。直肠后方,直肠系膜筋膜与骶前筋膜相邻;在直肠两侧,直肠系膜筋膜外有下腹下丛;在直肠前方,此筋膜与直肠膀胱隔(男性)或直肠阴道隔(女性)相延续。发自下腹下丛的神经和细小的直肠血管穿过直肠系膜筋膜和直肠系膜到达直肠,被称为**直肠侧韧带** lateral rectal ligament。

直肠系膜筋膜是完整分离直肠系膜的重要标志,在直肠癌根治术(即全直肠系膜切除术)中,需将直肠及直肠系膜完整切除。

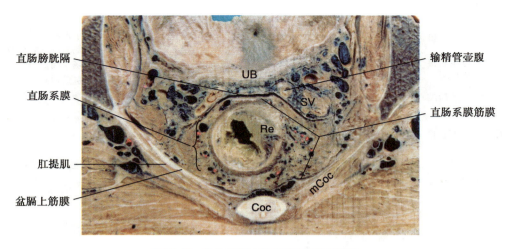

图 5-5　男性盆部水平切面示直肠系膜

UB. 膀胱；SV. 精囊；Re. 直肠；Coc. 尾骨；mCoc. 尾骨肌。

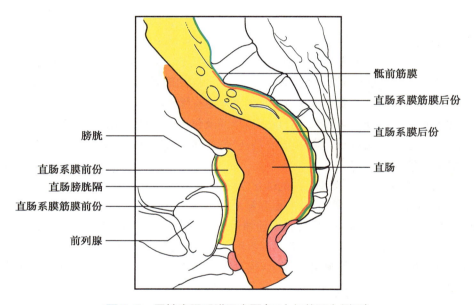

图 5-6　男性直肠系膜示意图（正中矢状面左侧观）

五、盆部的血管、淋巴引流和神经

（一）动脉

1. **髂总动脉** common iliac artery　腹主动脉在平第 4 腰椎下缘的左前方分为左、右髂总动脉。髂总动脉沿腰大肌内侧行至骶髂关节前方分为髂内、外动脉。

2. **髂外动脉** external iliac artery　沿腰大肌内侧缘下行，经腹股沟韧带中点深面至股前区，移行为股动脉。右侧输尿管跨过髂外动脉起始部前方入盆腔。男性睾丸动脉及生殖股神经行于其外侧，输精管则在绕过腹壁下血管后，越髂外动脉末端的前方入盆腔；女性卵巢血管和子宫圆韧带跨过髂外动脉前方。髂外动脉在靠近腹股沟韧带处，发出旋髂深动脉和腹壁下动脉（图 5-7）。

3. **髂内动脉** internal iliac artery　为一短干，长约 4cm，向下越过骨盆上口入盆腔，沿盆后外侧壁下行，至梨状肌上缘处分成前、后两干，前干分为壁支和脏支，后干的分支则全部为壁支。

（1）髂内动脉前干

1）髂内动脉前干的壁支有：①**闭孔动脉** obturator artery，沿盆侧壁行向前下，与同名静脉和神经

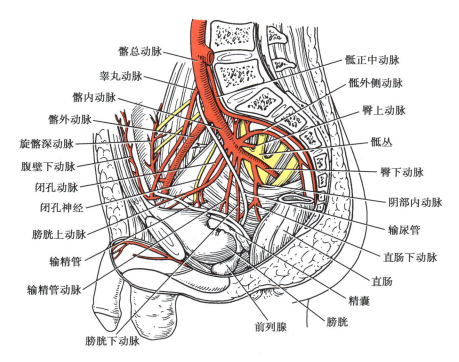

图 5-7　盆部的动脉

伴行,穿闭膜管至股部。闭孔动脉的耻骨支常与腹壁下动脉的耻骨支吻合,有时吻合支直径大于闭孔动脉,有时闭孔动脉缺如而被吻合支取代。异常的闭孔动脉可能发自腹壁下动脉,位于腔隙(陷窝)韧带的深面,嵌顿性股疝手术切开腔隙韧带时,应警惕异常闭孔动脉的存在。②**臀下动脉** inferior gluteal artery,经梨状肌下孔出盆腔至臀部。

2)髂内动脉前干的脏支有:①**脐动脉** umbilical artery,出生后其远侧段闭锁,形成脐内侧韧带,近侧段发出数支**膀胱上动脉** superior vesical artery;②**膀胱下动脉** inferior vesical artery,可有 1~2 支或缺如;③**子宫动脉** uterine artery 和**直肠下动脉** inferior rectal artery(详见各器官的血管);④**阴部内动脉** internal pudendal artery,穿梨状肌下孔出盆腔,再经坐骨小孔入会阴(图 5-7)。

(2)髂内动脉后干分支有:**髂腰动脉** iliolumbar artery、**骶外侧动脉** lateral sacral artery 和**臀上动脉** superior gluteal artery,其中臀上动脉经梨状肌上孔出盆腔至臀部。

4. **骶正中动脉** median sacral artery　发自腹主动脉分叉处后壁,跨第 4、5 腰椎体前面下行入盆腔,在骶骨前面下行,其分支可与骶外侧动脉吻合,并常发支至直肠。

(二)静脉

髂内静脉 internal iliac vein 由盆部的静脉汇聚而成,在骶髂关节前方与髂外静脉汇合成髂总静脉(图 5-8)。髂内静脉的属支分为脏支和壁支。壁支与同名动脉伴行,收集动脉分布区的静脉血;脏支起自盆内脏器周围的静脉丛。前列腺静脉丛位于前列腺鞘深面的前份和两侧,膀胱静脉丛位于膀胱下部周围;子宫静脉丛和阴道静脉丛位于子宫和阴道两侧。它们各自汇合成干后注入髂内静脉。

卵巢静脉丛位于卵巢周围和输卵管附近的子宫阔韧带内,该丛汇集为卵巢静脉,伴同名动脉上行,左、右侧分别注入左肾静脉和下腔静脉。

直肠静脉丛可分为内、外两部分,内静脉丛位于黏膜下层,外静脉丛位于肌层的外面。直肠静脉丛的上部主要汇入直肠上静脉,经肠系膜下静脉注入肝门静脉,下部主要经直肠下静脉和肛静脉汇入髂内静脉。内、外静脉丛之间有广泛的吻合,为肝门静脉系和腔静脉系之间的重要吻合部位之一。

扫描图片
体验 AR

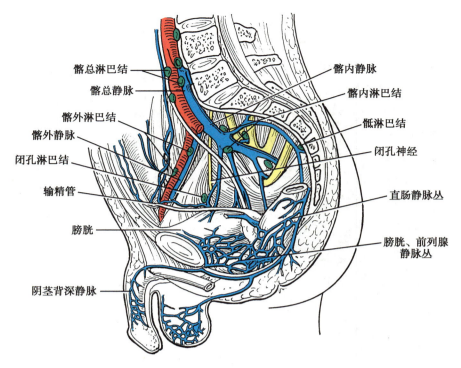

图 5-8 盆部的静脉与淋巴结

骶前静脉丛位于骶骨与骶前筋膜之间,属椎外静脉丛下部,收纳骶骨血液。骶前静脉丛向两侧连接于骶外侧静脉,血液经该静脉回流至髂内静脉。手术中一旦损伤此静脉丛,出血严重,难以控制。

盆腔的静脉丛无静脉瓣,各丛之间吻合丰富,利于血液回流。骶静脉丛经椎内、外静脉丛与颅内静脉交通。前列腺癌、卵巢癌等盆腔肿瘤可经此路径转移至颅内。

(三)淋巴引流

盆部主要的淋巴结群(图 5-8)如下所示。

1. **髂外淋巴结** external iliac lymph node 沿髂外动脉排列,收纳腹股沟浅、深淋巴结的输出,以及下肢、脐以下腹前壁和膀胱、前列腺、子宫等部分盆腔脏器的淋巴。

2. **髂内淋巴结** internal iliac lymph node 沿髂内动脉及其分支排列,收纳盆内所有脏器、会阴深部结构、臀部和股后部的淋巴。

3. **骶淋巴结** sacral lymph node 沿骶正中动脉和骶外侧动脉排列,收纳盆后壁、直肠、子宫颈和前列腺的淋巴。

上述 3 组淋巴结的输出管注入沿髂总静脉排列的**髂总淋巴结** common iliac lymph node,后者的输出管注入左、右腰淋巴结。

(四)神经

行经盆部的闭孔神经沿盆侧壁穿闭膜管至股部。腰骶干和第 1~5 骶神经前支组成的**骶丛** sacral plexus 位于梨状肌前面,其分支经梨状肌上、下孔出盆腔,分布于臀部、会阴及下肢。第 4、5 骶神经前支和尾神经合成一小的**尾丛** coccygeal plexus,位于尾骨肌的上面,主要发出肛尾神经,穿骶结节韧带后,分布于邻近皮肤(图 5-9)。

盆部的内脏神经有:①**骶交感干** sacral sympathetic trunk,由腰交感干延续而来,沿骶前孔内侧下降,在尾骨前方,两侧骶交感干连接于单一的**奇神经节** ganglion impar。骶交感干发出的节后纤维加入盆丛或随骶、尾神经分布于下肢及会阴部的血管、汗腺和立毛肌。②**盆内脏神经** pelvic splanchnic nerve,

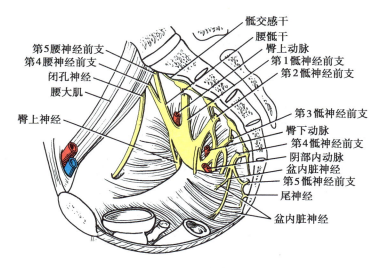

图 5-9　骶丛和尾丛

又称盆神经,有3支,由第2~4骶神经前支中的副交感神经节前纤维组成。此神经加入盆丛,与交感神经纤维一起行走至盆腔脏器,在副交感神经节交换神经元后,节后纤维分布于结肠左曲以下的消化管、盆腔脏器和外生殖器。③**上腹下丛** superior hypogastric plexus,又称骶前神经,由腹主动脉丛向下延续而来,位于第5腰椎前方。此丛向下发出左、右腹下神经,行至第3骶椎高度,与盆内脏神经和骶交感神经节后纤维共同组成左、右**下腹下丛** inferior hypogastric plexus,又称**盆丛** pelvic plexus(图 5-10,图 5-11)。盆丛位于直肠、精囊和前列腺(女性为子宫颈和阴道穹)的两侧,其纤维随髂内动脉的分支分布于盆腔脏器。

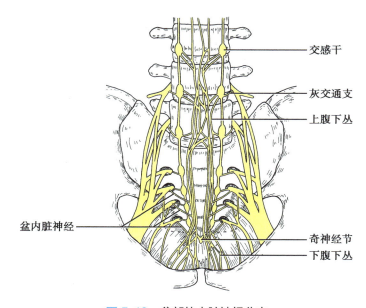

图 5-10　盆部的内脏神经分支

六、盆腔内的腹膜配布

(一)男性盆腔腹膜与腹膜腔陷凹

盆腔腹膜是腹部腹膜的延续。腹前壁腹膜向下进入男性盆腔后,折向后下,先覆盖于膀胱体上面、膀胱底上部、精囊和输精管壶腹,继而返折向后上方,覆盖于直肠中段前面、直肠上段前面和两侧,再向上延续于乙状结肠系膜和腹后壁腹膜(图 5-12)。在膀胱和直肠两侧,腹膜覆盖盆腔侧壁,向上

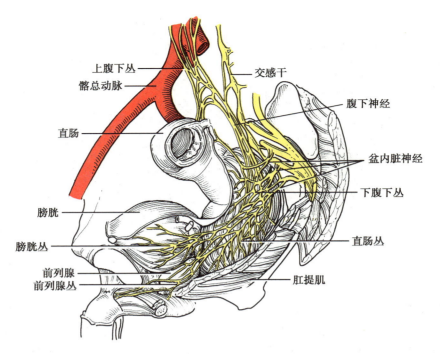

图 5-11　盆部的内脏神经丛

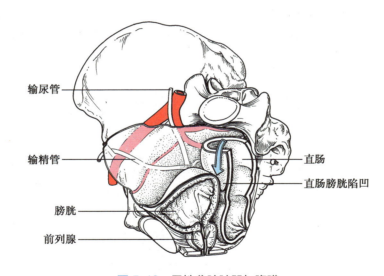

图 5-12　男性盆腔脏器与腹膜

亦延续于腹部腹膜。盆部诸脏器与腹膜的位置关系:膀胱、直肠上部为腹膜间位器官,直肠中部、输尿管、输精管、前列腺和精囊为腹膜外位器官。腹膜在盆腔脏器间、脏器与盆壁间延续,并转折形成陷凹,具有重要的临床意义。

　　1.**直肠膀胱陷凹** rectovesical pouch　位于直肠与膀胱之间的腹膜转折处,是男性腹膜腔的最低点,腹膜腔积液(如腹水和出血)多积存于此。直肠膀胱陷凹的两侧壁各有一矢状位的腹膜皱襞,称为**直肠膀胱襞** rectovesical fold。

　　2.**膀胱旁窝** paravesical fossa　位于膀胱上面与盆侧壁之间的腹膜延续处,窝的外侧界有一腹膜皱襞,其深面有输精管。膀胱旁窝的大小随膀胱充盈程度而变化。

　　(二)女性盆腔腹膜与腹膜腔陷凹

　　与男性盆腔相同,腹前壁腹膜向下进入盆腔后,覆盖膀胱体的上面及其两侧。在膀胱体上面后缘处折返至子宫,依次覆盖子宫体前面、子宫底、子宫体后面、阴道穹和阴道上部后面,继而折转向后上,覆盖于直肠中段前面及直肠上段前面与两侧。覆盖子宫前、后面的腹膜在子宫两侧相互靠拢,形成子宫阔韧带,并包裹输卵管、卵巢、卵巢固有韧带、子宫圆韧带等结构。子宫阔韧带继续向两侧延伸,与盆侧壁腹膜相移行。女性盆部脏器与腹膜的位置关系为:输卵管、卵巢为腹膜内位器官,膀胱、子宫和直肠上部为腹膜间位器官,而阴道、直肠中部则为腹膜外位器官(图 5-13)。

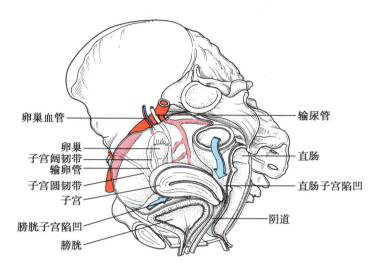

图 5-13　女性盆腔脏器与腹膜

腹膜在盆部脏器间、脏器与盆壁间形成陷凹和韧带,重要的有以下结构。

1. **直肠子宫陷凹** rectouterine pouch　临床上称 Douglas 腔,位于直肠与子宫之间的腹膜转折处,凹底与阴道穹后部之间仅隔阴道壁。该陷凹是女性腹膜腔最低处,腹膜腔内的积液、积血常聚集于此,是临床施行阴道穹后部穿刺的位置。

2. **膀胱子宫陷凹** vesicouterine pouch　膀胱与子宫之间的腹膜返折处,也是女性腹膜腔较低的位置。

3. **膀胱旁窝**　位置同男性,女性此窝腹膜深面常有较多脂肪积聚。

4. **子宫阔韧带** broad ligament of uterus　子宫体前、后面的腹膜向两侧延伸形成的双层腹膜结构。可分为 3 部分:①**卵巢系膜** mesovarium 由子宫阔韧带后层构成,内有至卵巢的血管;②**输卵管系膜** mesosalpinx 是输卵管与卵巢系膜之间的部分,内有输卵管的血管,有时含卵巢冠和卵巢旁体;③**子宫系膜** mesometrium 是子宫阔韧带的其余部分,内有子宫动、静脉等。

5. **直肠子宫襞** rectouterine fold　是直肠子宫陷凹侧壁上部的一个呈半月形腹膜皱襞。襞内为结缔组织纤维束并混有平滑肌纤维构成的**骶子宫韧带** uterosacral ligament,也称**直肠子宫肌** rectouterine muscle,该韧带的后端附于第 2、3 骶骨前面的筋膜,前端连于子宫颈上端的两侧。

6. **卵巢悬韧带** suspensory ligament of ovary　临床上称为**骨盆漏斗韧带** infundibulopelvic ligament,是腹膜包绕卵巢动、静脉等形成的皱襞,起自骨盆上口上方髂外动脉前面,向下达卵巢上端续于子宫阔韧带。卵巢悬韧带是寻找卵巢血管的标志。

七、盆腔脏器

盆腔主要容纳泌尿生殖器官及消化管末段。它们的配布关系是:前方为膀胱及尿道,后方为直肠,中间为生殖器。在男性,膀胱、尿道与直肠之间为输精管、精囊及前列腺(图 5-14),在女性,为卵巢、输卵管、子宫及阴道(图 5-15)。输尿管盆部沿盆腔侧壁由后向前下行至膀胱底。输精管盆部在盆腔侧壁自腹股沟管内口向后下行。

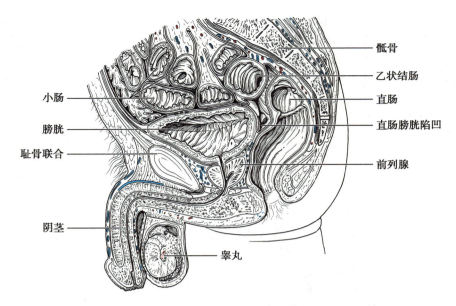

图 5-14　男性盆部正中矢状面

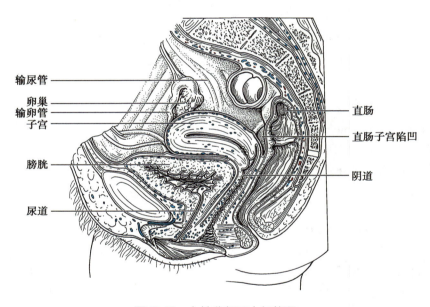

图 5-15　女性盆部正中矢状面

（一）直肠

1. 位置和形态　直肠 rectum 位于盆腔后部,沿骶、尾骨凹面下降,在第 3 骶椎高度,上续乙状结肠,向下穿过盆膈续为肛管。在矢状面上,直肠有两个弯曲,上部的弯曲与骶骨曲度一致,称为**骶曲** sacral flexure,下部绕尾骨尖时形成凸向前的弯曲,称为**会阴曲** perineal flexure。在冠状面上,直肠有 3 个侧曲,从上向下依次凸向右、左、右。直肠腔内一般还有 3 条由黏膜和环形平滑肌形成的半月形上、中、下**直肠横襞** transverse fold of rectum,分别位于直肠左侧壁、右前壁和左侧壁上,中间直肠横襞大且明显,位置恒定。上、中、下直肠横襞分别距肛门约 11cm、7cm 和 5cm。直肠或乙状结肠镜检查时应注意直肠弯曲、横襞的位置和方向,以免损伤肠壁。

2. 毗邻　直肠后借疏松结缔组织与骶、尾骨和梨状肌相邻,其间有骶正中血管、骶外侧血管、骶静脉丛、骶丛和骶交感干等结构。直肠两侧上部为腹膜腔的直肠旁窝,下部与盆丛、直肠下血管、肛提肌及盆膈上筋膜等相邻。直肠前方的毗邻,男性和女性差别很大。在男性,腹膜返折线以上的直肠与膀胱底上部、精囊和输精管壶腹毗邻,其间为直肠膀胱陷凹;返折线以下的直肠与膀胱底下部、精囊、输精管壶腹、前列腺和输尿管盆段相邻,其间为直肠膀胱隔(见图 5-4)。在女性,腹膜返折线以上的直肠与子宫和阴道穹后部相邻,其间为直肠子宫陷凹;返折线以下直肠则借直肠阴道隔与阴道后壁相邻(图 5-15)。

3. 血管、淋巴引流和神经支配

(1)动脉:直肠有直肠上动脉、直肠下动脉及骶正中动脉分布。直肠上动脉为肠系膜下动脉终支,在乙状结肠系膜根内下行至第 3 骶椎高度,分为左、右支,自直肠侧壁进入直肠。直肠下动脉多来自髂内动脉前干,较为细小,其分支分布于直肠下部和肛管上部。骶正中动脉发出小分支经直肠后面分布于直肠后壁(图 5-16)。

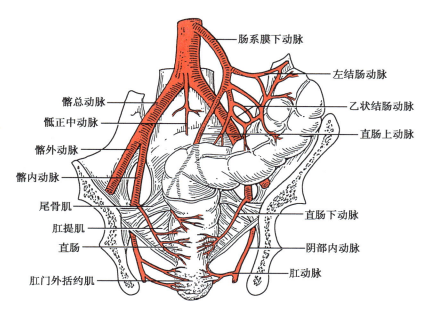

图 5-16　直肠和肛管的动脉

(2)静脉:直肠的静脉多与同名动脉伴行,引流来自直肠和肛管静脉丛的血液(见图 5-8)。直肠和肛管内静脉丛是肝门静脉系与下腔静脉系的重要吻合部位,以齿状线为界,可将直肠和肛管内静脉丛分为上静脉丛和下静脉丛。直肠和肛管内静脉丛曲张形成痔,齿状线以下称为外痔,齿状线以上为内痔。

(3)淋巴引流:直肠黏膜层的淋巴滤泡引流至紧贴直肠外表面的**直肠旁淋巴结** pararectal lymph nodes,其上份的输出管沿直肠上血管至直肠上淋巴结;下份的输出管沿直肠下血管注入髂内淋巴结;部分输出管向后注入骶淋巴结;还有部分输出管穿过盆膈至坐骨肛门窝,随肛血管和阴部内血管至髂内淋巴结。

(4)神经支配:直肠和肛管齿状线以上由交感神经和副交感神经支配。交感神经来自上腹下丛和盆丛。副交感神经来自盆内脏神经,是直肠功能的主要调节神经。与排便反射相关的传入纤维也经盆内脏神经传入。

(二)膀胱

膀胱 urinary bladder 是储尿的囊状器官,其位置、形状和大小因盈虚不同而异。正常成人的膀胱容量为 350~500ml,随年龄和性别而有变化。

1. 位置与形态　膀胱空虚时呈三棱锥体状,位于小骨盆腔内,耻骨联合及耻骨支后方,故耻骨骨折易损伤膀胱。充盈时则上升至耻骨联合上缘以上(图 5-17),儿童膀胱空虚时也达耻骨联合上缘以上。膀胱可分为尖、体、底、颈 4 部,各部之间无明显界线。膀胱尖朝向前上,与脐正中韧带相连;膀胱

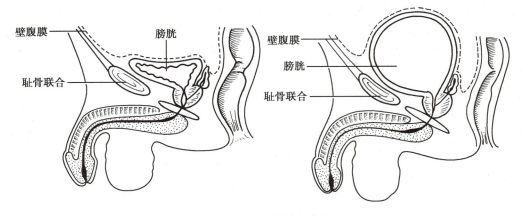

图 5-17 膀胱的位置变化

底为三角形,朝向后下;膀胱体位于膀胱尖和膀胱底之间;膀胱颈为膀胱的最低点,男性有尿道内口续于尿道前列腺部。

2. 毗邻 膀胱的前面与耻骨联合和耻骨支接触,其间为耻骨后隙,间隙内充填疏松结缔组织及脂肪,并有静脉丛。膀胱下外侧面与肛提肌、闭孔内肌及其筋膜相邻,其间充满结缔组织,称膀胱旁组织,其中有至膀胱的动脉、神经以及输尿管盆部穿行。膀胱上面和膀胱底上部有腹膜覆盖,男性膀胱底上部借直肠膀胱陷凹与直肠相邻,下部与输精管壶腹和精囊相邻,与直肠之间有直肠膀胱隔。女性膀胱底后面有子宫颈及阴道前壁,其间隔以膀胱阴道隔。男性膀胱颈与前列腺相邻,女性膀胱颈则直接与尿生殖膈接触(见图 5-12)。

膀胱充盈时,腹前壁与膀胱之间的腹膜返折线移至耻骨联合以上,这时无腹膜覆盖的膀胱下外侧面直接与腹前外侧壁相贴(图 5-17)。临床上常利用这种解剖关系,在耻骨上缘之上进行膀胱穿刺或做手术切口,避免伤及腹膜。

3. 血管、淋巴引流和神经支配

(1)动脉:有膀胱上动脉和膀胱下动脉。膀胱上动脉发自脐动脉近侧段,分布于膀胱上、中部;膀胱下动脉起自髂内动脉前干,分布于膀胱底、精囊及输尿管盆部下份等处(见图 5-7)。

(2)静脉:膀胱的静脉在膀胱和前列腺两侧形成膀胱静脉丛,汇入与动脉同名的静脉,再注入髂内静脉(见图 5-8)。

(3)淋巴引流:膀胱前部的淋巴管多注入髂内淋巴结。膀胱三角和膀胱后部的淋巴管大部分注入髂外淋巴结,少数沿膀胱血管注入髂内淋巴结和髂总淋巴结(见图 5-8)。

(4)神经支配:膀胱的交感神经来自脊髓第 11、12 胸节和第 1、2 腰节,经盆丛至膀胱,使膀胱平滑肌舒张,尿道内括约肌收缩而储尿。副交感神经来自第 2~4 骶脊髓节段,经盆内脏神经到达膀胱,支配膀胱逼尿肌,是与排尿有关的主要神经。膀胱排尿反射的传入纤维亦通过盆内脏神经传入。与意识性排尿控制有关的尿道膜部括约肌(男性)或尿道阴道括约肌(女性),则由阴部神经(属于躯体神经)支配。

(三)输尿管盆部和壁内部

1. 输尿管盆部 在骨盆上口处,左、右输尿管腹部分别越过左髂总动脉末段和右髂外动脉起始部前方进入盆腔,移行为输尿管盆部。输尿管盆部位于盆侧壁腹膜下,依次行经髂内血管、腰骶干和骶髂关节前方,向后下方行走。继而在膀动脉起始段和闭孔血管、神经的内侧,于坐骨棘附近转向前内穿入膀胱底的外上角,移行为壁内部(见图 5-7,图 5-18)。

男性输尿管盆部前上方有输精管自外向内越过,然后输尿管经输精管壶腹和精囊之间到达膀胱底(见图 5-7)。女性输尿管盆部位于卵巢的后下方,经子宫阔韧带基部至子宫颈外侧约 2cm 处(恰在阴道穹侧部的上外方)时,子宫动脉从外向内横越其前上方(图 5-18)。子宫全切术中结扎子宫动脉

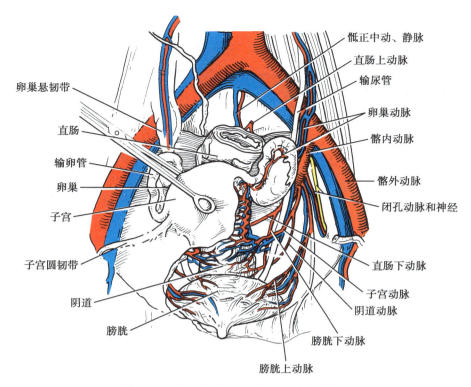

图 5-18　女性输尿管盆部与子宫动脉的关系

时,切勿损伤输尿管。

　　输尿管盆部的血液供应有不同来源,接近膀胱处有来自膀胱下动脉的分支,在女性也有来自子宫动脉的分支;其静脉与同名动脉伴行,汇入髂内静脉,淋巴注入髂内淋巴结,神经来自盆丛。

　　2. **输尿管壁内部**　输尿管到达膀胱底后外侧角处,向内下斜穿膀胱壁,开口于膀胱。此段长约1.5cm,即输尿管壁内部,是输尿管最狭窄处,也是常见的结石滞留部位。膀胱充盈时,压迫输尿管壁内部,可阻止尿液自膀胱向输尿管逆流。

　　(四)前列腺

　　1. **位置与毗邻**　前列腺 prostate 位于膀胱颈和尿生殖膈之间,形如栗,质坚实,可分为底、体、尖。前列腺底与膀胱颈邻接,前部有尿道穿入,后部则有双侧射精管向前下穿入。前列腺尖与尿生殖膈上面接触,两侧有前列腺提肌绕过,尿道从尖穿出。尖与底之间为前列腺体,前面有**耻骨前列腺韧带** puboprostatic ligament 连接前列腺与耻骨后面,后面平坦,借直肠膀胱隔与直肠壶腹相邻,正中有一纵行的**前列腺沟** prostatic sulcus(图 5-19)。直肠指检时,向前可扪及前列腺。

　　老年男性良性前列腺增生是引起尿道阻塞的常见原因。肥大的腺体凸向膀胱,抬高尿道内口,并使尿道前列腺部变长、变形从而妨碍排尿。前列腺增生或肿瘤需要手术切除时,通常有 4 条入路:①耻骨上入路,切开膀胱进行腺体摘除;②耻骨后入路,经耻骨后隙,不切开膀胱行腺体摘除;③会阴入路,经会阴尿生殖膈进入前列腺区;④尿道内入路,通过膀胱镜插入电切刀,做前列腺部分切除。

　　2. **组织学分区**　根据前列腺切片染色结果,McNeal(1968 年)提出可将前列腺腺体分为 3 区,即**移行区** transition zone、**中央区** central zone 和**外周区** peripheral zone,各占腺体实质的 5%、25% 和 70%;还有一非腺性组织的**纤维肌性基质** fibromuscular stroma(图 5-20)。

　　(1)移行区:围绕尿道前列腺部近侧段(精阜以上尿道)两侧,左右对称,是良性前列腺增生的好发部位。

　　(2)中央区:位于尿道前列腺部近侧段后方,近似锥形,其尖表面为精阜,有两射精管穿过,很少发生良性和恶性病变,前列腺增生时该区萎缩。

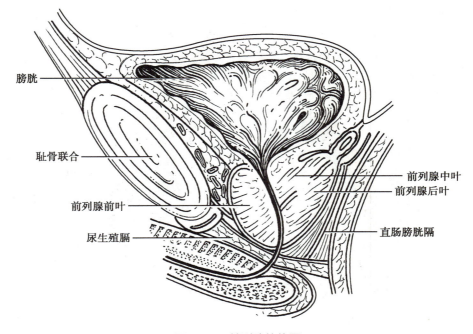

图 5-19 前列腺的位置

膀胱

耻骨联合

前列腺前叶

尿生殖膈

前列腺中叶
前列腺后叶

直肠膀胱隔

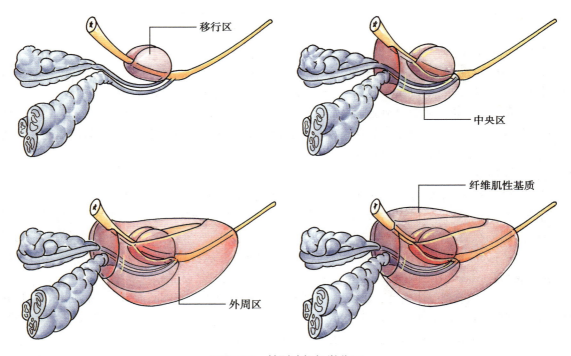

移行区

中央区

纤维肌性基质

外周区

图 5-20 前列腺组织学分区

（3）外周区：位于前列腺后方、左右两侧及尖部，呈蛋卷状包绕移行区、中央区和尿道前列腺部远段（精阜以下尿道），为前列腺癌的好发部位。

（4）纤维肌性基质：呈盾形薄板状，位于腺体及尿道前面。肌性成分有上方来自膀胱壁的平滑肌纤维和下方来自位于会阴深隙尿道括约肌的骨骼肌纤维，原发性病变较少见。临床上可经此区进行前列腺增生摘除手术。

3. 血管 前列腺的动脉来源较多，主要来自阴部内动脉、膀胱下动脉、输精管动脉、直肠下动脉和脐动脉等。前列腺筋膜鞘的前份和外侧份有前列腺静脉丛。前列腺血供丰富,前列腺摘除手术时需彻底止血。

(五)输精管盆部、射精管和精囊

输精管 deferent duct 盆部自腹股沟深环处接腹股沟管部,从外侧绕腹壁下动脉的起始部,急转向内下方,越过髂外动、静脉前方进入盆腔。沿盆侧壁行向后下,跨过膀胱上血管和闭孔血管,从前内侧与输尿管交叉,继而转至膀胱底。在精囊上端平面以下,膨大为**输精管壶腹** ampulla of deferent duct,其末端逐渐变细,与对侧输精管壶腹靠近,并与精囊的排出管以锐角汇合成**射精管** ejaculatory duct。射精管长约 2cm,向前下穿前列腺底后部,开口于尿道前列腺部。

精囊 seminal vesicle 为一对长椭圆形的囊状腺体,位于前列腺底的后上方,输精管壶腹的外侧,前贴膀胱,后邻直肠。

(六)子宫

子宫 uterus 是壁厚腔小的中空肌性器官,呈前后稍扁的倒置梨形,分为底、体、颈 3 部。

1. 位置与毗邻　子宫位于膀胱与直肠之间(见图 5-15),人体直立时,子宫底伏于膀胱的后上方,子宫体几乎与水平面平行,子宫颈保持在坐骨棘平面以上。正常成年子宫呈前倾、前屈姿势,前倾即子宫颈长轴与阴道长轴之间呈向前开放的角度,约为 90°;前屈为子宫体与子宫颈之间形成向前开放的钝角,约为 170°。子宫体前面与膀胱上面为邻,其间为膀胱子宫陷凹;子宫颈及阴道上部前方借膀胱阴道隔与膀胱底相邻;子宫体及子宫颈后面借直肠子宫陷凹及直肠阴道隔与直肠相邻,陷凹底正对阴道穹后部。直肠指检时通常可触及子宫颈和子宫体下部。子宫两侧有输卵管、卵巢、子宫阔韧带和卵巢固有韧带等结构。子宫颈外侧,在阴道穹侧部上方有子宫主韧带。

子宫的位置可随周围器官(如膀胱和直肠)的充盈程度变化以及体位变动而发生生理性改变。子宫先天性发育不良、盆腔粘连或肿瘤压迫等,也可造成子宫位置发生病理性前屈、后倾或后屈。

2. 子宫的韧带

(1)**子宫阔韧带** broad ligament of uterus:位于子宫两侧(图 5-21),为冠状位的双层腹膜皱襞,其上缘为游离缘,内含输卵管;下缘和外侧缘分别与盆底和盆侧壁的腹膜移行;内侧缘与子宫前、后面的腹膜相续,子宫动脉沿此缘迂曲上行。子宫阔韧带包裹子宫圆韧带、卵巢和输卵管,并含有血管、淋巴管、神经和大量疏松结缔组织,**称为子宫旁组织** parametrium。子宫阔韧带是维持子宫生理位置的重要结构,可限制子宫底和子宫体向两侧移动。

(2)**子宫主韧带** cardinal ligament of uterus:在子宫颈两侧,由子宫阔韧带基部返折处的结缔组织

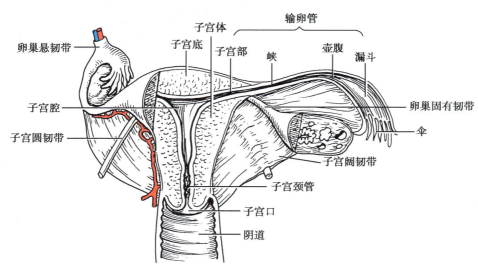

图 5-21　子宫阔韧带

和平滑肌纤维构成,沿阴道穹侧部向后外延伸至盆侧壁,下方与盆膈上筋膜相续。子宫主韧带是固定子宫颈,使其维持在坐骨棘平面以上的主要结构之一。损伤或牵拉造成的主韧带松弛,是引起子宫脱垂的重要原因之一。

（3）**子宫圆韧带** round ligament of uterus：由纤维结缔组织和平滑肌纤维构成,呈圆索状,长12~14cm。它起自子宫底与子宫体交界处(即子宫角),输卵管子宫口的前下方,在子宫阔韧带内弯向盆侧壁,至腹壁下动脉外侧,经深环入腹股沟管,出浅环附于阴阜和大阴唇皮下。子宫圆韧带是维持子宫前倾的主要结构。

（4）**骶子宫韧带** uterosacral ligament：起自子宫颈后面,向后绕过直肠外侧,止于骶骨前面。其表面有腹膜覆盖而形成直肠子宫襞。该韧带牵引子宫颈向后上方,有维持子宫前屈的作用。

子宫脱垂是指子宫沿阴道向下移动,子宫颈低于坐骨棘平面,严重时全部子宫可脱出阴道口外。肛提肌、固定子宫的韧带、尿生殖膈及会阴中心腱等受损,使盆底对盆腔脏器的支持作用减弱,是引起子宫脱垂的主要原因。老年性结缔组织松弛和子宫后倾等,也易引起子宫脱垂。

3. 血管、淋巴引流和神经

（1）子宫动脉：发自髂内动脉前干,沿盆侧壁向前内下行至子宫阔韧带基部,在此韧带两层腹膜间向内行,在距子宫颈外侧约2cm处越过输尿管的前上方,继而在阴道穹侧部上方行向子宫颈,沿子宫侧缘迂曲上行,沿途发支至子宫壁,当行至子宫角处,分为输卵管支和卵巢支,分布于输卵管和卵巢。子宫动脉也发支分布于子宫颈和阴道(图5-22)。

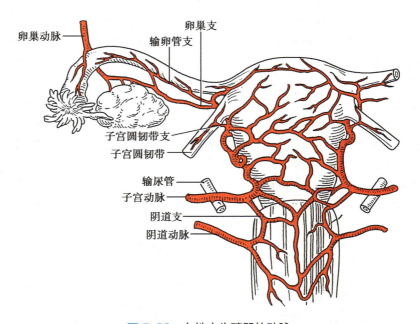

图 5-22　女性内生殖器的动脉

（2）子宫静脉：起自子宫阴道静脉丛,在平子宫口高度汇集成子宫静脉,汇入髂内静脉。

（3）淋巴引流：子宫底和子宫体上部的淋巴管主要沿卵巢血管注入髂总淋巴结和腰淋巴结。子宫底两侧的一部分淋巴管沿子宫圆韧带注入腹股沟浅淋巴结。子宫体下部和子宫颈的淋巴管在阔韧带下部两侧沿子宫血管注入髂内淋巴结或髂外淋巴结,一部分淋巴管向后沿骶子宫韧带注入骶淋巴结(图5-23)。盆内脏器的淋巴管之间有直接或间接吻合,因此,子宫内膜癌、子宫颈癌患者淋巴转移范围较广。

（4）神经支配：主要发自盆丛分出的子宫阴道丛。此丛位于子宫颈阴道上部外侧的阔韧带基部内。丛内发出纤维分布于子宫和阴道上部。

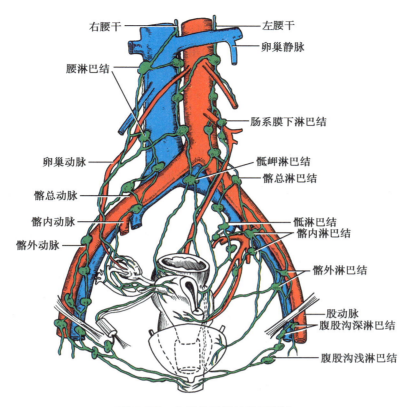

右腰干　　　左腰干
卵巢静脉
腰淋巴结
肠系膜下淋巴结
卵巢动脉
骶岬淋巴结
髂总淋巴结
髂总动脉
髂内动脉
骶淋巴结
髂内淋巴结
髂外动脉
髂外淋巴结
股动脉
腹股沟深淋巴结
腹股沟浅淋巴结

图 5-23　女性生殖器的淋巴引流

（七）卵巢

卵巢 ovary 紧贴骨盆侧壁,位于髂内、外动脉夹角处的卵巢窝内,窝的前界为脐动脉,后界为髂内动脉和输尿管。卵巢后缘游离,前缘中份的血管、神经出入处称卵巢门,借卵巢系膜连于子宫阔韧带后层。卵巢下端借**卵巢固有韧带** proper ligament of ovary 与子宫角相连,其上端以**卵巢悬韧带** suspensory ligament of ovary(也称为骨盆漏斗韧带)连于骨盆侧壁,此韧带为隆起的腹膜皱襞,内有卵巢血管、淋巴管和卵巢神经丛等(见图 5-15)。

（八）输卵管

输卵管 uterine tube 位于子宫阔韧带上缘内,长 8~12cm。输卵管由内向外分为 4 个部分,分别为:①输卵管子宫部;②输卵管峡;③输卵管壶腹;④输卵管漏斗(见图 5-15,图 5-18)。

输卵管漏斗和壶腹血液由卵巢动脉分支供应,输卵管峡和子宫部血液由子宫动脉的分支供应。输卵管的静脉向外侧汇入卵巢静脉,向内侧汇入子宫静脉。

女性生殖管道(阴道、子宫、输卵管)通过输卵管腹腔口(也称输卵管伞)与腹膜腔通连。卵巢排出的卵子经此口进入输卵管,通常在输卵管壶腹处与精子结合,完成受精;随后,受精卵经峡部及子宫部进入子宫腔后着床。输卵管炎可致管腔阻塞,常因无法完成受精而导致不孕。若输卵管腔未完全阻塞,但影响受精卵在输卵管内移动而导致在输卵管等子宫腔以外的部位着床,称为异位妊娠(俗称"宫外孕")。输卵管壶腹部妊娠发生率最高,少数情况下,精子通过输卵管伞进入腹腔后与卵子结合,随后受精卵在腹腔或卵巢植入。输卵管异位妊娠破裂是最常见的产科急症之一,胚胎发育引起输卵管破裂、出血,常危及生命。

子宫角外侧段为输卵管峡,短而且细,为临床上输卵管结扎部位。

临床上为了判定输卵管是否畅通,常进行输卵管通气试验或输卵管造影来协助诊断。输卵管通气也可用来扩张输卵管狭窄部,治疗女性不孕。

（九）阴道

阴道 vagina 位于子宫下方，为前、后壁相贴的肌性管道，富有伸展性，上端包绕子宫颈阴道部，下端开口于阴道前庭。其长轴斜向前下，与子宫长轴相交，形成向前开放的直角。阴道前壁较短，长约6cm，后壁较长，约为7.5cm。阴道环绕子宫颈的部分，与子宫颈形成**阴道穹** fornix of vagina，按方位分为前部、后部和两个侧部。阴道穹后部最深，其顶与直肠子宫陷凹相邻，是临床上进行腹膜腔积液穿刺引流的部位。

阴道穿过尿生殖膈，大部分位于膈上，为盆部；小部分位于膈下，为会阴部。阴道前壁上部与膀胱底和膀胱颈相邻，两者之间隔以膀胱阴道隔；前壁的中下部与尿道为邻，其间隔以尿道阴道隔（见图5-15）。后壁上份前方为阴道穹后部，与直肠子宫陷凹间仅隔阴道后壁和一层腹膜，此部触诊可以获知盆腔内情况；后壁其余部分的后方，自上而下分别为直肠壶腹、肛管和会阴中心腱，其间为直肠阴道隔。

阴道上部前方以膀胱阴道隔与膀胱后面及输尿管终末部相邻，阴道下部与尿道后壁间有尿道阴道隔紧密相贴，并与耻骨联合后方邻近。阴道穹后部有1~2cm被直肠子宫陷凹的腹膜覆盖，并与小肠袢为邻，后壁下部以直肠阴道隔与直肠壶腹前壁及会阴中心腱相邻。难产或滞产时，阴道前壁对耻骨弓有一定的压力，长时间受压的膀胱后壁或尿道后壁可能发生压迫性缺血、坏死而导致瘘道产生。根据发生部位不同，有膀胱阴道瘘和尿道阴道瘘之分。子宫颈癌波及阴道时，可能穿透阴道后壁及直肠阴道隔进入直肠，导致直肠阴道瘘。难产时也可因破坏直肠阴道隔而导致瘘道发生。

第三节 ｜ 会　阴

会阴 perineum 指盆膈以下封闭骨盆下口的全部软组织。其境界略呈菱形，前为耻骨联合下缘及耻骨弓状韧带，两侧角为耻骨弓、坐骨结节和骶结节韧带，后为尾骨尖。两侧坐骨结节之间的连线将会阴分为前后两个三角区，前方为**尿生殖区** urogenital region，后方为**肛区** anal region（见图5-1）。

狭义的会阴在男性是指阴囊根部与肛门之间的软组织；在女性是指阴道前庭后端与肛门之间的软组织，又称为产科会阴。

一、肛区

肛区又称为肛门三角，有肛管和坐骨肛门窝。

（一）肛管

肛管 anal canal 长约4cm，上续直肠，向后下绕尾骨尖终于肛门。**肛门** anus 位于尾骨尖下约4cm处，会阴中心腱的稍后方。肛门周围皮肤形成辐射状皱褶。

肛门括约肌可分为肛门内括约肌和肛门外括约肌两部分。

1. 肛门内括约肌 sphincter ani internus　为肛管壁内环行肌层增厚形成，属不随意肌，有协助排便的作用，无括约肛门的功能。

2. 肛门外括约肌 sphincter ani externus　为环绕肛门内括约肌周围的横纹肌。按其纤维的位置又可分为：①皮下部，位于肛管下端的皮下，肌束呈环行；②浅部，在皮下部之上，肌束围绕肛门内括约肌下部；③深部，肌束呈厚的环行带，围绕肛门内括约肌上部，其深层纤维与耻骨直肠肌混合而不能分隔（图5-24）。

肛门内括约肌，肠壁的纵行肌，肛门外括约肌浅、深部和耻骨直肠肌在肛管直肠移行处形成的肌性环，称为**肛直肠环** anorectal ring。外伤、分娩或手术创伤影响到肛直肠环时，可引起大便失禁。

（二）坐骨肛门窝

1. 境界　坐骨肛门窝 ischioanal fossa（也被称为**坐骨直肠窝** ischiorectal fossa）位于肛管两侧，为尖朝上、底朝下的锥形间隙（图5-25）。其内侧壁的下部为肛门外括约肌，上部为肛提肌、尾骨肌及覆

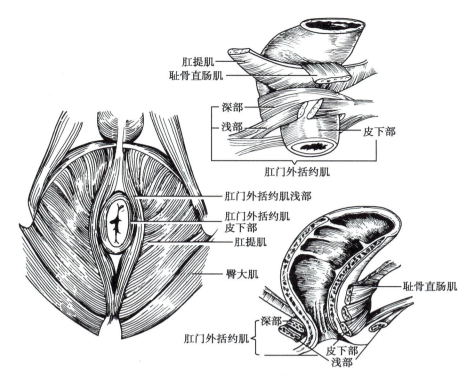

图 5-24　肛门外括约肌

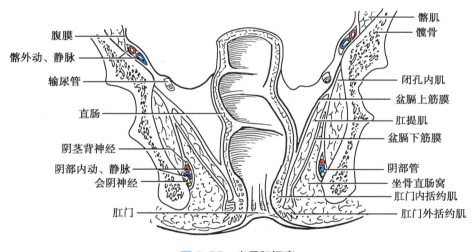

图 5-25　坐骨肛门窝

盖它们的盆膈下筋膜;外侧壁的下部为坐骨结节内侧面,上部为闭孔内肌及其筋膜;前壁为会阴浅横肌及尿生殖膈;后壁为臀大肌下缘及其筋膜和深部的骶结节韧带。窝尖由盆膈下筋膜与闭孔筋膜会合而成,窝底为肛门三角的浅筋膜及皮肤。坐骨肛门窝向前延伸至肛提肌与尿生殖膈之间,形成前隐窝;向后延伸至臀大肌、骶结节韧带与尾骨肌之间,形成后隐窝。坐骨肛门窝内除有肛门括约肌、血管、淋巴管、淋巴结及神经外,尚有大量的脂肪组织,称坐骨肛门窝脂体,排便时利于肛管扩张,并具有弹性垫的作用。坐骨肛门窝内脂肪的血供欠佳,直肠和肛管感染时容易形成脓肿或瘘管。

　　2. 血管、淋巴引流和神经　阴部内动脉 internal pudendal artery 为窝内主要动脉,起自髂内动脉前干,经梨状肌下孔出盆,绕过坐骨棘后面,穿坐骨小孔至坐骨肛门窝。阴部内动脉主干沿此窝外侧壁上的**阴部管** pudendal canal(又称 Alcock 管)前行。阴部管为阴部内血管和阴部神经穿经闭孔筋膜的裂隙,在管内,阴部内动脉发出 2~3 支肛动脉,分布于肛管以及肛门周围的肌肉和皮肤。行至阴部管前端时,阴部内动脉分为会阴动脉和阴茎动脉(男性)或阴蒂动脉(女性)进入尿生殖区。

阴部内静脉 internal pudendal vein 及其属支均与同名动脉伴行,汇入髂内静脉。

齿状线以下肛管、肛门外括约肌及肛门周围皮下的淋巴管汇入腹股沟浅淋巴结,然后至髂外淋巴结。直肠末段的部分淋巴管穿盆膈至坐骨肛门窝,沿肛血管和阴部内血管行走,汇入髂内淋巴结。

阴部神经 pudendal nerve 由骶丛发出,与阴部内血管伴行,在阴部管内、阴部管前端的行程、分支和分布皆与阴部内血管相同(图 5-26)。由于阴部神经在行程中绕坐骨棘,故会阴部手术操作时,常在坐骨结节与肛门连线的中点处进行阴部神经阻滞麻醉,针头朝向坐骨棘下方。

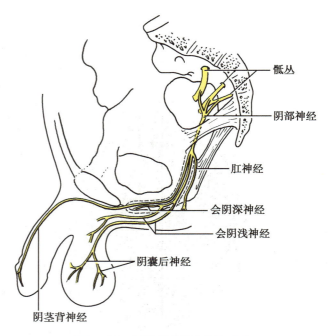

图 5-26　阴部神经的行程和分支

二、尿生殖区

尿生殖区又称尿生殖三角,男性和女性尿生殖区结构不同。男性此区的层次结构特点明显,具有临床意义。

(一)男性尿生殖区
1. 层次结构
(1)浅层结构:皮肤被以阴毛,富含汗腺和皮脂腺。此区浅筋膜可分为浅、深两层。浅层为脂肪层,但脂肪很少;深层为膜层,又称**会阴浅筋膜** superficial fascia of perineum 或 Colles 筋膜。会阴浅筋膜前接阴囊肉膜、阴茎浅筋膜及腹前壁的浅筋膜深层(Scarpa 筋膜),两侧附着于耻骨弓和坐骨结节。此筋膜终止于坐骨结节的连线上,并与尿生殖膈下、上筋膜相互愈着,正中线上还与会阴中心腱相互愈着(图 5-27)。

(2)深层结构:包括深筋膜和会阴肌等。深筋膜可分为浅层的**尿生殖膈下筋膜** inferior fascia of

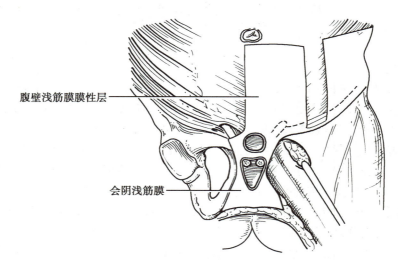

图 5-27　男性会阴浅筋膜

urogenital diaphragm 和深层的**尿生殖膈上筋膜** superior fascia of urogenital diaphragm。尿生殖膈上筋膜略薄,而尿生殖膈下筋膜较为致密,常被称为**会阴膜** perineal membrane。两层筋膜皆为三角形,几乎呈水平位展开,两侧附着于耻骨弓。筋膜后缘终于两侧坐骨结节的连线上,并与会阴浅筋膜相互愈着;前缘在耻骨联合下相互愈着,并增厚形成**会阴横韧带** transverse perineal ligament。会阴横韧带与耻骨弓状韧带之间有一裂隙,有阴茎背深静脉穿过。

会阴浅筋膜与会阴膜之间为会阴浅隙,尿生殖膈下、上筋膜之间为会阴深隙。

1)**会阴浅隙** superficial perineal space:又称为会阴浅袋。在浅隙内,两侧坐骨支和耻骨下支的边缘上有阴茎海绵体左、右脚附着,其表面覆盖一对坐骨海绵体肌。尿道海绵体后端(尿道球)在正中线上,贴附于尿生殖膈下筋膜的下表面。尿道球的下表面有球海绵体肌覆盖。一对狭细的**会阴浅横肌** superficial transverse perineal muscle 位于浅隙的后份,起自坐骨结节的内前份,横行向内止于会阴中心腱。浅隙内还有**会阴动脉** perineal artery 的两条分支:会阴横动脉和阴囊后动脉。会阴横动脉细小,在会阴浅横肌表面向内侧行走。阴囊后动脉一般为两支,分布于阴囊的皮肤和肉膜。

会阴神经 perineal nerve 伴行会阴动脉进入浅隙,发出阴囊后神经与阴囊后动脉伴行。它的肌支除支配浅隙内会阴浅横肌、球海绵体肌和坐骨海绵体肌之外,还支配深隙内的会阴深横肌、尿道括约肌、肛门外括约肌和肛提肌(图 5-28)。

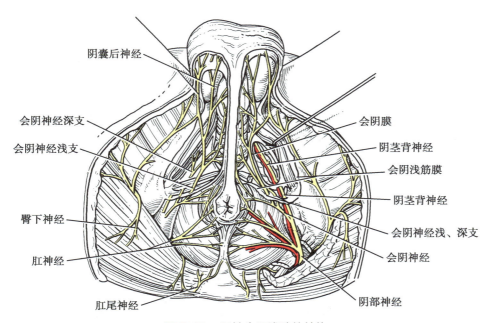

图 5-28　男性会阴浅隙的结构

由于会阴浅筋膜与阴囊肉膜、阴茎浅筋膜、腹前壁浅筋膜深层相延续,会阴浅隙向前上开放,与阴囊、阴茎和腹壁相通。

2)**会阴深隙** deep perineal space:又称为会阴深袋。深隙内的主要结构为一层扁肌,张于耻骨弓。前面的大部分围绕尿道膜部称为**尿道括约肌** sphincter of urethra,后面的纤维起自坐骨支内侧面,行向内附着于会阴中心腱,称为**会阴深横肌** deep transverse perineal muscle。深隙内的**尿道球腺** bulbourethral gland 位于尿道膜部后外侧。阴茎动脉进入会阴深隙后,发出尿道球动脉和尿道动脉,穿尿生殖膈下筋膜,进入尿道海绵体。其主干分为阴茎背动脉和阴茎深动脉,从深隙进入浅隙,分别行至阴茎的背面和穿入阴茎海绵体。与阴茎动脉和分支伴行的有阴茎静脉和属支,阴茎背神经也与阴茎背动脉伴行至阴茎背面(图 5-29)。

尿道括约肌和会阴深横肌与覆盖它们上、下面的尿生殖膈上、下筋膜共同构成**尿生殖膈** urogenital diaphragm。

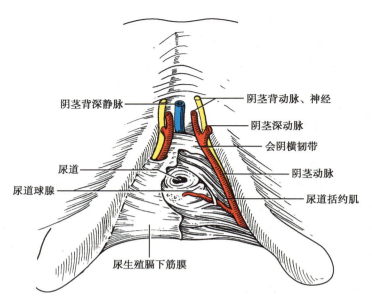

图 5-29 男性会阴深隙的结构

因尿生殖膈下、上筋膜在前后端都愈着,会阴深隙实为一密闭的间隙。

2. **阴囊** scrotum 是容纳睾丸、附睾和精索下部的囊,悬于耻骨联合下方,两侧大腿前内侧之间。

(1)层次结构:阴囊皮肤薄,有少量阴毛。**肉膜** dartos coat 是阴囊的浅筋膜,含平滑肌纤维,与皮肤组成阴囊壁,并在正中线上发出**阴囊中隔** scrotal septum,将阴囊分成左、右两部。肉膜深面由浅向深依次为:**精索外筋膜** external spermatic fascia、**提睾肌** cremaster muscle、**精索内筋膜** internal spermatic fascia 和**睾丸鞘膜** tunica vaginalis of testis。睾丸鞘膜不包裹精索,可分为脏层和壁层,脏层贴于睾丸和附睾的表面,在附睾后缘与壁层相移行,两层之间为鞘膜腔(图 5-30)。

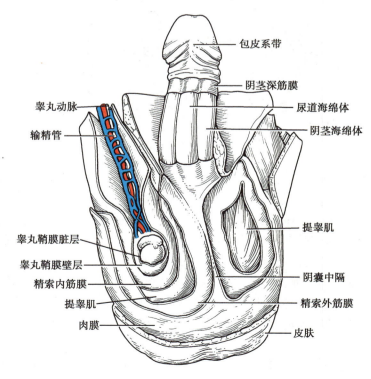

图 5-30 阴囊的层次结构

（2）血管、淋巴引流和神经：供应阴囊的动脉有股动脉发出的阴部外浅、深动脉，阴部内动脉发出的阴囊后动脉和腹壁下动脉发出的精索外动脉。它们的分支组成致密的皮下血管网。阴囊的静脉与动脉伴行，分别汇入股静脉、髂内静脉和髂外静脉。阴囊皮肤的淋巴注入腹股沟浅淋巴结。

到达阴囊的神经有髂腹股沟神经、生殖股神经的生殖支、会阴神经的阴囊后神经和股后皮神经的会阴支。前两支神经主要来自第 1 腰脊髓节段，支配阴囊的前 2/3；后两支主要来自第 3 骶脊髓节段，支配阴囊的后 1/3。

3. 精索 spermatic cord 由输精管、睾丸动脉、蔓状静脉丛、淋巴管、神经及腹膜鞘突剩件等组成。始于腹股沟管深环，止于睾丸后缘。其上部位于腹股沟管内，下部位于阴囊内。在阴囊侧壁近阴茎根部处易于触及输精管，是临床进行输精管结扎术的部位。

4. 阴茎 penis 根部固定在会阴浅隙内，阴茎体和头游离，呈圆柱状。阴茎体上面称阴茎背，下面为尿道面。尿道面正中有阴茎缝，与阴囊缝相接。

（1）层次结构：阴茎由外到内依次为皮肤、阴茎浅筋膜、阴茎深筋膜及白膜。皮肤薄而有伸缩性。**阴茎浅筋膜** superficial fascia of penis 疏松无脂肪，内有阴茎背浅静脉及淋巴管。该筋膜向四周分别移行于阴囊肉膜、会阴浅筋膜及腹前外侧壁浅筋膜深层。**阴茎深筋膜** deep fascia of penis 又称 Buck 筋膜，包裹阴茎的 3 条海绵体，前端始于冠状沟，后续于腹白线，在耻骨联合前面有弹性纤维参加形成阴茎悬韧带。阴茎背正中线上，此筋膜深面与白膜之间有阴茎背深静脉，静脉两侧依次有阴茎背动脉和阴茎背神经。包皮切除术或阴茎手术操作时，可在阴茎根背面两侧施行阴茎背神经阻滞麻醉。**白膜** albuginea 分别包裹 3 条海绵体，阴茎海绵体部略厚，尿道海绵体部较薄，并在左、右阴茎海绵体之间形成阴茎中隔（图 5-31）。

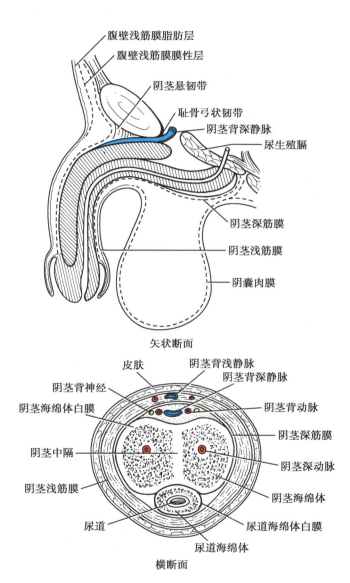

矢状断面

横断面

图 5-31 阴茎的层次

（2）血管、淋巴引流和神经：阴茎的血供主要来自阴茎背动脉和阴茎深动脉。阴茎背动脉穿行于阴茎深筋膜与白膜之间，阴茎深动脉则经阴茎脚进入阴茎海绵体。阴茎的静脉有阴茎背浅静脉和阴茎背深静脉，前者收集阴茎包皮及皮下的小静脉，经阴部外浅静脉汇入大隐静脉；后者收集阴茎海绵体和阴茎头的静脉血，向后穿过耻骨弓状韧带与会阴横韧带之间进入盆腔，分左、右支汇入前列腺静脉丛（图 5-32）。

阴茎浅层淋巴管与阴茎背浅静脉伴行，注入两侧腹股沟浅淋巴结，深层的淋巴管与阴茎背深静脉伴行，注入腹股沟深淋巴结或直接注入髂内、外淋巴结。

5. 男性尿道 male urethra 分为前列腺部、膜部和海绵体部,分别穿过前列腺、尿生殖膈和尿道海绵体。临床上将海绵体部称为前尿道,膜部和前列腺部称为后尿道。

男性尿道损伤后,尿液外渗的范围因破裂的部位不同而不同。如仅尿道海绵体部有破裂,阴茎深筋膜完好,渗出尿液可被局限在阴茎范围。如阴茎深筋膜也破裂,尿液则可随阴茎浅筋膜蔓延到阴囊和腹前壁。如尿生殖膈下筋膜与尿道球连接的薄弱处破裂,尿液可渗入会阴浅隙,再进入阴囊、阴茎,并越过耻骨联合扩散到腹前壁。如尿道破裂在尿生殖膈以上,尿液将渗至盆腔的腹膜外间隙内(图 5-33)。

(二)女性尿生殖区

1. 层次结构 女性尿生殖区的层次结构基本与男性相似,有会阴浅筋膜,尿生殖膈上、下筋膜,浅、深层会阴肌,并形成浅、深两个间隙。女性的两个间隙因尿道和阴道通过,被不完全分隔开,故不出现类似男性尿液外渗的临床现象。前庭球和球海绵体肌也被尿道和阴道不完全分开,但前庭大腺位于会阴浅隙内。

女性尿生殖区内血管、神经的来源、行程和分布,也基本与男性一致,仅阴茎和阴囊的血管、神经变为阴蒂和阴唇的血管、神经。

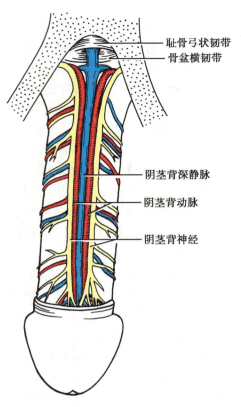

耻骨弓状韧带
骨盆横韧带

阴茎背深静脉

阴茎背动脉

阴茎背神经

图 5-32 阴茎背血管和神经(正中)

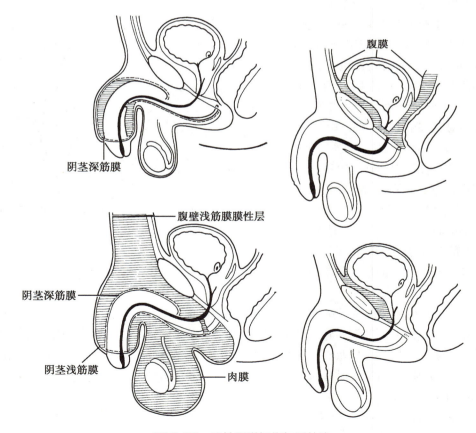

腹膜

阴茎深筋膜

腹壁浅筋膜膜性层

阴茎深筋膜

阴茎浅筋膜

肉膜

图 5-33 男性尿道损伤与尿外渗

2. **女性尿道** female urethra　短而直,较男性者易于扩张。自尿道内口向前下方穿过尿生殖膈,开口于阴道前庭。尿道位于阴道前上方,两者的壁紧贴在一起。分娩时如胎头在阴道内滞留时间过长,尿道壁嵌压在耻骨联合下,软产道组织因长时间受压可发生缺血性坏死,导致产后尿瘘,尿液自阴道流出。

3. **女性外生殖器**　又称**女阴** female pudendum (图 5-34)。耻骨联合前面的皮肤隆起为**阴阜** mons pubis,青春期生出阴毛,皮下富有脂肪。阴阜向两侧后外延伸为**大阴唇** greater lip of pudendum。位于大阴唇内侧的皮肤皱襞,光滑无毛,为**小阴唇** lesser lip of pudendum。两侧小阴唇后端借阴唇系带连接,前端在阴蒂旁分叉,上层行于阴蒂上方,与对侧相连形成阴蒂包皮,下层在阴蒂下方与对侧连接形成阴蒂系带。**阴蒂** clitoris 的游离端为阴蒂头,为圆形小结节。左右小阴唇之间为**阴道前庭** vaginal vestibule,前庭中央有阴道口,口周围有处女膜或处女膜痕。阴道口后外侧左、右各有一前庭大腺开口,后方与阴唇后连合之间有一陷窝,为**阴道前庭窝** vestibular fossa of vagina。尿道外口位于阴道口前方,阴蒂后方约 2cm 处。

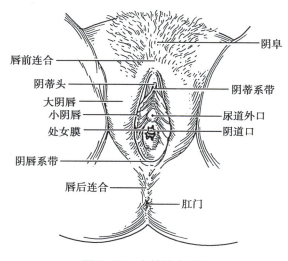

图 5-34　女性外生殖器

标注:阴阜、唇前连合、阴蒂头、大阴唇、小阴唇、处女膜、阴唇系带、唇后连合、阴蒂系带、尿道外口、阴道口、肛门

4. **会阴中心腱** perineal central tendon　又称**会阴体** perineal body。男性位于肛门与阴茎根之间,女性位于肛门与阴道前庭后端之间。在矢状位上呈楔形,尖朝上,底朝下,深 3~4cm。附着于此处的肌有:肛门外括约肌、球海绵体肌、会阴浅横肌、会阴深横肌、尿道阴道括约肌(女性)或尿道括约肌(男性)和肛提肌。会阴中心腱具有加固盆底,承托盆内脏器的作用。女性分娩时此处受到很大的张力而易于破裂,要注意保护。

第四节 ｜ 盆部解剖操作

一、观察辨认盆部结构

(一)盆部体表标志

人体标本仰卧位,同时配一盆部局部标本截石位。先触摸骨性标志:耻骨结节、耻骨联合、耻骨下支、坐骨支、坐骨结节和尾骨尖。

(二)观察大、小骨盆及其分界

在离体骨盆标本上,自后向前确认骶岬、弓状线、耻骨梳、耻骨结节、耻骨嵴以及耻骨联合上缘的连线,即大、小骨盆之间的界线。再翻转标本,自下方观察由前向后确认耻骨联合下缘、耻骨下支、坐骨支、坐骨结节、骶结节韧带和尾骨尖所围成的骨盆下口。

(三)观察盆膈

盆膈由肛提肌、尾骨肌和盆膈上、下筋膜共同组成(在标本或模型上观察)。

1. **肛提肌**　观察肛提肌起、止点,其左右两侧分别起自耻骨联合后面、肛提肌腱弓和坐骨棘,两侧肌纤维向后下在中线会合,止于尾骨、肛尾韧带、直肠壁和会阴中心腱。根据肌纤维起止及走行辨认肛提肌各部。

2. **尾骨肌**　于盆膈后份观察尾骨肌,此肌起自坐骨棘,止于骶骨和尾骨侧缘,上缘邻梨状肌。

3. **盆膈上、下筋膜**　覆盖盆腔各壁的筋膜即盆筋膜,观察其连于耻骨联合后面与坐骨棘之间的索状局部增厚,即盆筋膜腱弓。盆筋膜向下延续至盆筋膜腱弓处分为两层,覆盖盆膈的上面和下面,分别为盆膈上筋膜和盆膈下筋膜。

(四) 观察盆壁肌

1. 闭孔内肌　观察闭孔内肌,起自闭孔内面周围的骨面和闭孔膜,肌束向后集中成腱,出坐骨小孔,止于股骨的大转子(可用显示闭孔内肌的特制标本)。

2. 梨状肌　观察梨状肌,起自骶前孔外侧和骶结节韧带,肌束穿坐骨大孔,止于股骨大转子。

(五) 探查盆筋膜间隙

1. 耻骨后隙　可在盆腔正中矢状切面标本上观察,耻骨联合后面与膀胱之间的疏松结缔组织所占据的空间即为耻骨后隙。用手指伸入此间隙探查,上界为腹膜返折部,下界为尿生殖膈。可探查到其中的疏松结缔组织及被筋膜包裹的静脉丛。

2. 直肠系膜　可在盆部正中矢状断面、盆部横断面上观察到直肠周围被疏松结缔组织和脂肪包裹,这些疏松结缔组织和脂肪,以及行于其中的血管、淋巴管和淋巴结即为直肠系膜。注意直肠后方的直肠系膜量多,两侧次之,前方最少。试着寻找直肠系膜外的直肠系膜筋膜,它紧贴直肠系膜的外面,菲薄透明,其内含有网状纤维束。直肠系膜筋膜的后份与骶前筋膜相贴,两侧的外面与盆丛相贴,前方与直肠膀胱隔(男性)或直肠阴道隔(女性)相连。

(六) 观察盆腔脏器与腹膜的配布

1. 男性盆腔脏器和腹膜概观

(1) 在男性盆腔带腹膜标本上观察:腹前外侧壁腹膜进入骨盆后,覆盖膀胱的上面及底的上份、精囊和输精管壶腹的上部,继而向后下返折,覆盖直肠中部的前面及上部的两侧面和前面,再向上移行为乙状结肠系膜,并与盆后壁和腹后壁的壁腹膜相续。膀胱上面的腹膜向两侧移行为盆侧壁腹膜。探查直肠和膀胱之间的腹膜移行处,即直肠膀胱陷凹,其两侧各有一条腹膜皱襞起自膀胱后面,绕过直肠两侧,向后直达骶骨前面,称直肠膀胱襞,该襞深面为直肠膀胱韧带。

(2) 在去腹膜的标本上观察:膀胱位于盆腔前部,紧贴耻骨联合后面,膀胱尖向上延续为脐正中韧带,输尿管盆部自盆侧壁向下内行向膀胱底。直肠位于盆腔后部,骶骨前面,上续乙状结肠,下接肛管。输精管壶腹和精囊紧贴膀胱后面,输精管盆部则自脐外侧襞的外侧,与精索分离后由上方跨过髂血管,再经盆侧壁行向后下内方,跨越输尿管的上方,末端扩大成为输精管壶腹。前列腺位于膀胱颈下方,腹膜完整时,自骨盆上口向下通常观察不到该腺体。

2. 女性盆腔脏器和腹膜概观

(1) 在女性盆腔带腹膜标本上观察:盆部腹膜覆盖膀胱、直肠和乙状结肠的情况与男性相似,但腹膜不覆盖膀胱的后面,而是从膀胱底直接折转至子宫体前面,绕过子宫底至子宫体、子宫颈和阴道穹后部后面,返折至直肠。探查腹膜由膀胱返折至子宫体处形成的膀胱子宫陷凹,以及由子宫体、子宫颈向下经阴道穹后部后面返折至直肠处形成的直肠子宫陷凹。观察直肠子宫襞,即直肠子宫陷凹两侧界,其内为骶子宫韧带。于子宫两侧缘观察延至骨盆侧壁的双层腹膜皱襞,即子宫阔韧带。

(2) 在去腹膜的标本上观察:膀胱和尿道位于盆腔前部,直肠位于盆腔后部,两者之间有子宫和阴道,子宫两旁有输卵管和卵巢。输尿管盆部位置与男性近似,但行经子宫颈外侧时,经子宫动脉后下方至膀胱底,要注意观察此处两者的交叉关系。

(七) 观察男性盆腔脏器及其毗邻关系

1. 膀胱　观察膀胱形态,注意位于耻骨后方的膀胱下外侧面和膀胱底有无腹膜覆盖,再次用手指探查耻骨后隙。观察膀胱与前列腺、输精管壶腹和精囊的毗邻关系。在剖开的膀胱标本上于膀胱底内面找到输尿管间襞,沿此襞向两侧找输尿管内口,然后在膀胱颈处确认尿道内口,注意此处黏膜与膀胱其他部分黏膜的区别,确认膀胱三角。

2. 直肠和肛管　观察直肠和肛管的分界及直肠骶曲和直肠会阴曲。在直肠剖面标本,观察直肠壶腹黏膜形成的上、中、下3条半月形直肠横襞,注意中直肠横襞的位置及其与盆内最低腹膜返折线平面的关系。在标本上,用中指伸入直肠内,测定直肠横襞与肛门的距离。

3. 前列腺 观察前列腺形态,其底朝上,与膀胱颈邻接,尖向下止于尿生殖膈上面。在通过尿道的前列腺切面上,可见尿道从腺中穿过,为尿道前列腺部。

4. 精囊和输精管盆部 在冠状切盆腔标本的膀胱底后面,观察呈不规则囊袋状的精囊及其内侧的输精管壶腹。由输精管壶腹逆行追踪至其与输尿管交叉处,牵拉管道,观察其与输尿管及腹膜的位置关系。

(八)观察女性盆腔脏器及其毗邻关系

1. 膀胱 观察膀胱底与子宫颈的关系,注意子宫俯伏于膀胱上面,其间由膀胱子宫陷凹分隔。

2. 直肠 直肠借直肠子宫陷凹与子宫颈和阴道穹后部分开。在腹膜返折线以下,直肠前壁与阴道相隔于直肠阴道隔。

3. 子宫、输卵管和卵巢

(1)在腹膜完整的盆腔标本上观察:①子宫的位置、形态和分部。②腹膜覆盖子宫的情况。在子宫侧缘处,观察由子宫前、后面移行而来的腹膜,向外侧延伸至盆侧壁而构成的子宫阔韧带。③辨认输卵管,观察输卵管的峡部、壶腹部、漏斗部及其腹腔口。④找到阔韧带后层腹膜所包裹的卵巢,在其上端找到连于盆侧壁的卵巢悬韧带,从中追踪卵巢血管至卵巢。⑤从阔韧带的腹膜前层靠近子宫角处找到子宫圆韧带,追踪其经盆侧壁向前外行,至腹股沟管深环处停止。

(2)在剥去盆腔腹膜的标本或模型上,于子宫颈两侧找到向后外侧延伸至盆侧壁的子宫主韧带。在直肠子宫陷凹两侧的直肠子宫襞深面,找到骶子宫韧带。在子宫颈外侧,子宫主韧带上方,找到跨越输尿管盆部上方的子宫动脉,观察其在子宫侧缘迂曲上行的情况。

4. 阴道 阴道前、后壁相贴,上端围绕子宫颈阴道部,二者共同形成环形的阴道穹。试比较阴道穹前部、侧部和后部的深度,注意阴道前壁与膀胱底和尿道之间有膀胱(尿道)阴道隔;后壁则借直肠阴道隔与直肠分隔。

5. 输尿管盆部 在髂血管前方找到输尿管,向下追至子宫外侧。在子宫颈外侧,有子宫动脉从上方跨过。

二、解剖盆部主要血管、淋巴结和神经

盆部的主要血管亦可在标本上观察。解剖盆部血管、神经需先沿髂嵴最高点或第3、4腰椎之间椎间盘水平离断标本,再对离断部分作正中矢状切或旁正中矢状切,对神经血管的解剖探查可在双侧同时进行。

(一)解剖直肠上血管

在左髂窝处将乙状结肠牵向左侧,沿乙状结肠系膜右侧用剪刀或镊子尖划开并剥离腹膜,找到肠系膜下动脉,修洁其终末的直肠上动脉,追踪其入盆腔。注意直肠上动脉和直肠上静脉行走在直肠后方的直肠系膜之中,将直肠牵向前,用镊子清除直肠后方的结缔组织和脂肪,才能修洁并观察到它们的行程和分支。尝试在直肠系膜内寻找直肠上动、静脉旁的直肠淋巴结。

(二)解剖直肠下血管

在直肠的两侧继续清除直肠系膜达盆膈上表面,尝试寻找来自两侧、横行穿过直肠系膜筋膜和直肠系膜的直肠下血管,从直肠两侧沿直肠下血管,用镊子暴露并追踪血管至盆壁处,可见髂内动脉,此处尝试观察髂内淋巴结。

(三)解剖骶正中动脉

将直肠推向前,在正中线上用解剖刀切开骶前筋膜,将筋膜向两侧外翻,观察骶前筋膜与骶骨前表面之间的骶正中动脉、骶外侧静脉和骶静脉丛。

(四)解剖男性盆部血管

1. 用剪刀、镊子配合,沿睾丸动脉向下清理,追踪到腹股沟管深环处。

2. 在骶髂关节前方确认髂内动脉,辨认其前、后干。

3. 沿前、后干用镊子修洁、追踪主要脏支及壁支,其中脐动脉远侧段闭塞,近侧段分支为膀胱上动脉,其余脏支有膀胱下动脉、直肠下动脉和阴部内动脉等,壁支有闭孔动脉、臀下动脉、髂腰动脉、骶外侧动脉和臀上动脉。修洁脏支时应一直追踪至所分布的脏器,可一并清除其伴行静脉。清理血管时,注意观察随血管分布的淋巴结,可沿器官旁淋巴结追踪至髂内或髂总淋巴结群。

(五) 解剖女性盆部血管

1. 在子宫阔韧带后层腹膜处确认卵巢悬韧带,沿腹部已剖出的卵巢动脉,用镊子向下追溯至卵巢悬韧带和卵巢。

2. 沿腹部已剖出的输尿管向下用镊子游离、追踪至膀胱。

3. 用解剖刀在子宫颈外侧切开子宫阔韧带,找出子宫动脉,观察该动脉与输尿管的交叉关系,用镊子修洁子宫动脉至其发起处,并追踪子宫动脉在子宫侧缘的分支。

女性盆部其他动脉,参考男性盆部的解剖内容。

(六) 解剖盆部神经

1. **骶丛**　沿腰大肌内侧深面的腰骶干向下追踪,于梨状肌表面用尖镊清理骶丛,观察其组成,可见骶神经前支从骶前孔穿出,交织形成骶丛。

2. **骶交感干和盆神经丛**　用镊子清理骶前筋膜,于骶前孔内侧暴露骶交感干,追踪两侧骶交感干至尾骨前方,观察奇神经节。在第5腰椎体前面,再次确认上腹下丛,用镊子向下追踪至骶岬附近,观察其分为左、右腹下神经,将直肠牵拉向一侧,约于第3骶椎水平用镊子清理直肠侧疏松结缔组织,显示盆内脏神经及盆丛。

3. **闭孔神经**　由腰大肌内侧缘近闭孔神经起始处,用解剖剪、镊去除深筋膜,向下追踪闭孔神经至闭膜管,注意观察其毗邻关系:闭孔神经经髂总动脉后方进入盆腔,沿盆侧壁行于输尿管外侧,居同名血管上方,向前穿闭膜管至股部。

第五节 ｜ 会阴解剖操作

一、切口与翻皮

人体标本仰卧位,屈髋、屈膝,悬吊下肢使之分向两边。也可利用已经解剖完下肢和臀部的标本,取俯卧位,垫高耻骨联合部,进行会阴部解剖和观察。先触摸骨性标志:耻骨联合下缘、耻骨下支、坐骨结节、尾骨尖。再用解剖刀做如下皮肤切口。

1. 自尾骨尖沿会阴缝,环行绕过肛门和阴囊(小阴唇)至耻骨联合下缘,用解剖刀做中央纵行切口。

2. 再自尾骨尖经左、右坐骨结节折向耻骨联合前缘,做"<"形切口。

3. 将会阴皮肤翻向耻骨联合前面。

二、解剖尿生殖区

(一) 解剖阴囊

1. 用解剖刀从阴囊缝纵行切开阴囊皮肤,观察深层的肉膜。

2. **探查会阴浅隙**　沿阴囊根部向坐骨结节方向切开会阴浅筋膜,将肉膜和会阴浅筋膜翻向外侧。用手指伸入会阴浅隙,探查会阴浅筋膜和阴囊肉膜向后越过会阴浅横肌与尿生殖膈下筋膜后缘的相连状态,以及在两侧附着于耻骨弓的情况。用刀柄向腹前外侧壁的方向探查,可顺利地越过耻骨联合前面,伸到 Scarpa 筋膜的深面,故会阴浅隙向前开放,通向腹前外侧壁、阴茎和阴囊。

(二) 解剖会阴浅隙

1. 用镊子和解剖刀剥去 Colles 筋膜,暴露会阴浅隙。

2. 在坐骨结节内侧的前方,找出阴部神经分出的会阴神经皮支(阴囊或阴唇后神经),以及与其伴行的会阴动脉的分支。

3. 解剖会阴浅隙内的 3 对小肌　①会阴浅横肌,位于尿生殖三角后缘处,其肌束由坐骨结节行向会阴中心腱(会阴体)。②球海绵体肌,肌纤维呈羽毛状,包绕尿道球和尿道海绵体后部,其最前份的纤维终止于阴茎背面;在女性,该肌围绕阴道前庭两侧,并覆盖在前庭球和前庭大腺表面,又名阴道括约肌。③坐骨海绵体肌,位于尿生殖三角的两侧,附着于耻骨下支和坐骨支,并覆盖在阴茎(蒂)脚上。追踪会阴神经发出至上述 3 肌的肌支。

4. 解剖尿道球或前庭球　用解剖刀从中线切开球海绵体肌和坐骨海绵体肌,翻向外侧,显露其深面的尿道球(或前庭球)和尿道海绵体以及阴茎(蒂)脚。在女性,由前庭球的后端,解剖显露前庭大腺,腺管开口于小阴唇和处女膜间的浅沟内。

5. 用解剖刀切断尿道膜部,将尿道球(在女性可移除前庭球和前庭大腺)与尿生殖膈下筋膜分离,显露会阴膜。先观察会阴膜的形态、质地和附着,后追踪阴茎(蒂)背神经和动脉穿此筋膜前缘处,至阴茎(蒂)背部。用手将阴茎(蒂)脚从耻骨弓下剥离,显示阴茎(蒂)深动脉在阴茎(蒂)脚深面进入阴茎(蒂)海绵体内。

(三)解剖会阴深隙

1. 用解剖刀沿两侧缘和后缘切开尿生殖膈下筋膜,将其翻向前,暴露会阴深隙。

2. 用解剖镊精细剖查会阴深隙结构。会阴深横肌位于会阴浅横肌的深面,两者之间有尿生殖膈下筋膜隔开,并有支配阴茎(蒂)的动脉和神经经过。在男性,找出围绕尿道膜部周围的尿道外括约肌和阴部内动脉至阴茎的动脉。找到尿道球动脉,沿此动脉找出埋藏于深横肌内的尿道球腺。该腺约豌豆大小,被尿道括约肌覆盖,常难以确认。清理与阴茎背神经伴行的阴茎背动脉,并在其外侧确认穿尿生殖膈下筋膜而来的阴茎(蒂)深动脉。在女性,会阴深隙内有会阴深横肌和尿道阴道括约肌等结构,男女两性相似。

三、解剖肛区

此区解剖在臀区解剖完毕后进行。首先清除此区残留的皮肤,以及附着于骶结节韧带上的臀大肌,证实肛区的周界。

(一)解剖观察坐骨肛门窝

用剪刀和镊子钝性分离清除坐骨结节内侧(即坐骨肛门窝内)的脂肪组织,注意不要伤及横过此窝的肛血管和肛神经。

(二)解剖肛门外括约肌

用剪刀和镊子钝性分离肛管外周脂肪组织,暴露肛门外括约肌,辨认肛门外括约肌的皮下部、浅部和深部。肛门外括约肌的皮下部与皮肤紧密相连。

(三)解剖阴部内血管和阴部神经

1. 在坐骨结节内侧 3~4cm 处,坐骨肛门窝的外侧壁,由前向后用解剖刀纵行切开阴部管,显露其中的阴部内血管和阴部神经。

2. 切断骶结节韧带下端,向上翻起,用解剖镊修洁、追踪阴部内血管和阴部神经至坐骨小孔处,观察它们经坐骨小孔进入坐骨肛门窝的情况。解剖暴露其主要分支:肛血管、肛神经、会阴神经和会阴血管。

(四)显露坐骨肛门窝各壁

用剪刀和镊子钝性修洁坐骨肛门窝内、外侧壁,注意观察覆盖于肛提肌和闭孔内肌的筋膜,注意保留窝前界会阴浅横肌及会阴深横肌后面的筋膜。再次检查坐骨肛门窝的周界,用刀柄探查其前隐窝伸向尿生殖膈上方,后隐窝伸向臀大肌的深面,直至骶结节韧带。

本章临床病例分析解析

第六节 ┃ 临床病例分析

病例 5-1

患者,男,35岁。主诉:车祸致盆部和下腹部疼痛2小时。现病史:患者2小时前因车祸入院。自入院后未小便,导尿管及膀胱穿刺均引流出红色尿液。体格检查:骨盆挤压试验和分离试验阳性。骨盆正位X线:右侧耻骨上、下支骨折(图5-35)。诊断为右侧耻骨上、下支骨折。请从解剖学角度思考分析:

（1）患者出现血尿的可能原因;

（2）骨盆骨折时还可能伤及的脏器、血管和神经,以及可能导致的后果。

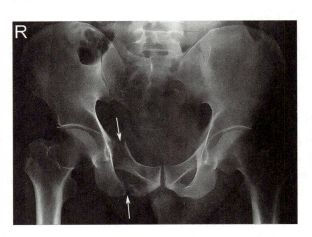

图5-35　骨盆正位X线片

箭头示右侧耻骨上、下支骨折。

病例 5-2

患者,男,40岁。主诉:肛门右侧疼痛伴灼热感6天,加重2天。既往史:患者患痔3年。体格检查:肛周皮肤颜色稍红,褶皱正常,做排便动作时有内痔脱出;肛管和直肠指诊发现,肛管右侧距离肛门3cm处5点方向有一突起物,约2cm×3cm大小,压痛明显。诊断为内痔脱出合并坐骨肛门窝脓肿。请从解剖学角度思考分析:

（1）发生内痔的原因;

（2）坐骨肛门窝容易发生脓肿的原因;

（3）外科治疗坐骨肛门窝脓肿可能伤及的神经,以及神经损伤可能累及的结构。

病例 5-3

产妇,女,30岁。主诉:宫内孕39周第一胎,规律腹痛6小时,已见红,未破水。产前B超检查显示胎儿枕后位。产程进展缓慢,阵痛持续15小时后阴道口可见胎儿头顶,仍为枕后位。为避免会阴撕裂,医生决定在局部麻醉下施行阴道侧切术,以扩大产道下口。请从解剖学角度思考分析:

（1）会阴撕裂可能伤及的结构;

（2）临床施行阴道侧切术时应主要保护的结构;

（3）阴部神经阻滞麻醉时的最佳注射点。

病例 5-4

患者,男,70岁。主诉:进行性排尿困难6年,尿闭7小时急诊入院。体格检查:急性病容,下腹部耻骨联合上稍隆起,未见肠型,腹肌无紧张,下腹部轻压痛,无反跳痛,未扪及包块,耻骨联合上可叩及圆形浊音区。直肠指检:前列腺 II 度肿大,表面光滑,无压痛,质硬,中央沟消失。辅助检查:前列腺 B 超:前列腺大小 5.5cm×6.0cm×5.1cm(图 5-36)。诊断为急性尿潴留、良性前列腺增生。请从解剖学角度思考分析:

(1)前列腺增生引起排尿困难及尿潴留的可能原因;

(2)直肠指诊能否初步诊断良性前列腺增生;

(3)经皮耻骨联合上方膀胱穿刺术置入导尿管时需经过的层次结构,导尿管是否须经腹膜腔进入膀胱。

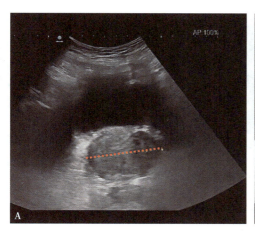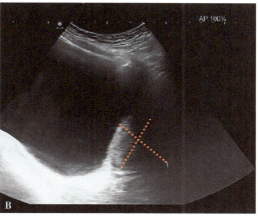

图 5-36　前列腺 B 超

前列腺增生,超声可见上下径、左右径、前后径均增大。A. 经腹部前列腺横断面示,前列腺左右径线 6.0cm;B. 经腹部前列腺纵断面示,前列腺上下径 5.5cm,前后径 5.1cm。

病例 5-5

患者,男性,31 岁。主诉:会阴骑跨伤 1 小时。现病史:患者 1 小时前从建筑工地的脚手架上意外摔下,骑跨于钢架伤及会阴部,即感剧烈疼痛,无昏迷,无尿外渗、大小便失禁、恶心、呕吐,无其他部位疼痛不适,急送院救治。体格检查:会阴部皮下有淤血、瘀斑,未见明显皮肤损伤,尿道外口有变形,周围有血迹。双侧阴囊肿胀,触痛明显。诊断为尿道损伤。请从解剖学角度思考分析:

(1)该患者尿道损伤发生的部位;

(2)男性尿道不同部位损伤后临床表现的异同,以及出现这些临床表现的解剖学基础;

(3)如果该患者有尿液外溢,尿液外溢的可能部位。

病例 5-6

患者,女性,30 岁。主诉:停经 56 天,急性下腹痛伴恶心、呕吐、肛门下坠 3 小时。月经婚育史:已婚 5 年,平素月经规律,孕 3 产 0,人工流产手术 3 次。体格检查:体温 37.1℃,心率 90 次/分,呼吸 30 次/分,血压 89/70mmHg。面色苍白,四肢湿冷,下腹压痛明显,无反跳痛,腹肌强直不明显。妇科检查:外阴发育正常,阴道通畅,伴少量血性分泌物,子宫增大不明显,右侧附件触痛明显,左侧阴性,阴道穹后部穿刺抽出不凝血。诊断为异位妊娠(输卵管妊娠)破裂。请从解剖学角度思考分析:

(1)异位妊娠(输卵管妊娠)发生的可能原因;

(2)异位妊娠与急性阑尾炎的鉴别要点;

(3)外科治疗的手术切口以及手术经过的层次、术中寻找输卵管的要点。

病例 5-7

患者,男,55 岁。主诉:左下腹部隐痛、大便带血且排便不尽感 1 年,加重 2 个月。现病史:患者 1 年前开始出现左下腹隐痛,大便次数增多,并且有排便不尽感觉,逐渐出现少量便血,为暗红色血,血与大便相混合。近 2 个月腹痛加重,并向大腿后部放射,大腿后部肌肉无力。体格检查:直肠指诊时,在直肠后壁距肛缘约 7cm 可触及溃疡性肿物。直肠镜取肿物组织行病理学检查提示为低分化腺癌。诊断为直肠癌。请从解剖学角度思考分析:

(1)直肠癌引起大腿后部疼痛可能压迫的神经;

(2)直肠癌转移的可能途径。

病例 5-8

患者,女,50 岁。主诉:月经量增多伴下腹部坠胀感 9 个月。体格检查:腹软,无压痛、反跳痛,耻骨联合上 3 指可触及质硬包块。双合诊妇科检查:宫体前位,子宫增大,如孕 3 个月余,表面凹凸不平,可触及多个光滑、硬球形块物。血常规:血红蛋白 50g/L。妇科彩色多普勒超声:子宫增大,形态不规则,子宫肌层多个低回声区;较大者直径约 7cm,凸向宫腔,其内有无回声及杂乱不均质回声。诊断为多发性子宫肌瘤伴变性。请从解剖学角度思考分析:

(1)如果对患者进行子宫全切术,需要切除的子宫韧带;

(2)结扎子宫动脉时应注意的结构。

病例 5-9

患者,女,55 岁。主诉:外阴脱出一肿物伴腰背痛 6 个月。现病史:患者自述 6 个月前无明显诱因自觉一肿物自阴道脱出,于咳嗽、行走和体力劳动时自感肿物脱出逐渐增大,平卧后肿物能自行还纳,常伴腰背痛,长久站立后尤甚。婚育史:已婚,育有 2 子 1 女,人工流产 2 次。月经史:月经量增多,周期不规则。体格检查:外阴已产型,阴道通畅,阴道壁松弛伴前壁膨出;子宫颈延长,伴宫颈肥大,宫颈有溃烂;压迫阴道在阴道口可见子宫颈脱垂。诊断为子宫脱垂。请从解剖学角度思考分析:

(1)根据子宫的正常解剖患者出现子宫脱垂的可能原因;

(2)维持子宫正常位置的主要解剖学结构。

(吕海侠 周鸿鹰 贺桂琼 陈 伟)

第六章 脊柱区

第一节 概 述

脊柱区包括整个躯干和颈部后面,这个区域具有重要的临床意义。

一、境界与分区

脊柱区 vertebral region 也称**背区** back,是指脊柱及其后方和两侧软组织共同组成的区域,包括项区、胸背区、腰区和骶尾区四部分。

1. **境界** 上达枕外隆凸和上项线,下至尾骨尖。两侧自上而下为斜方肌前缘、三角肌后缘上份、腋后襞、腋后线、髂嵴后份、髂后上棘和尾骨尖的连线。

2. **分区** 脊柱区自上而下又可分为:①**项区** nuchal region,上界为脊柱区的上界,下界为第 7 颈椎棘突至两侧肩峰的连线;②**胸背区** thoracodorsal region,上界为项区的下界,下界为第 12 胸椎棘突、第 12 肋下缘至第 11 肋前份的连线;③**腰区** lumbar region,上界为胸背区下界,下界为两髂嵴后份和两髂后上棘的连线;④**骶尾区** sacral coccyx region,是两髂后上棘与尾骨尖三点间所围成的三角区。

二、表面解剖

1. **肩胛骨** scapula 肩胛骨背面高耸的骨嵴为**肩胛冈** spine of scapula。两侧肩胛冈内侧端的连线,平第 3 胸椎棘突。外侧端为肩峰,是肩部的最高点。上肢下垂时易于触及**肩胛骨下角** inferior angle of scapula,两侧肩胛骨下角的连线平对第 7 胸椎棘突(图 6-1)。

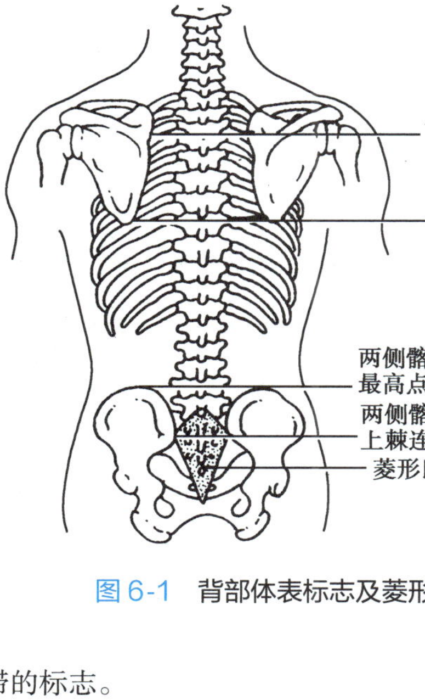

2. **棘突** spinous process 在后正中线上可摸到大部分椎骨的棘突。第 7 颈椎棘突较长,末端不分叉,在皮下形成一个隆起,常作为辨认椎骨序数的标志。胸椎棘突斜向后下,呈叠瓦状。腰椎棘突呈水平位,第 4 腰椎棘突平两侧髂嵴的最高点。骶椎棘突融合成骶正中嵴。

3. **骶骨** sacrum 骶正中嵴下端,第 4、5 骶椎背面的切迹与尾骨围成**骶管裂孔** sacral hiatus,是椎管的下口。骶管裂孔两侧向下的突起为**骶角** sacral cornu,体表易触及,常作为骶管阻滞的进针定位标志。骶正中嵴外侧的隆嵴为骶外侧嵴,是经骶后孔作骶神经丛阻滞的标志。

4. **尾骨** coccyx 尾骨尖可在肛门后方 2~5cm 处臀沟内扪及。

5. **髂嵴** iliac crest **和髂后上棘** posterior superior iliac spine 髂嵴为髂骨翼的上缘,髂嵴后端的突起为髂后上棘,两侧髂后上棘的连线平第 2 骶椎棘突,两侧髂嵴最高点的连线平对第 4 腰椎棘突。左、右髂后上棘与第 5 腰椎棘突和尾骨尖的连线,构成一菱形区(图 6-1)。当腰椎或骶、尾椎骨折或骨盆

图 6-1 背部体表标志及菱形区

两侧肩胛冈内侧端连线
两侧肩胛骨下角的连线
两侧髂嵴最高点连线
两侧髂后上棘连线
菱形区

畸形时,菱形区会变形。

6.**第 12 肋**　竖脊肌外侧可触及此肋,但有时甚短,易将第 11 肋误认为第 12 肋,以致腰部的切口过高,有损伤胸膜的可能。

7.**肾区** renal region　为竖脊肌外侧缘与第 12 肋的交角,肾位于该角深部。肾发生疾患时,该处常有叩击痛或压痛,也是肾囊封闭常用的进针部位。

第二节 ┃ 层次结构

脊柱区由浅入深有皮肤、浅筋膜、深筋膜、肌层、血管、神经等软组织和脊柱、椎管及其内容物等结构。

一、浅层结构

(一) 皮肤

厚而致密,移动性小,有较丰富的毛囊和皮脂腺。

(二) 浅筋膜

致密而厚实,含有较多脂肪,并有许多结缔组织纤维束与深筋膜相连。项区上部的浅筋膜含纤维较多,特别坚韧;腰区的浅筋膜含脂肪较多。

(三) 皮神经

均来自脊神经后支(图 6-2)。

1.**项区**　颈神经后支较为粗大的皮支有枕大神经和第 3 枕神经。**枕大神经** greater occipital nerve 是第 2 颈神经后支的分支,在上项线下方、斜方肌的起点处浅出,伴枕动脉的分支上行,分布至枕部皮肤。枕大神经与枕小神经在名称上看似相关,但枕小神经是颈神经前支所构成的颈丛的

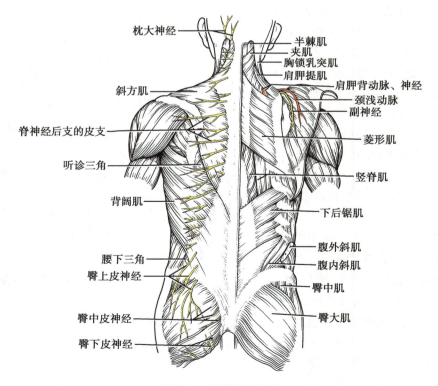

图 6-2　背肌及皮神经

分支。**第3枕神经** third occipital nerve 是第3颈神经后支的分支,穿斜方肌浅出,分布于项区上部的皮肤。

2. **胸背区和腰区** 胸、腰神经后支的皮支在棘突两侧浅出,上部皮神经几乎呈水平位向外侧走行;下部分支斜向外下,分布至胸背区和腰区的皮肤。第12胸神经后支的分支可分布至臀区。第1~3腰神经后支的外侧支组成**臀上皮神经** superior clunial nerve,行经腰区,穿胸腰筋膜浅出,越过髂嵴,分布至臀区上部。臀上皮神经在髂嵴上方浅出处比较集中,此部位在竖脊肌外侧缘附近。腰部急剧扭转时,该神经易受损伤,是导致腰腿痛的常见原因之一。

3. **骶尾区** 骶、尾神经后支的皮神经在髂后上棘至尾骨尖连线上的不同高度,分别穿臀大肌起始部浅出,分布至骶尾区的皮肤。其中第1~3骶神经后支的皮支组成臀中皮神经。

(四) 浅血管

项区的浅动脉主要来自枕动脉、颈浅动脉和肩胛背动脉等的分支;胸背区来自肋间后动脉、肩胛背动脉和胸背动脉等的分支;腰区来自腰动脉的分支;骶尾区来自臀上、下动脉等的分支。静脉与同名动脉相伴行。

二、深筋膜

项区和胸背区的深筋膜较薄弱,骶尾区的深筋膜与骶骨背面的骨膜相愈着。第12肋与髂嵴之间的深筋膜增厚,并分为前、中、后三层(图6-3),被称为**胸腰筋膜** thoracolumbar fascia。

胸腰筋膜后层覆于竖脊肌的后面,与背阔肌和下后锯肌腱膜相愈着,向下附于髂嵴,内侧附于腰椎棘突和棘上韧带,外侧在竖脊肌外侧缘与中层愈着,形成**竖脊肌鞘** sheath of erector spinae。胸腰筋膜中层位于竖脊肌与腰方肌之间,内侧附于腰椎横突尖和横突间韧带,外侧在腰方肌外侧缘与前层愈着,形成**腰方肌鞘** sheath of quadratus lumborum,并作为腹横肌起始部的腱膜,向上附于第12肋下缘,向下附于髂嵴。中层上部张于第12肋与第1腰椎横突之间的部分,增厚形成**腰肋韧带** lumbocostal ligament。肾手术时,切断此韧带可加大第12肋的活动度,便于显露肾。胸腰筋膜前层位于腰方肌前面,又称**腰方肌筋膜** quadratus lumborum fascia,内侧附于腰椎横突尖,向下附于髂腰韧带和髂嵴后份,上部增厚呈弧形,附着于第2腰椎横突与第12肋之间,称为腰肋外侧弓状韧带,其内侧为跨越腰大肌表面,附着于第1腰椎侧面与第2腰椎横突之间的腰肋内侧弓状韧带,此两弓状韧带在腹壁较易观察到(图6-3)。

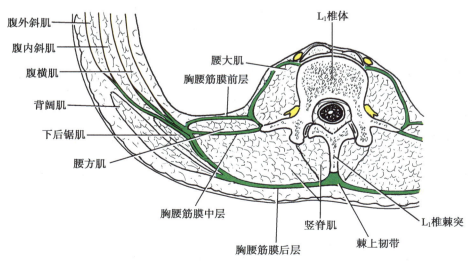

图6-3 胸腰筋膜

三、肌层

脊柱区的肌可分为浅层肌、中层肌和深层肌。

(一) 浅层肌

包括**斜方肌** trapezius、**背阔肌** latissimus dorsi 和腹外斜肌后部。斜方肌是位于项区和胸背区上部宽大的扁肌,由副神经支配。肌的血供丰富,主要来自颈浅动脉和肩胛背动脉,其次来自枕动脉和节段性的肋间后动脉。该肌可供肌瓣或者肌皮瓣作移植。

背阔肌是位于胸背区下部和腰区浅层较宽大的扁肌,由胸背神经支配。血液供应主要来自胸背动脉和节段性的肋间后动脉以及腰动脉的分支,以肩胛线为界,其外侧由胸背动脉分支供血,内侧由节段性动脉供血。在临床上,以胸背动脉为蒂,做成转移或游离背阔肌肌瓣或者肌皮瓣。

(二) 中层肌

中层肌有肩胛提肌、菱形肌、上后锯肌和下后锯肌(见图 6-2)。上、下后锯肌参与呼吸运动。

(三) 深层肌

常被称为脊柱固有肌,由一群相互分离、长短不一、相互重叠的肌组成,位于椎骨棘突两侧,具有广泛的起点和止点,从骶骨延伸到颅底,均接受脊神经后支的支配,总的作用是使脊柱伸直、回旋和侧屈。

夹肌 splenius 位于颈部的后外侧份,覆盖竖脊肌的颈部。

竖脊肌 erector spinae 位于上后锯肌、下后锯肌和脊柱区深筋膜的深面,是背深肌中最长、最粗大的肌,以腰部和下胸部最为明显。依照肌纤维的位置和起止点,竖脊肌可分为外侧的**髂肋肌**、中间的**胸最长肌**和内侧的**棘肌**(图 6-4)。竖脊肌由脊神经后支呈节段性支配。

横突棘肌 transversospinale 位于椎骨棘突与横突之间的沟槽内,位置最深,紧靠椎骨。由浅至深依次又分为**半棘肌**、**多裂肌**和**回旋肌**。

半棘肌颈部的深面为头后大直肌、头后小直肌、头上斜肌和头下斜肌组成的枕下肌。

由脊柱区的肌形成的重要三角如下所示。

1. **枕下三角** suboccipital triangle　是由枕下肌围成的三角。其内上界为头后大直肌,外上界为头上斜肌,外下界为头下斜肌(图 6-5)。三角的底为寰枕后膜和寰椎后弓,浅面借致密结缔组织与夹肌和半棘肌相贴,枕大神经行于其间。三角内有枕下神经和椎动脉经过。椎动脉穿寰椎横突孔后转向内侧,行于寰椎后弓上面的椎动脉沟内,再穿寰枕后膜进入椎管,最后经枕骨大孔入颅。

颈椎的椎体钩发生骨质增生或枕下肌痉挛可压迫椎动脉,头部过分向后旋转也可延长椎动脉在枕下三角的行程,引起脑供血不足。枕下神经是第 1 颈神经的后支,在椎动脉与寰椎后弓间穿出,行经枕下三角,支配枕下肌(图 6-5)。

2. **听诊三角** triangle of auscultation　也称**肩胛旁三角** triangle of parascapula,位于斜方肌的外下方,肩胛骨下角内侧的肌间隙。其内上界为斜方肌外下缘,外侧界为肩胛骨脊柱缘,下界为背阔肌上缘(见图 6-2)。听诊三角的底为薄层脂肪组织、深筋膜和第 6 肋间隙,表面覆以皮肤和浅筋膜,是背部听诊呼吸音最清晰的部位。为方便听诊,可将肩胛骨牵向前外,使听诊三角的范围扩大。

3. **腰上三角** superior lumbar triangle　位于背阔肌深面,第 12 肋下方。其内侧界为竖脊肌外侧

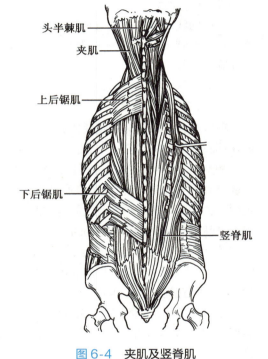

头半棘肌
夹肌
上后锯肌
下后锯肌
竖脊肌

图 6-4　夹肌及竖脊肌

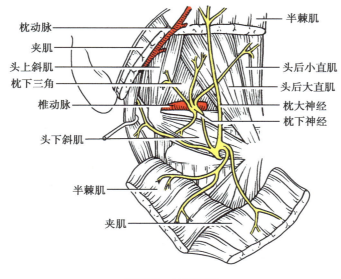

图 6-5　枕下三角

缘,外下界为腹内斜肌后缘,上界为第 12 肋。有时由于下后锯肌在第 12 肋的附着处与腹内斜肌后缘相距较近,则下后锯肌也参与构成一个边,共同围成一个四边形的间隙。腰上三角的底为腹横肌起始部的腱膜,腱膜深面有 3 条与第 12 肋平行排列的神经,自上而下为**肋下神经** subcostal nerve、**髂腹下神经** iliohypogastric nerve 和**髂腹股沟神经** ilioinguinal nerve(图 6-6)。腱膜的前方有肾和腰方肌。肾

手术的腹膜外入路必经此三角,当切开腱膜时,应注意保护上述 3 条神经。第 12 肋前方与胸膜腔相邻,为扩大手术野,常需切断腰肋韧带,将第 12 肋上提。此时,应注意保护好胸膜,以免损伤造成气胸。腰上三角是腹后壁的薄弱区之一,腹腔器官若经此三角向后凸出,则形成腰疝。

4. **腰下三角** inferior lumbar triangle 由髂嵴、腹外斜肌后缘和背阔肌前下缘围成(图 6-6)。三角的底为腹内斜肌,表面仅覆以皮肤和浅筋膜。此三角为腹后壁的又一薄弱区,也会发生腰疝。在右侧,三角前方与阑尾和盲肠相对应,故盲肠后位阑尾炎时,此三角区有明显压痛。

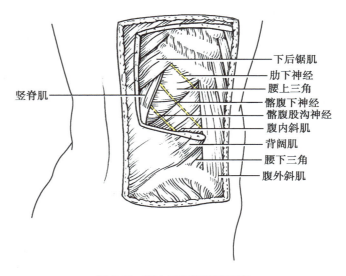

图 6-6　腰上三角和腰下三角

四、深部血管和神经

(一)动脉

项区主要由枕动脉、肩胛背动脉和椎动脉等供血;胸背区由肋间后动脉、胸背动脉和肩胛背动脉等供血;腰区由腰动脉和肋下动脉等供血;骶尾区由臀上、下动脉等供血。

1. **枕动脉** occipital artery 起自颈外动脉的后壁,向后上经颞骨乳突内面进入项区,在夹肌深面和半棘肌外侧缘处,越过枕下三角分出数支。本干继续向上至上项线高度,在斜方肌与胸锁乳突肌止点之间浅出,与枕大神经伴行,分布至枕部。分支中有一较大的降支,向下分布至项区诸肌,并与椎动脉和肩胛背动脉等分支相互吻合,形成动脉网。将枕动脉在半棘肌外侧缘处切断,与枕下三角内的椎

动脉第三段作端侧吻合,可治疗因颈椎骨质增生所致的椎动脉受压引起的脑供血不足。

2. 肩胛背动脉 dorsal scapular artery　起自锁骨下动脉或甲状颈干,向外侧穿过或越过臂丛,经中斜角肌前方至肩胛提肌深面,与同名神经伴行转向内下,在菱形肌深面下行,分布至项、背肌和肩带肌,并参与形成肩胛动脉网。有时肩胛背动脉与颈浅动脉共干起自甲状颈干,该共干称**颈横动脉** transverse cervical artery。

3. 椎动脉 vertebral artery　起自锁骨下动脉第 1 段,沿前斜角肌内侧上行,穿第 6~1 颈椎横突孔,继经枕下三角入颅。按其行程可分为 4 段:第 1 段自起始处至入第 6 颈椎横突孔以前;第 2 段穿经第 6~1 颈椎横突孔;第 3 段经枕下三角的椎动脉沟和枕骨大孔入颅;第 4 段为颅内段(图 6-7)。

椎动脉旁有丰富的交感神经丛。颈椎骨质增生可导致第 2 段椎动脉受压迫,引起颅内供血不足,即所谓的椎动脉型颈椎病。椎动脉周围有静脉丛,向下汇成椎静脉。

4. 胸背动脉 thoracodorsal artery　是肩胛下动脉的终支之一,其在肩胛骨外侧缘于背阔肌和前锯肌之间下行,支配邻近的肌。

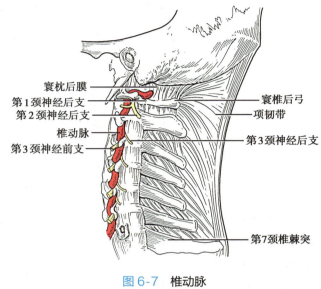

图 6-7　椎动脉

（二）静脉

脊柱区深部静脉与动脉伴行。项区静脉汇入椎静脉、颈内静脉或锁骨下静脉;胸背区静脉经肋间后静脉汇入奇静脉,部分汇入锁骨下静脉或腋静脉;腰区静脉经腰静脉汇入下腔静脉;骶尾区静脉经臀区静脉汇入髂内静脉。脊柱区深静脉可通过椎静脉丛,广泛与椎管内外、颅内以及盆部等处的深静脉相交通。

（三）神经

脊柱区神经主要来自 31 对脊神经后支、副神经、胸背神经和肩胛背神经。

1. 脊神经后支 posterior ramus of spinal nerve　自椎间孔处由脊神经分出后,进一步分为后内侧支和后外侧支,支配脊柱区皮肤和深层肌(图 6-8)。脊神经后支分布的节段性明显,故手术中横断背

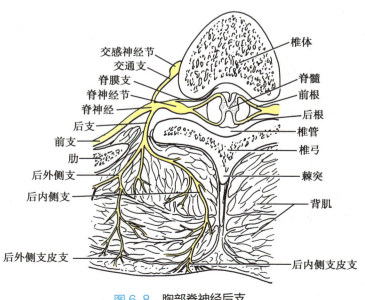

图 6-8　胸部脊神经后支

深层肌时,不会引起肌瘫痪。

腰神经后支向后行,绕下位椎骨上关节突外侧,经腰神经后支骨纤维孔至横突间肌内侧缘,分为后内侧支和后外侧支。后内侧支在下位椎骨上关节突根部的外侧斜向后下,经腰神经后内侧支骨纤维管至椎弓板后面转向下行,分布至背深肌和脊柱的关节突关节等。第5腰神经后内侧支经第5腰椎下关节突的下方,向内下行;后外侧支在下位横突背面进入竖脊肌;然后两支在肌的不同部位穿胸腰筋膜浅出,斜向外下行。第1~3腰神经的后外侧支参与组成臀上皮神经,跨越髂嵴后部达臀区上部。

从上述可见,腰神经后支及其后内侧支和后外侧支分别经过骨纤维孔、骨纤维管或穿胸腰筋膜裂隙。正常情况下,这些孔、管或裂隙有保护血管和神经的作用;在病理情况下,这些孔道会变形和变窄,压迫血管和神经,是腰腿痛常见的椎管外病因。

(1)**腰神经后支骨纤维孔**:位于椎间孔的后外方,开口向后,与椎间孔的方向垂直。其上外侧界为横突间韧带的内侧缘,下界为下位椎骨横突的上缘,内侧界为下位椎骨上关节突的外侧缘。骨纤维孔的体表投影相当于同序数腰椎棘突外侧下述两点的连线上:上位点在第1腰椎平面后正中线外侧2.3cm,下位点在第5腰椎平面后正中线外侧3.2cm。

(2)**腰神经后内侧支骨纤维管**:位于腰椎乳突与副突间的骨沟处,自外上斜向内下,由前、后、上、下四壁构成。前壁为乳突副突间沟,后壁为上关节突副突韧带,上壁为乳突,下壁为副突。管的前、上、下壁为骨质,后壁为韧带,故称为骨纤维管。但有时后壁韧带骨化,则形成完全的骨管。骨纤维管的体表投影在同序数腰椎棘突下外方的两点连线上:上位点在第1腰椎平面后正中线外侧约2.1cm,下位点在第5腰椎平面后正中线外侧约2.5cm。

2. **副神经** accessory nerve 来自胸锁乳突肌后缘中、上1/3交点处斜向外下,经枕三角至斜方肌前缘中、下1/3交点处,伴第3、4颈神经前支经斜方肌深面进入该肌。

3. **胸背神经** thoracodorsal nerve 起自臂丛后束,与同名动脉伴行,沿肩胛骨外侧缘下行,支配背阔肌。

4. **肩胛背神经** dorsal scapular nerve 起自臂丛锁骨上部,穿中斜角肌向外下至肩胛提肌深面,继续沿肩胛骨内侧缘下行,与肩胛背动脉伴行,支配肩胛提肌和菱形肌。

五、脊柱

(一)椎骨及其连结

各部椎骨和骨连结的特点已在《系统解剖学》中有比较详细的介绍,这里突出以下几方面。

1. **钩椎关节** uncovertebral joint 第3~7颈椎椎体上面的外侧缘有明显向上的嵴样突起,称**椎体钩** uncus of vertebrate body 或**钩突**;椎体下面外侧缘的相应部位有呈斜坡样的唇缘。相邻颈椎的椎体钩和唇缘共同组成钩椎关节(图6-9),又称Luschka关节。椎体钩限制上一椎体向两侧移位,增加颈椎椎体间的稳定性,并防止椎间盘向外后方脱出。椎体钩外侧为横突孔内的椎动、静脉及其交感神经丛,后方有脊髓颈段,后外侧部参与构成颈椎间孔的前壁(图6-9,图6-10)。故椎体钩不同方向的骨质增生会压迫上述相应结构,引起椎动脉型、脊髓型、神经根型和混合型等颈椎病的不同表现。

2. **椎间盘** intervertebral disc 椎间盘是运动节段的纤维软骨连结,由中央部髓核和周围部纤维环构成,位于相邻两个椎体之间,占脊柱全长的1/4,成人共23个,可以被压缩,缓冲外力对脊柱的震动,并

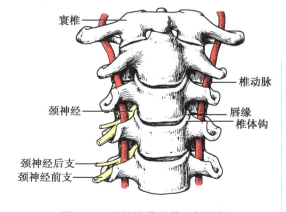

寰椎 / 椎动脉 / 颈神经 / 唇缘 / 椎体钩 / 颈神经后支 / 颈神经前支

图6-9 颈部钩椎关节及其毗邻

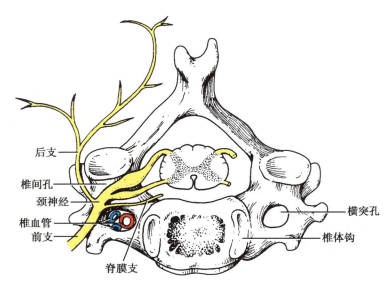

图 6-10　颈椎间孔及脊神经分支

协助脊柱运动。目前证明仅纤维环表面有细小血管供应及窦椎神经支配，为体内最大的无血管组织，其营养来自软骨终板的扩散，扩散障碍导致椎间盘退变。

　　椎间盘随年龄增长易发生退行性变，过度负重或用力不当会导致纤维环破裂，髓核脱出，以第4~5腰椎间者最为多见。由于椎间盘前方有宽的前纵韧带，后方中部有窄的后纵韧带加强，后外侧薄弱并对向椎间孔，故髓核常向后外侧脱出，压迫脊神经或脊髓。颈椎间盘的后外方有椎体钩加固，胸段脊柱活动幅度小，故颈、胸段的椎间盘突出症较腰段少见。

　　3. 黄韧带 ligamenta flava 是连于相邻两椎弓板之间的弹性结缔组织，其厚度和宽度在脊柱的不同部位有所差异：颈段宽而薄，胸段窄而稍厚，腰段最厚。腰椎穿刺或硬膜外麻醉，需穿经此韧带方达椎管。两侧黄韧带间在中线处有一窄隙，有小静脉穿过。随年龄增长，黄韧带可出现退变、增生和肥厚，以腰段为多见。

（二）椎间孔

　　椎间孔 intervertebral foramen 的上界为相邻上位椎骨椎弓根的下切迹，下界为相邻下位椎骨椎弓根的上切迹，前方有椎间盘和相邻椎骨椎体的后面，后方为下关节突、上关节突、关节突关节的关节囊和黄韧带的外侧缘（图6-11）。以上、下椎弓根的内侧缘连线和外侧缘连线为界限，将椎间孔分为三个区，由内向外分别为入口区、中央区和出口区，神经根由内向外分别穿过各区。

　　椎间孔是骨纤维性通道。连于腰部椎间盘纤维环与椎间关节之间的纤维隔将椎间管分为上、下两孔：上孔位于椎体与关节突之间，较宽，内有腰神经根、腰动脉椎管内支和椎间静脉上支通过；下孔较窄，内有椎间静脉下支通过。任何骨性或纤维性病变都可造成椎间孔的狭窄，压迫脊神经。

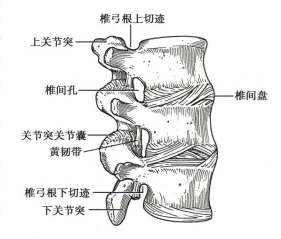

图 6-11　椎间孔（脊柱腰段）

（三）椎管

　　椎管 vertebral canal 是椎骨的椎孔和骶骨的骶管借骨连结形成的骨纤维性管道，上通过枕骨大孔与颅腔相通，下达骶管裂孔（图6-12，图6-13）。椎管的前壁由椎体后面、椎间盘后缘和后纵韧带构

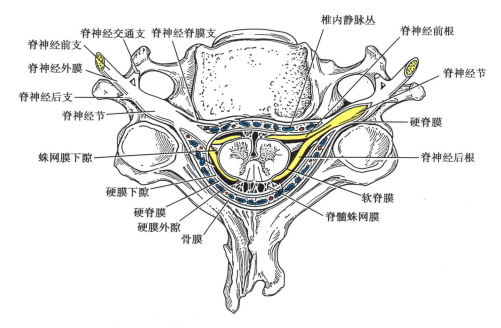

图 6-12　椎管及椎管内容物经第 5 颈椎平面（上面观）

成；后壁为椎弓板、黄韧带和关节突关
节；两侧壁为椎弓根和椎间孔。椎管骶
段由融合的骶椎椎孔连成，是骨性管
道。椎管的形状和椎管内容物的配布
是相关的，一般将椎管分为**中央椎管**和
神经根管。中央椎管是指脊髓及其被
膜所占位置；神经根管是指椎管外侧部
脊神经根所占部位，临床上又称**侧隐窝**
lateral recess，其前壁是椎体和椎间盘后
外侧，后壁为上关节突、黄韧带，外侧壁
为椎弓根和椎间孔。侧隐窝正常前后
径为 3~5mm，小于 3mm 为侧隐窝狭窄。

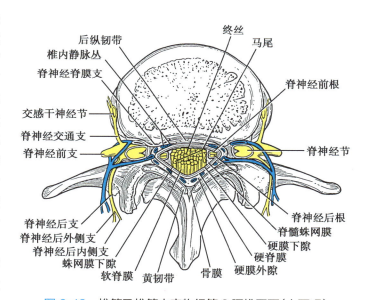

图 6-13　椎管及椎管内容物经第 3 腰椎平面（上面观）

　　在横断面上，各段椎管腔的形态和
大小不完全相同。颈段上部近枕骨大
孔处近似圆形，往下逐渐演变为三角
形，矢径短，横径长；胸段大致呈椭圆
形；腰段上、中部由椭圆形逐渐演变为三角形；腰段下部椎管的外侧部逐渐出现侧隐窝，使椎管呈三叶
草形；骶段呈扁三角形。

　　构成椎管壁的任何结构发生病变，如椎体骨质增生、椎间盘突出、黄韧带肥厚、后纵韧带骨化或肥
厚等，均可使椎管腔变形或变窄，压迫其内容物而引起一系列症状。

六、椎管内容物

　　椎管内有脊髓及其表面的三层被膜，与脊髓相连的脊神经根、椎静脉丛及结缔组织等。

（一）脊髓被膜和脊膜腔

　　脊髓表面被覆三层被膜，由外向内为硬脊膜、脊髓蛛网膜和软脊膜。各层膜间及硬脊膜与椎管骨
膜间均存在腔隙，由外向内依次有硬膜外隙、硬膜下隙和蛛网膜下隙。

1. 被膜

（1）**硬脊膜** spinal dura mater：由致密结缔组织构成，厚而坚韧，形成一长筒状的硬脊膜囊。上方附于枕骨大孔边缘，与硬脑膜内层相续；向下在第2骶椎高度形成盲端，并借终丝附于尾骨。硬脊膜囊内有脊髓、马尾和31对脊神经根，每对脊神经根穿硬脊膜囊时，硬脊膜延续包裹在脊神经根表面形成神经外膜，并与椎间孔周围的结缔组织紧密相连，起固定作用。

（2）**脊髓蛛网膜** spinal arachnoid mater：薄而半透明，向上与脑蛛网膜相续，向下平第2骶椎高度成一盲端。此膜发出许多结缔组织小梁与软脊膜相连（图6-14）。

（3）**软脊膜** spinal pia mater：柔软并富有血管，与脊髓表面紧密相贴。在脊髓两侧，软脊膜增厚并向外突，形成齿状韧带。

齿状韧带 denticulate ligament 为软脊膜向两侧伸出的三角形结构，额状位，介于脊神经前、后根之间（图6-15）。其外侧缘形成三角形齿尖，与硬脊膜相连，有维持脊髓正常位置的作用。据统计，齿状韧带每侧有15~22个。

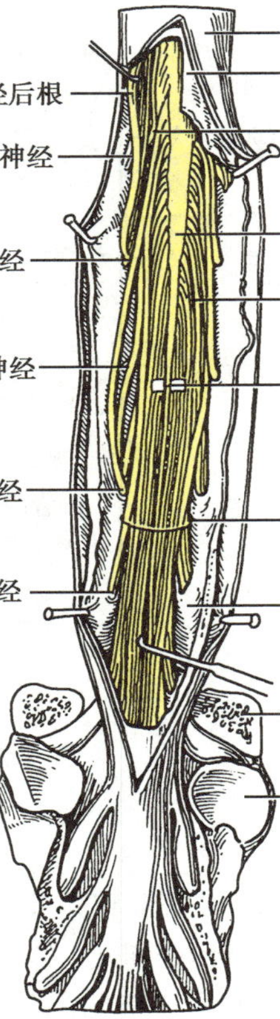

2. 脊膜腔

（1）**硬膜外隙** epidural space：是位于椎管骨膜与硬脊膜之间的窄隙，其内填有脂肪、椎内静脉丛、脊神经脊膜支和淋巴管等，并有脊神经根及其伴行血管通过，正常时呈负压（见图6-12，图6-13）。此隙上端起自枕骨大孔，下端终于骶管裂孔。由于硬脊膜紧密附着于枕骨大孔边缘，故此隙与颅内腔隙并不交通。临床硬膜外麻醉即将药物注入此隙，以阻滞硬膜外隙内的脊神经根。针穿入硬膜外隙后，因存在负压，会有抽空感，这与穿入蛛网膜下隙时有脑脊液流出并呈正压的情况不同。

硬膜外隙被脊神经根分为前、后两隙。前隙窄小，后隙较大，内有脂肪、静脉丛和脊神经根等结构。在中线上，前隙有疏松结缔组织连于硬脊膜与后纵韧带之间，后隙有纤维隔连于椎弓板与硬脊膜后面。这些纤维结构在颈段和上胸段出现率较高，且有时较致密，可能是导致硬膜外麻醉会出现单侧麻醉或麻醉不全的解剖学因素。

骶段硬膜外隙上大下小，前宽后窄，硬脊膜紧靠骶管后壁，间距仅为0.10~0.15cm，故骶管麻醉时应注意入针的角度。硬脊膜囊平第2骶椎高度变细，裹以终丝，其前、后有结缔组织纤维索把它连于骶管前、后壁，且结合较紧，似有中隔作用，而且隙内充满脂肪，这可能是骶管麻醉有时也会出现单侧麻醉的解剖学原因。

在骶管内，骶神经（根）列于硬膜外隙内，包被由硬脊膜延伸而成的神经鞘（图6-16）。

图 6-14　硬脊膜和脊髓蛛网膜下端（后面观）

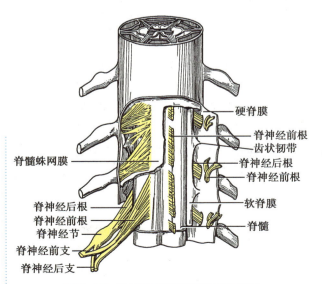

图 6-15　软脊膜与齿状韧带（前面观）

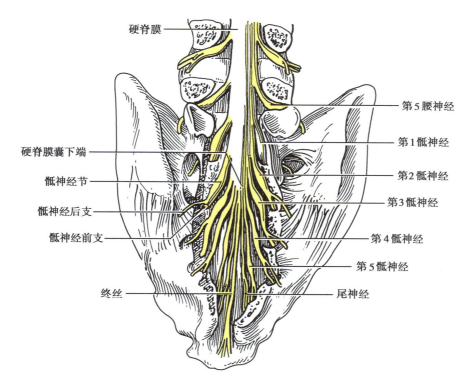

图 6-16 骶管及其内容物

第 1~3 骶神经鞘较厚,周围脂肪较多,可能是骶神经麻醉不全的解剖因素。骶管裂孔至终池下端的距离平均为 5.7cm。

(2)**硬膜下隙** subdural space:是位于硬脊膜与脊髓蛛网膜之间的潜在腔隙,内有少量液体,与脊神经周围的淋巴隙相通。

(3)**蛛网膜下隙** subarachnoid space:位于脊髓蛛网膜与软脊膜之间。在活体,蛛网膜下隙内充满脑脊液,向上经枕骨大孔与颅内蛛网膜下隙相通,向下达第 2 骶椎高度。脊髓蛛网膜向两侧包裹脊神经根形成含有脑脊液的脊神经周围隙。蛛网膜下隙在第 1 腰椎至第 2 骶椎高度扩大,形成**终池** terminal cistern,池内有腰、骶神经根构成的**马尾** cauda equina 和软脊膜向下延伸形成的**终丝** filum terminale。由于成人脊髓下端大约平第 1 腰椎下缘,而马尾浸泡在终池的脑脊液中,故在第 3~4 或第 4~5 腰椎间进行腰椎穿刺或麻醉,将针穿至终池,一般不会损伤脊髓和马尾(图 6-17)。

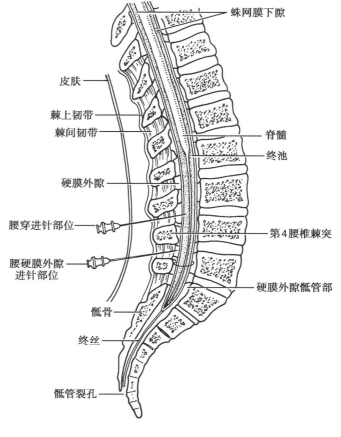

图 6-17 腰穿部位

小脑延髓池cerebellomedullary cistern属颅内的蛛网膜下隙。临床进行穿刺是在项部后正中线上,从枕骨下方或第2颈椎棘突上方进针,经皮肤、浅筋膜、深筋膜、项韧带、寰枕后膜、硬脊膜和蛛网膜而到达该池。成人由皮肤至寰枕后膜的距离为4~5cm。穿刺针穿经寰枕后膜时有阻挡感,当阻力消失,有脑脊液流出时,表明针已进入小脑延髓池。穿刺时应注意进针的深度,以免损伤延髓。

(二) 脊神经根

1. **行程和分段**　脊神经根丝离开脊髓后,即横行或斜行于蛛网膜下隙,汇成脊神经前根和后根,穿蛛网膜囊和硬脊膜囊,行于硬膜外隙中。脊神经根在硬脊膜囊以内的一段,为**蛛网膜下隙段**;穿出硬脊膜囊的一段,为**硬膜外段**。

2. **与脊髓被膜的关系**　脊神经根离开脊髓时被覆以软脊膜,当穿脊髓蛛网膜和硬脊膜时,便带出此二膜,形成**蛛网膜鞘**和**硬脊膜鞘**。此三层被膜向外达椎间孔处,逐渐与脊神经外膜、神经束膜和神经内膜相延续。蛛网膜下隙可在神经根周围向外侧延伸,至脊神经节近端附近,一般即逐步封闭消失。有时可继续沿神经根延伸,如果进行脊柱旁注射,药液就可能由此进入蛛网膜下隙的脑脊液内。

3. **与椎间孔和椎间盘的关系**　脊神经根的硬膜外段较短,借硬脊膜鞘紧密连于椎间孔周围,以固定硬脊膜囊和保护鞘内的神经根不受牵拉。此段在椎间孔处最易受压(图6-18)。下腰部的脊神经根先在椎管的侧隐窝内斜向下方行走一段距离后,才紧贴椎间孔的上半出孔。椎间盘向后外侧突出、黄韧带肥厚、椎体边缘及关节突骨质增生是造成椎间管或神经根管狭窄,压迫脊神经根的最常见原因,临床手术减压主要针对这些因素。

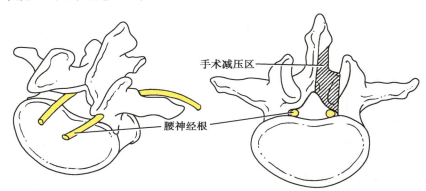

图 6-18　腰椎管侧隐窝狭窄使神经根受压

椎间盘突出时,为了减轻受压脊神经根的刺激,患者常常处于强迫的脊柱侧凸体位。此时,脊柱侧凸的方向,取决于椎间盘突出的部位与受压脊神经根的关系。当椎间盘突出从内侧压迫脊神经根时,脊柱将弯向患侧;如果椎间盘突出从外侧压迫脊神经根时,脊柱将弯向健侧。有时,椎间盘突出患者会出现左右交替性脊柱侧凸现象,可能是因为突出椎间盘组织的顶点正巧压迫脊神经根。对于这样的患者,无论脊柱侧凸弯向何方,均可暂时缓解突出椎间盘对脊神经根的压迫(图6-19)。

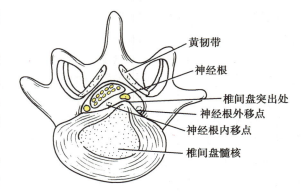

图 6-19　椎间盘突出与交替性脊柱侧凸

(三) 脊髓的血管和脊神经脊膜支

1. **动脉**　有两个来源,即起自椎动脉的脊髓前、后动脉和起自节段性动脉(如肋间后动脉等)的根动脉(图6-20)。

(1) **脊髓前动脉** anterior spinal artery:起自椎动脉颅内段,向内下行一小段距离即合为一干,沿脊

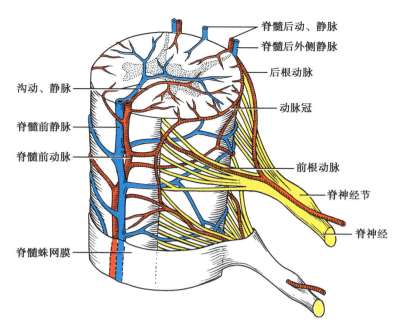

图 6-20 脊髓的血管

髓前正中裂下行至脊髓下端,沿途发出分支营养脊髓灰质(后角后部除外)和侧、前索的深部。行程中常有狭窄甚至中断,其供应范围主要是 C_1~C_4 节段,C_5 以下则由节段性动脉加强和营养。脊髓前动脉在脊髓下端变细,于脊髓圆锥高度向侧方发出**圆锥吻合动脉**,向后与脊髓后动脉吻合。圆锥吻合动脉在脊髓动脉造影时是确定脊髓圆锥平面的标志之一。

(2)**脊髓后动脉** posterior spinal artery:起自椎动脉颅内段,斜向后内下,沿脊髓后外侧沟下行,有时在下行中两动脉合为一干行走一段,沿途发出分支,互相吻合成网,营养脊髓后角的后部和后索。

(3)**根动脉** radicular artery:起自节段性动脉的脊支。颈段主要来自椎动脉颈段和颈升动脉等;胸段来自肋间后动脉和肋下动脉;腰段来自腰动脉;骶、尾段来自骶外侧动脉。根动脉随脊神经穿椎间孔入椎管,分为前、后根动脉和脊膜支。

前根动脉沿脊神经前根至脊髓,发出分支与脊髓前动脉吻合,并分出升、降支与相邻的前根动脉相连。前根动脉主要供应下颈节以下脊髓的腹侧 2/3 区域,其数量不等,少于后根动脉,较多出现在下颈节、上胸节、下胸节和上腰节,其中有两支较粗大:一支出现在 C_5~C_8 和 T_1~T_6 节段,称**颈膨大动脉**,供应 C_5~T_6 节段的脊髓;另一支出现在 T_8~T_{12} 和 L_1 节段,以 T_{11} 节段为多见,称**腰骶膨大动脉**,主要营养 T_7 节段以下的脊髓。在暴露肾动脉以上的降主动脉或行肋间后动脉起始部的手术时,应注意保护这些血管,以免影响脊髓的血供。在行主动脉造影时,如造影剂进入腰骶膨大动脉,可能阻断该部脊髓的血液循环,有导致截瘫的可能。

后根动脉沿脊神经后根至脊髓,与脊髓后动脉吻合,分支营养脊髓侧索的后部(图 6-20)。

脊髓表面有连接脊髓前、后动脉,前、后根动脉和两条脊髓后动脉的环状动脉血管,称**动脉冠** coronary artery,可发出分支营养脊髓的周边部。营养脊髓的动脉吻合,在 T_4 和 L_1 节段常较缺乏,故此 2 段脊髓为乏血管区,易发生血液循环障碍。

2. **静脉** 脊髓表面有 6 条纵行静脉,行于前正中裂、后正中沟和前、后外侧沟内。纵行静脉之间有许多交通支互相吻合,并穿硬脊膜与椎内静脉丛相交通。

3. **脊神经脊膜支** meningeal branch of spinal nerve 也被称为**窦椎神经** sinuvertebral nerve 或 Luschka 神经。窦椎神经由脊根(起自脊神经或脊神经节)和交感根(起自后交通支或脊神经节)组成,其纤维成分有感觉纤维(传导痛觉和本体感觉)和交感纤维。经椎间孔返回椎管,向上围绕椎弓根基底,行向椎管前面中线。发出分支至后纵韧带、骨膜、硬膜外间隙的血管及硬脊膜,并发分支至椎间盘。脊膜支受刺激可引起腰部及股后肌群反射性痉挛及腰腿痛。切断脊膜支可使椎间盘、后纵韧带、硬脊膜的本体感觉丧失（见图6-12，图6-13）。

（四）椎静脉丛

分为**椎外静脉丛** external vertebral plexus 和**椎内静脉丛** internal vertebral plexus（图6-21）。

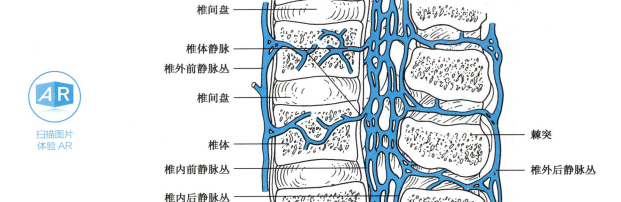

图 6-21　椎静脉丛

椎外静脉丛位于椎管之外，前组在椎体的前方，后组在椎骨的后方。前组在椎体后方和后纵韧带的两侧，大致为两条纵行的静脉丛，收集来自椎体的静脉；后组位于椎弓和黄韧带的深面。两侧之间有吻合支相连。椎外静脉丛收集椎体和邻近肌的静脉，注入颈深静脉丛、肋间静脉、腰静脉和骶外侧静脉。这些静脉及交通支多无静脉瓣，可容许血液反流。

椎内静脉丛位于椎管内，分布于椎骨骨膜与硬脊膜之间。椎内静脉丛收集脊髓、椎骨和韧带的静脉血，向上与颅内的枕窦、乙状窦、基底丛等有吻合，并与椎外静脉丛有广泛的交通。由于椎静脉丛不仅沟通上、下腔静脉系，而且与颅内有直接交通，故某些盆腔、腹腔或胸腔的感染、肿瘤或寄生虫卵等，可不经肺循环而直接通过椎静脉丛侵入颅内。当咳嗽或呕吐时，腹内压突然增高，迫使下腔静脉不能正常收纳腹腔和盆腔的静脉血流，瞬间血流可经骶外侧静脉、腰静脉和肋间静脉反流，再经椎外静脉丛注入上腔静脉。由于椎内静脉丛位于椎管内，环境恒定，因而不受腹内压变化的影响。

第三节 ｜ 脊柱区解剖操作

一、切口与翻皮

人体标本俯卧位，颈下垫高，使项部呈前屈位。先触摸骨性标志：枕外隆凸、上项线、乳突、第7颈椎棘突、肩胛冈、肩峰、肩胛骨下角、第12肋、胸腰椎棘突、骶正中嵴、髂嵴、髂后上棘、骶角等。

1. 在人体标本上模拟腰椎穿刺　将穿刺针从第4与第5腰椎棘突之间刺入，进针缓慢，体会进针感。穿刺针依次穿过皮肤、浅筋膜、深筋膜、棘上韧带、棘间韧带、黄韧带，进入椎管，再穿通硬脊膜和蛛网膜，进入蛛网膜下隙。当穿通黄韧带和硬脊膜时，有明显的突破感。活体穿刺时，穿刺针进入蛛网膜下隙，会有脑脊液流出。

2. 切开皮肤前，先用镊子尖或彩色笔在切口上画线，再用解剖刀沿线做如下5条皮肤切口（见绪图-7）。

（1）背部中线切口：自枕外隆凸沿正中线向下直到骶骨后面中部。

（2）枕部横切口：自枕外隆凸沿上项线向外侧直到乳突。

（3）肩部横切口：自第7颈椎棘突向外侧直到肩峰，再垂直向下切至肱骨中段三角肌止点，然后向内侧环切上臂后面皮肤。

（4）背部横切口：平肩胛骨下角，自后正中线向外侧直到腋后线。

（5）髂嵴弓形切口：自骶骨后面中部向外上方沿髂嵴弓状切至腋后线（此切口不可太深，以免损伤由竖脊肌外侧缘浅出在浅筋膜中跨髂嵴行于臀部的臀上皮神经）。

5条切口将背部两侧的皮肤分为上、中、下3片，将3片皮肤连同背部浅筋膜一起分别自内侧翻向外侧。上片翻至斜方肌前缘，中片和下片翻至腋后线。在翻皮片的过程中，注意观察背部皮肤的厚薄、质地和活动度。

二、层次解剖

（一）解剖浅层结构

解剖皮神经：在背部正中线两侧的浅筋膜中，用镊子寻找从深筋膜穿出的脊神经后支的皮支。在背上部，胸神经后支靠近棘突处穿出；在下部，胸神经后支在近肋角处穿出。第1~3腰神经后支从竖脊肌外侧缘浅出，越髂嵴至臀部，形成臀上皮神经（见图6-2）。第2胸神经后支的皮支最长，可平肩胛冈寻找和辨认。在枕外隆凸外侧2~3cm处斜方肌的枕骨起始部，用剪刀小心分离刚穿出的枕大神经，它上行至枕部（见图6-2，图6-5）。

（二）解剖深层结构

1. 解剖斜方肌和背阔肌 用镊子和刀清除斜方肌和背阔肌表面的筋膜，并修洁这两块肌。在项部，清理到斜方肌外侧缘时不能再向前外剥离，以免损伤副神经和颈丛的分支。在修洁背阔肌下份时，注意背阔肌的腱膜与胸腰筋膜融合在一起。在腰部外侧、背阔肌的前方，修出腹外斜肌的后缘。

2. 观察浅层肌之间的三角 在斜方肌的外下缘、背阔肌的上缘和肩胛骨的脊柱缘之间，找到听诊三角（见图6-2）。在背阔肌的外下缘、髂嵴和腹外斜肌的后缘之间，找到腰下三角（见图6-6），证实其深面是腹内斜肌。

3. 翻起斜方肌和背阔肌

（1）从斜方肌的外下缘紧贴肌深面插入刀柄，钝性分离至胸椎棘突的起始部。沿正中线外侧1cm处由下往上纵行切开斜方肌至枕外隆凸，再沿上项线转向外侧至乳突。斜方肌的所有起点被切断后，将其向外侧翻起，直至肩胛冈的止点。注意将其深面的肌、枕大神经、副神经及其伴行血管保持在原位，用剪刀清除周围的结缔组织。

（2）从背阔肌的外下缘紧贴其深面插入刀柄，向内上方钝性分离。再沿背阔肌的肌性部与腱膜部的移行线外侧1cm处纵行切开背阔肌，翻向外侧。注意观察并切断背阔肌在下位3~4肋和肩胛骨下角背面的起点。接近腋区可见胸背神经、动脉和静脉进入背阔肌深面，清理并观察。

4. 解剖中间肌和腰上三角

（1）在肩胛骨上方和内侧用剪刀修洁肩胛提肌和菱形肌，沿后正中线外侧1cm处切断菱形肌，向外下翻开，显露位于棘突和第2~5肋之间的上后锯肌。注意在肩胛提肌和菱形肌深面解剖寻找肩胛背神经和血管。

沿后正中线外侧1cm处切断上后锯肌，翻向外侧。在胸背部和腰部移行处修洁很薄的下后锯肌。沿背阔肌的切断线切开下后锯肌，翻向外侧。

（2）观察腰上三角由下后锯肌的下缘、竖脊肌的外侧缘和腹内斜肌的后缘共同围成（见图6-6）。有时第12肋也参与围成，则成四边形区域。

5. 解剖背筋膜深层

（1）用镊子和刀修洁夹肌、竖脊肌表面的筋膜。注意此层筋膜在颈部和胸部比较薄弱，并与斜方肌深面的筋膜融合。清除颈、胸部的筋膜即可观察夹肌的起止点。注意此层筋膜在腰区特别增厚，称为胸腰筋膜后层。

（2）解剖并观察胸腰筋膜：沿竖脊肌的中线，用解剖刀纵行切开胸腰筋膜后层，翻向两侧，显露竖脊肌；将竖脊肌牵拉向内侧，观察深面的胸腰筋膜中层，体会竖脊肌鞘的组成（见图6-3）。在胸腰筋膜中层的深面，还有腰方肌和胸腰筋膜的前层，暂时不解剖。

6. **解剖竖脊肌和横突棘肌** 竖脊肌纵列于脊柱的两侧，是背部深层的长肌，下方起自骶骨的背面和髂嵴的后部，向上分为3列，小心钝性分离：①外侧是髂肋肌，止于各肋；②中间为胸最长肌，止于椎骨的横突，上端止于乳突；③内侧为棘肌，止于椎骨的棘突。将竖脊肌的各部肌束由棘突、横突和肋角的骨剥离翻向下，观察位于椎骨横突与棘突之间的横突棘肌。

7. **解剖枕下三角** 在项部与胸背部的移行处沿中线外侧切断夹肌的起点，翻向外上方；再将其深面的半棘肌从枕骨附着部切断，翻向下方。清理枕下三角，注意观察其内上界是头后大直肌，外上界是头上斜肌，外下界为头下斜肌。枕下三角内有由外侧向内侧横行的枕动脉，其下缘有枕下神经穿出，支配枕下肌（见图6-5）。

8. **解剖椎管**

（1）用咬骨钳切断椎板，打开椎管：使标本的头部下垂，垫高腹部。清除各椎骨和骶骨背面所有附着的肌，保存一些脊神经的后支，留以后观察其与脊髓和脊神经的联系。在各椎骨的关节突内侧和骶骨的骶中间嵴内侧纵行锯断椎弓板，再从上、下两端横行凿断并掀起椎管的后壁，观察其内面椎弓板之间的黄韧带。

（2）观察椎管内容物（见图6-12，图6-13，图6-16）：椎管壁与硬脊膜之间是硬膜外隙，用剪刀小心清除隙内的脂肪和椎内静脉丛，注意观察有无纤维隔存在；沿中线纵行剪开硬脊膜，注意观察和体会硬脊膜与其深面菲薄透明的蛛网膜之间存在潜在的硬膜下隙。提起并小心剪开蛛网膜，打开蛛网膜下隙及其下端的终池。认真观察脊髓、脊髓圆锥、终丝和马尾等的结构特征。紧贴脊髓表面有软脊膜，含有丰富的血管。寻找并观察在脊髓的两侧由软脊膜形成的齿状韧带，体会其作用和临床意义。

最后，用咬骨钳除去几个椎间孔后壁的骨质，认真分辨椎间盘、后纵韧带、脊神经节、脊神经根、脊神经、脊神经前支和后支等重要解剖结构，体会可能造成压迫脊神经的原因。

第四节 | 临床病例分析

本章临床病例
分析解析

病例 6-1

患者，男，21岁。主诉：因车祸伤致颈部疼痛、四肢活动受限5小时。体格检查：颈部疼痛不能活动，下肢感觉和随意运动消失，上肢运动功能明显受限，手部尤为严重。脊柱MRI：C_5椎体向前滑脱，C_6椎体向后移位，附件紊乱，周围软组织肿胀，颈椎前、后纵韧带不连续；$C_5 \sim C_7$水平椎管狭窄，脊髓损伤（图6-22）。诊断为$C_{5/6}$脱位伴颈髓损伤。实施颈椎切开复位内固定术，使之恢复正常解剖位置。术后佩戴颈托辅助固定，患者在手术后1天开始活动上肢，并进行下肢康复锻炼。请从解剖学角度思考分析：

（1）患者$C_{5/6}$脱位累及的具体结构，以及在脱位及手术治疗过程中可能会涉及的固定椎骨的韧带；

（2）患者发生截瘫的最可能原因；

（3）患者还可能出现的不受意识支配的生理功能障碍。

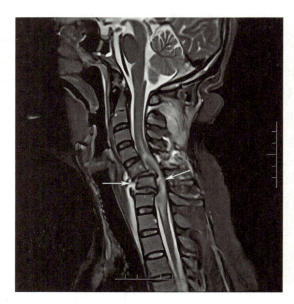

图6-22 脊柱MRI
箭头示$C_{5/6}$脱位伴颈髓损伤。

病例 6-2

患者,女,30 岁。主诉:感觉双手虚弱无力 6 个月。现病史:患者半年前出现右手乏力,然后左手也感软弱无力;在感觉无力之前,右手小指曾被熨斗烫伤和刀片划伤,但两次均无痛觉。体格检查:双手肌肉萎缩,掌骨明显突出,不能做手指收展运动和拇指内收运动;双手尺侧痛觉缺失,痛觉缺失区向上延至前臂尺侧半,臂内侧 1/3 痛觉缺失;右侧上睑轻度下垂,右侧瞳孔缩小,右侧面部潮红。诊断为脊髓空洞症。请从解剖学角度思考分析:

(1)脊髓空洞症发生的解剖学基础;

(2)患者感觉障碍的特点,如何与其他神经系统疾病鉴别,试举 1 例;

(3)患者出现右侧上睑下垂和瞳孔缩小的可能原因。

病例 6-3

患者,女,5 岁。主诉:发热、咳嗽、呕吐 5 天,加重 1 天。现病史:患儿 5 天前开始有低热、咳嗽、喉咙痛等症状,1 天前症状加重,并出现剧烈头痛。体格检查:体温 39.8℃,患儿精神萎靡,颈僵直。血常规:白细胞总数与中性粒细胞比例增加。疑为流行性脑膜炎,拟行腰椎穿刺抽取脑脊液化验,以明确诊断。请从解剖学角度思考分析:

(1)腰椎穿刺时最佳进针部位,如何定位;

(2)脑膜炎出现的一系列症状及其原因;

(3)腰椎穿刺时穿刺针经过的层次结构,比较与硬膜外麻醉进针层次的异同。

病例 6-4

患者,男,50 岁。主诉:举重箱子时突发下腰背部和臀部疼痛 7 天,加重 6 天。现病史:患者腰背部和臀部疼痛 1 周,在活动时加重,卧床休息后减轻。体格检查:腰背部和臀部压痛明显,叩击痛存在,无腿部疼痛和感觉异常,无大小便功能改变。腰椎正侧位 X 线未显示骨性结构异常。诊断为急性腰肌劳损。请从解剖学角度思考分析:

(1)患者出现腰背部疼痛的可能原因;

(2)腰肌劳损容易累及的腰部肌肉及可能会出现的症状和体征。

病例 6-5

患者,男,30 岁。主诉:背部被刺伤,双下肢活动受限 1 个月就诊。现病史:患者 1 个月前刺伤背部后双下肢完全不能活动,8 天后左腿运动障碍逐渐恢复,现左腿运动基本恢复,但右下肢完全瘫痪。体格检查:左侧躯干剑突水平以下和左下肢痛、温觉丧失,但右侧痛、温觉完好;右下肢位置觉、运动觉、振动觉以及精细触觉(如两点辨别觉和纹理觉)丧失,但左下肢正常;右下肢无随意运动,腱反射亢进,Babinski 征阳性。诊断为胸髓右侧半横断。请从解剖学角度思考分析:

(1)患者脊髓受损的脊髓节段,对应的椎骨;

(2)患者出现上述症状的原因。

病例 6-6

患者,女,52 岁。主诉:腰部疼痛伴右下肢麻木 10 年,加重 6 个月。现病史:患者 10 年前无明显诱因出现腰部疼痛伴右下肢麻木,保守治疗后好转,但反复发作,逐渐加重,近半年来保守治疗后症状未明显改善。体格检查:局部叩击痛明显,触诊查及"阶梯征",右下肢直腿抬高试验阳性,右小腿内侧皮肤感觉减退。腰椎侧位 X 线:第 4 腰椎 I 度滑脱(图 6-23)。诊断为 L_4 椎体 I 度滑脱。实施脊柱切开复位内固定术,使脱位椎体恢复正常解剖位置。患者在术后第 2 天佩戴腰围下床活动,术后 1 周出院。请从解剖学角度思考分析:

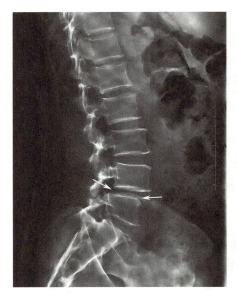

图 6-23　腰椎侧位 X 线片
箭头示 L_4 椎体 I 度滑脱。

（1）腰椎滑脱可能的发病机制；
（2）维持腰椎稳定的主要肌肉。

病例 6-7

患者,男,45 岁。主诉:摔伤后出现腰部疼痛伴活动受限 2
天。体格检查:四肢无畸形,腰部活动明显受限,L_1 椎体棘突位
置叩痛、压痛明显,腰部双侧竖脊肌肌张力增高,局部未见明显
肿胀,双下肢感觉和随意运动正常。腰椎侧位 X 线:L_1 椎体压缩
骨折,压缩程度超过椎体高度 1/2(图 6-24)。诊断为 L_1 椎体压
缩骨折。请从解剖学角度思考分析:
（1）L_1 椎体容易发生压缩骨折的可能原因；
（2）患者 L_1 椎体骨折可能引起神经损伤的症状。

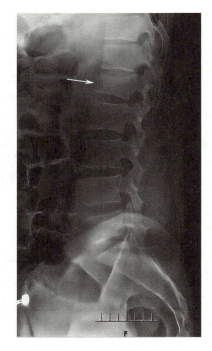

图 6-24　腰椎侧位 X 线片
箭头示 L_1 椎体压缩骨折。

（潘爱华　贺桂琼　陈　伟）

第七章 上肢

本章数字资源

本章思维导图

第一节 | 概 述

上肢 upper limb 连于胸廓外上部,在进化中,与动物前肢同源。上肢是劳动的进化产物。与下肢相比,上肢结构有以下特点:骨骼轻巧,关节囊薄且松弛,无坚韧的侧副韧带,肌细长且数目多,运动更为灵活。

一、境界与分区

上肢通过肩部与颈、胸和背部相连。与颈部的界线为锁骨上缘外 1/3 和肩峰至第 7 颈椎棘突的连线。与胸、背部的分界分别为三角肌前、后缘上端与腋前、后襞下缘中点的连线。

上肢分为肩、臂、肘、前臂、腕和手 6 部。进而,肩部可再分为腋区、三角肌区和肩胛区,手部再分为手掌、手背和手指 3 区,其余各部再分为前、后两区。

二、表面解剖

(一)体表标志

1. **肩部** **肩峰** acromion 为上肢最高点的骨性标志,位于肩关节的上方。沿肩峰向后内,可触及**肩胛冈** spine of scapula,向前内可触及**锁骨** clavicle。**喙突** coracoid process 位于锁骨中、外 1/3 交界处下方的锁骨下窝内,在其深部可扪及。**肱骨大结节** greater tuberosity of humerus 可于肩峰的前下外侧扪及。**腋前襞** anterior axillary fold 主要由胸大肌下缘构成,形成腋窝底的前界;**腋后襞** posterior axillary fold 深部主要为大圆肌和背阔肌的下缘,构成腋窝底的后界。**三角肌** deltoid 包裹肩关节,使肩部呈膨隆外形。

2. **臂部** **肱二头肌** biceps brachii 纵行于臂部前面,肌腹两侧为**肱二头肌内、外侧沟** medial and lateral bicipital sulci。

3. **肘部** **肱骨内、外上髁** medial and lateral epicondyles of humerus 是肘部两侧最突出的骨性隆起,容易触及。外上髁的下方可扪及**桡骨头** head of radius。屈肘时,肘前区可见明显的皮肤折沟——肘前横纹,在横纹中点可触及**肱二头肌腱** tendon of biceps brachii,尤以半屈肘时明显;后区最显著的隆起为尺骨**鹰嘴** olecranon。

4. **腕部和手部**

(1)骨性标志:**桡骨茎突** styloid process of radius 和**尺骨茎突** styloid process of ulna 分别为位于腕桡侧和尺侧的突起,尺骨茎突偏于后内侧,明显突出。

(2)腕横纹:腕前区皮肤有三条横纹。**腕近侧纹** proximal wrist crease 约平尺骨头。**腕中纹** middle wrist crease 不恒定。**腕远侧纹** distal wrist crease 平对屈肌支持带近侧缘,其外侧端可触及**舟骨结节** tubercle of scaphoid bone,内侧端可触及豌豆骨和钩骨,二者构成腕掌面的尺侧隆起。

(3)手掌:有 3 条纹,鱼际纹斜行于鱼际尺侧,近侧与腕远侧纹中点相交,深面有正中神经通过;掌中纹略斜行于掌中部,桡侧端与鱼际纹重叠;掌远纹横行,适对第 3~5 掌指关节,其桡侧端弯向第 2 指蹼处。手掌两侧有梭形肌性隆起,内侧称**小鱼际** hypothenar,外侧称**鱼际** thenar。手掌中央凹陷称**掌心** centre of palm。

（4）腱隆起：握拳时，腕前区有 3 条纵行的肌腱隆起：**掌长肌腱** palmaris longus tendon 居中；外侧为**桡侧腕屈肌腱** flexor carpi radialis tendon，桡动脉位于该腱的外侧，为临床常用切脉部位；内侧为**尺侧腕屈肌腱** flexor carpi ulnaris tendon。伸腕、伸指时，在手背皮下可见**指伸肌腱** tendon of extensor digitorum。

（5）**解剖学"鼻烟窝 snuffbox"**：为位于手背外侧部的浅凹，拇指充分外展并后伸时尤为明显。其桡侧界为**拇长展肌腱** abductor pollicis longus tendon 和**拇短伸肌腱** extensor pollicis brevis tendon；尺侧界为**拇长伸肌腱** extensor pollicis longus tendon；近侧界为桡骨茎突。窝底为手舟骨和大多角骨。窝内有桡动脉通过，可扪及其搏动。

（二）对比关系

肩峰、肱骨大结节和喙突形成等腰三角形；尺骨鹰嘴与肱骨内、外上髁，伸肘时处于同一水平线，屈肘时，三者构成等腰三角形（肘后三角）。当肩、肘关节脱位时，上述关系发生变化。

（三）上肢的轴线与提携角

穿经肱骨头中心—肱骨小头—尺骨头的直线为上肢轴线。肱骨的纵轴线称臂轴，尺骨的长轴线称前臂轴。臂轴与前臂轴在肘部相交，构成一向外开放的钝角，为 165°～170°，臂轴延长线和前臂轴之间形成其补角，为 10°～15°，称提携角（图 7-1）。正常女性的提携角大于男性。提携角大于 15° 称肘外翻，0°～10° 称直肘，小于 0° 称肘内翻。

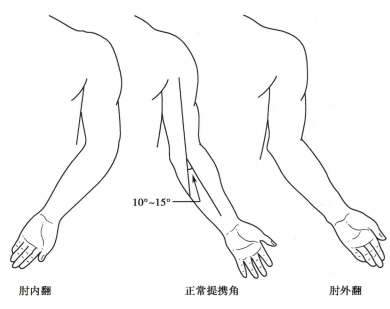

| 肘内翻 | 正常提携角 | 肘外翻 |

图 7-1　提携角

（四）体表投影

1. 上肢动脉干的投影　上肢外展 90°，掌心向上，从锁骨中点至肘前横纹中点远侧 2cm 处的连线，为腋动脉和肱动脉的体表投影（图 7-2）。两者以大圆肌下缘为界，大圆肌下缘以上为腋动脉，以下为肱动脉。从肘前横纹中点远侧 2cm 处，至桡骨茎突前方和豌豆骨桡侧的连线，分别为桡、尺动脉的投影。

2. 上肢神经干的投影（图 7-2）

（1）正中神经：在臂部与肱动脉一致，位于肱二头肌内侧沟内；在前臂为从肱骨内上髁与肱二头肌腱连线的中点至腕远侧纹中点稍外侧的连线。

（2）尺神经：自腋窝顶，经肱骨内上髁与尺骨鹰嘴间的尺神经沟，至豌豆骨桡侧缘的连线。

（3）桡神经：从腋后襞下缘外端与臂交点处起，向下斜过肱骨后方，至肱骨外上髁的连线。自肱

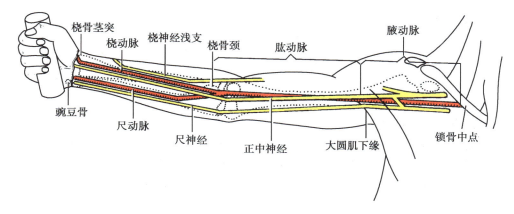

图 7-2　上肢动脉干和神经干的体表投影

骨外上髁至桡骨茎突连线和至前臂背侧中线的中、下 1/3 交界处的连线,分别为桡神经浅支和深支的投影。

第二节 ｜ 肩　部

一、腋区

腋区 axillary region 位于肩关节下方、臂上段与胸前外侧壁上部之间。上肢外展时,此区出现穹窿状皮肤凹陷,皮肤深面为四棱锥形的腔隙,称腋窝 axillary fossa,由顶、底和四壁构成(图 7-3)。

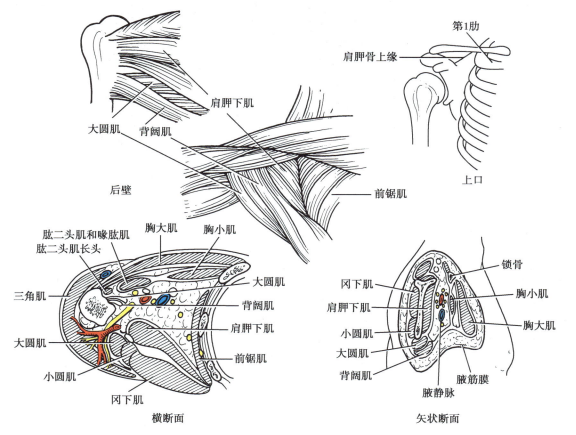

图 7-3　腋窝的构成

（一）腋窝的构成

1. **顶**　即腋窝的上口，向上内通颈根部，由锁骨中份、第1肋外缘和肩胛骨上缘围成。内有臂丛和血管通过，锁骨下血管于第1肋外缘移行为腋血管。

2. **底**　由皮肤、浅筋膜和腋筋膜构成。皮肤借纤维隔与腋筋膜相连，腋筋膜中央部因有皮神经、浅血管和浅淋巴管穿过而呈筛状，故又称筛状筋膜。

3. **四壁**　包括前、后壁和内、外侧壁。

（1）前壁：由**胸大肌** pectoralis major、**胸小肌** pectoralis minor、**锁骨下肌** subclavius 和**锁胸筋膜** clavipectoral fascia 构成。锁胸筋膜是位于锁骨下肌、胸小肌和喙突之间的胸部深筋膜，有**头静脉** cephalic vein、**胸肩峰血管** thoracoacromial vessel 和**胸外侧神经** lateral pectoral nerve 穿过（图7-4）。

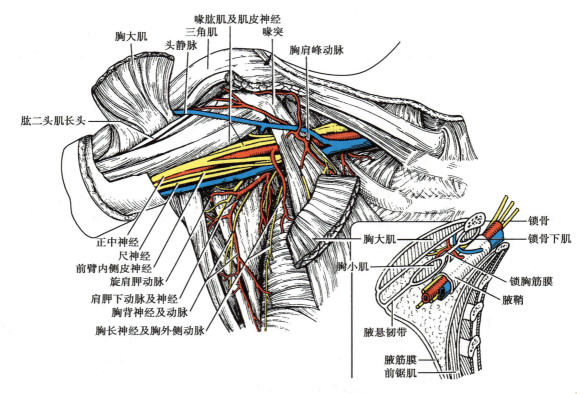

图 7-4　腋窝前壁的层次及内容

（2）后壁：由**背阔肌** latissimus dorsi、**大圆肌** teres major、**肩胛下肌** subscapularis 和**肩胛骨** scapula 构成。后壁有**三边孔** trilateral foramen 和**四边孔** quadrilateral foramen。三边孔和四边孔有共同的上界和下界，上界为**小圆肌** teres minor 和肩胛下肌，下界为大圆肌和背阔肌；**肱三头肌长头** long head of triceps brachii 构成三边孔的外侧界、四边孔的内侧界；四边孔的外侧界为肱骨**外科颈** surgical neck。三边孔内有**旋肩胛血管** circumflex scapular vessel 通过，四边孔内有**腋神经** axillary nerve 和**旋肱后血管** posterior humeral circumflex vessel 通过（图7-5）。

（3）内侧壁：由**前锯肌** serratus anterior、上位4根**肋骨** rib 及**肋间肌** intercostal muscle 构成。

（4）外侧壁：由**喙肱肌** coracobrachialis，肱二头肌长、短头 long and short heads of biceps brachii 和肱骨**结节间沟** intertubercular sulcus 构成。

（二）腋窝的内容

主要有臂丛的锁骨下部及其分支、腋动脉及其分支、腋静脉及其属支、腋淋巴结和疏松结缔组织等（图7-6）。

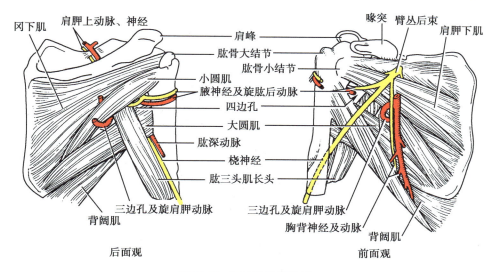

图 7-5　三边孔和四边孔

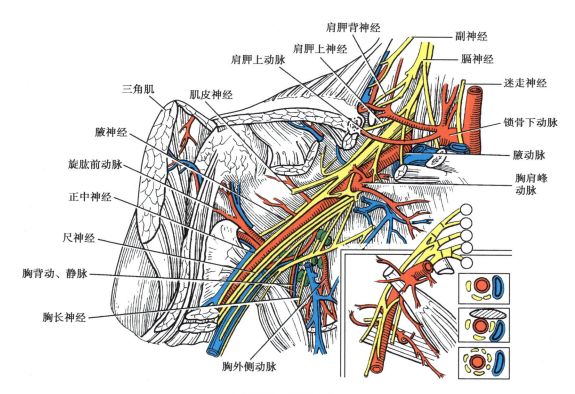

扫描图片
体验 AR

图 7-6　腋窝内容

1. **腋动脉** axillary artery　在第 1 肋外侧缘续接锁骨下动脉,至大圆肌下缘移行于肱动脉,以胸小肌为标志分为 3 段,共发出 6 个分支,包括第 1 段 1 个分支;第 2 段 2 个分支;第 3 段 3 个分支(见图 7-4,图 7-6,图 7-7)。

(1)第 1 段:位于第 1 肋外缘与胸小肌上缘之间。前方邻胸大肌及其筋膜、锁骨下肌、锁胸筋膜及穿过该筋膜的结构;后方邻臂丛内侧束、胸长神经、前锯肌和第 1 肋间隙等;外侧邻臂丛后束和外侧束;内侧有腋静脉、胸上动脉及其伴行静脉和腋淋巴结尖群。该段分出一个分支——**胸上动脉** superior thoracic artery,细小,分支分布于第 1、2 肋间隙前部。

(2)第 2 段:位于胸小肌后方。前有胸大肌、胸小肌及其筋膜;后邻臂丛后束和肩胛下肌;外侧为

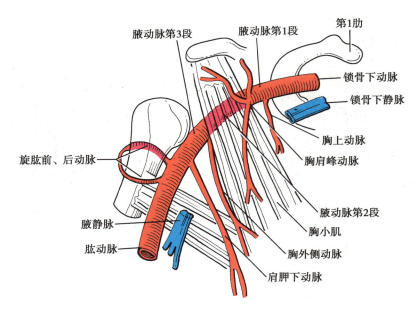

图 7-7 腋动脉的分段与分支

臂丛外侧束,内侧为臂丛内侧束和腋静脉。此段发出 2 个分支:①**胸肩峰动脉** thoracoacromial artery,起始段为一短干,穿锁胸筋膜后立即分为数支,分别营养胸大肌、胸小肌、三角肌和肩峰等;②**胸外侧动脉** lateral thoracic artery,于腋中线稍前方,沿前锯肌表面下行,分布于前锯肌、胸大肌和胸小肌。在女性,还分布至乳房。

（3）第 3 段:位于胸小肌下缘至大圆肌下缘之间。前方有胸大肌,且与正中神经内侧根及旋肱前血管紧密相邻;后邻桡神经、腋神经、大圆肌腱、背阔肌和旋肱后血管等;外侧有正中神经外侧根、肌皮神经、肱二头肌短头和喙肱肌;内侧为尺神经、前臂内侧皮神经和腋静脉及其周围淋巴结。

第 3 段发出 3 个分支:①**肩胛下动脉** subscapular artery 以粗大短干沿肩胛下肌下缘向后下方走行,随即分为旋肩胛动脉和胸背动脉,前者穿三边孔至冈下窝的肩带肌,后者与胸背神经伴行进入背阔肌;②**旋肱后动脉** posterior humeral circumflex artery 与腋神经伴行穿四边孔向后,分支分布于三角肌,于肱骨外科颈后方,有分支与旋肱前动脉吻合;③**旋肱前动脉** anterior humeral circumflex artery 较细,绕过肱骨外科颈前方,与旋肱后动脉吻合。

2. **腋静脉** axillary vein 位于腋动脉的内侧,两者之间有臂丛内侧束、胸内侧神经、尺神经和前臂内侧皮神经;其内侧有臂内侧皮神经。腋静脉管壁愈着于腋鞘和锁胸筋膜,损伤后易呈开放状态,有空气进入而发生空气栓塞的潜在危险。

3. **臂丛** brachial plexus 在腋窝为臂丛的锁骨下部,由三个束构成:内侧束是下干前股的延续;外侧束由上、中干的前股合成;后束由三个干的后股合成。各束先位于腋动脉第 1 段的后外侧,再从内侧、外侧和后方包绕腋动脉的第 2 段;臂丛各束的分支则位于腋动脉第 3 段周围。外侧束发出胸外侧神经和**肌皮神经** musculocutaneous nerve,内侧束发出**胸内侧神经** medial pectoral nerve、**前臂内侧皮神经** medial antebrachial cutaneous nerve、**臂内侧皮神经** medial brachial cutaneous nerve 和**尺神经** ulnar nerve。内、外侧束还分别发出**正中神经** median nerve 的内、外侧根。后束的分支有**桡神经** radial nerve、**腋神经** axillary nerve、**肩胛下神经** subscapular nerve 和**胸背神经** thoracodorsal nerve。此外,还有起自锁骨上部的**胸长神经** long thoracic nerve,伴胸外侧动脉在前锯肌表面沿腋中线偏后下降,分布于该肌(图 7-6)。

4. **腋淋巴结** axillary lymph node 数量较多,位于腋静脉及其属支周围的疏松结缔组织中,可分 5 群,主要接受上肢、肩、大部分胸壁和乳房的淋巴,淋巴结之间由淋巴管相连(图 7-8)。

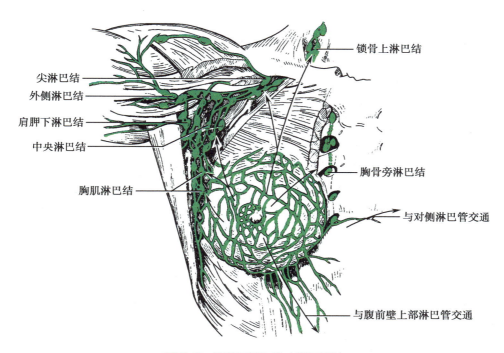

锁骨上淋巴结

尖淋巴结
外侧淋巴结
肩胛下淋巴结
中央淋巴结

胸肌淋巴结

胸骨旁淋巴结

与对侧淋巴管交通

与腹前壁上部淋巴管交通

图 7-8　腋淋巴结和乳房淋巴引流

（1）**胸肌淋巴结** pectoral lymph node：位于胸小肌下缘，沿胸外侧血管排列，收纳胸前外侧壁、脐以上腹壁、乳房外侧部和中央部的淋巴管。其输出淋巴管注入中央淋巴结或尖淋巴结。

（2）**肩胛下淋巴结** subscapular lymph node：位于腋窝后壁，沿肩胛下血管排列，收纳肩胛区、胸后壁和背部的淋巴管。其输出淋巴管注入中央淋巴结和尖淋巴结。

（3）**外侧淋巴结** lateral lymph node：沿腋静脉远侧段排列，收纳上肢的浅、深淋巴管。其输出淋巴管注入中央淋巴结和尖淋巴结，也可注入锁骨上淋巴结。

（4）**中央淋巴结** central lymph node：是最大一群腋淋巴结，位于腋窝内脂肪组织中，收纳上述 3 群淋巴结的输出淋巴管。其输出淋巴管注入尖淋巴结。

（5）**尖淋巴结** apical lymph node：位置最高，沿腋静脉近侧段排列，收纳上述腋窝各群淋巴结的输出淋巴管及乳房上部的淋巴管。其输出淋巴管的大多数汇合形成锁骨下干，少数注入锁骨上淋巴结。左锁骨下干注入胸导管。右锁骨下干注入右淋巴导管。

5. **腋鞘** axillary sheath　为颈深筋膜深层延续至腋窝，包裹腋动脉、腋静脉和臂丛所形成的筋膜鞘。临床上作臂丛锁骨下部麻醉时，将药液注入腋鞘内。

6. **腋窝蜂窝组织**　为腋鞘周围，尤其是其内侧的疏松结缔组织，随腋鞘及血管、神经可达邻近各区。因此，腋窝内的感染向上可扩散至颈根部，向下能达臂前、后区，经三边孔和四边孔可到肩胛区和三角肌区，向前尚可至胸大、小肌之间的胸肌间隙（见图 7-4）。

二、三角肌区和肩胛区

（一）三角肌区

三角肌区 deltoid region 即三角肌所在的区域。肩关节位于深面（图 7-9）。

1. **浅层结构**　皮肤较厚，浅筋膜较致密，脂肪少。腋神经的皮支，即**臂外侧上皮神经** superior lateral brachial cutaneous nerve，从三角肌后缘浅出，分布于三角肌表面的皮肤。

2. **深层结构**　三角肌表面的深筋膜即**三角肌筋膜** deltoid fascia。三角肌从前、后方和外侧包绕肩关节。腋神经穿四边孔后，在三角肌深面分前、后两支进入该肌。旋肱前、后动脉经肱骨外科颈前

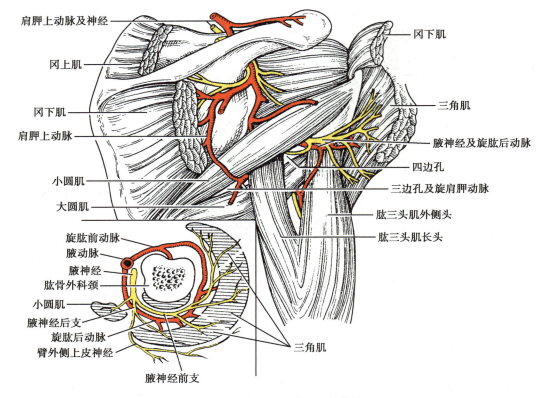

肩胛上动脉及神经
冈上肌
冈下肌
肩胛上动脉
小圆肌
大圆肌
旋肱前动脉
腋动脉
腋神经
肱骨外科颈
小圆肌
腋神经后支
旋肱后动脉
臂外侧上皮神经
腋神经前支

冈下肌
三角肌
腋神经及旋肱后动脉
四边孔
三边孔及旋肩胛动脉
肱三头肌外侧头
肱三头肌长头
三角肌

图 7-9　三角肌区及肩胛区的结构

方和后方至其外侧,相互吻合,其分支与腋神经一起分布于三角肌、肱骨和肩关节等。

3. 三角肌 deltoid　由多羽状肌构成倒三角形,从前、上和后方包绕着肩关节,形成圆隆的肩部外形。

4. 腋神经 axillary nerve　由臂丛后束发出后,与旋肱后血管一起穿四边孔,在三角肌深面分为前、后两支。前支的肌支支配三角肌的前中部,后支的肌支支配三角肌后部和小圆肌。其皮支分布于三角肌表面的皮肤。肱骨外科颈骨折时,可能损伤腋神经致三角肌瘫痪,肩不能外展,肌萎缩出现"方肩"。

(二)肩胛区

肩胛区 scapular region 是指肩胛骨后面的区域(图 7-9)。

1. 浅层结构　皮肤较厚,浅筋膜致密,内有颈丛的锁骨上神经分布。

2. 深层结构　冈下部深筋膜发达呈腱膜状,被浅层的斜方肌所覆盖。深筋膜的深面有冈上肌、冈下肌、小圆肌和大圆肌。肩胛骨上缘有肩胛切迹,切迹上方被肩胛上横韧带连结形成一孔,孔内有肩胛上神经通过,支配冈上肌和冈下肌;韧带以上有肩胛上血管进入肩胛区,分布于冈上肌和冈下肌。

(三)肌与肩袖

1. 肌　包括冈上肌、冈下肌、小圆肌和大圆肌。冈上肌和冈下肌分别位于冈上窝和冈下窝内,小圆肌和大圆肌位于肩胛骨的外侧缘。其中冈上肌、冈下肌、小圆肌和肩胛下肌共同构成为肩袖肌群。

2. 肩袖 rotator cuff　又称肌腱袖,是由肩袖肌群,即冈上肌、冈下肌、小圆肌和肩胛下肌的肌腱联合形成的腱膜结构,包绕肩关节的前、上、后方,并与肩关节囊愈着(图 7-10)。肩袖肌群及其肩袖,构成了肩关节的动态稳定装置。肩关节脱位或扭伤,常导致肩袖破裂,影响肩关节的稳定性。

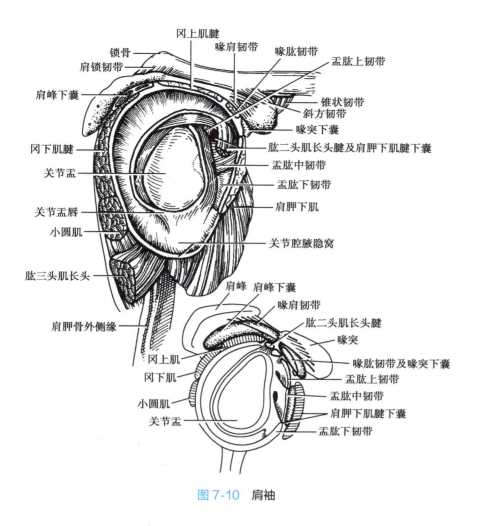

图 7-10　肩袖

(四)肩关节

肩关节由肱骨头和肩胛骨的关节盂组成,故也称肱盂关节。关节囊薄而松弛,囊内有肱二头肌长头腱通过。其前、后壁和上壁由肩袖加强,而前下部薄弱。因此,肩关节脱位时,肱骨头易从下壁脱出。

三、肩胛动脉网

肩胛动脉网 scapular arterial network 位于肩胛骨的周围,是 3 条动脉的分支相互吻合形成的动脉网络。①肩胛上动脉发自锁骨下动脉,经肩胛上横韧带的上方进入冈上窝;②旋肩胛动脉经三边孔至冈下窝;③肩胛背动脉也发自锁骨下动脉,沿肩胛骨内侧缘下行,分支至冈下窝。该动脉网是肩部血液的重要侧支循环途径。当腋动脉血流受阻时,可维持上肢的血供(图 7-11)。

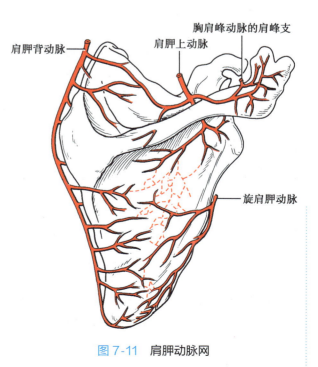

图 7-11　肩胛动脉网

第三节 | 臂 部

上续肩部,下连肘部,被肱骨及臂内、外侧肌间隔分为臂前区和臂后区。

一、臂前区

(一)浅层结构

1. **皮肤与浅筋膜**　臂前区 anterior brachial region 的皮肤薄、弹性好,浅筋膜薄而松弛。

2. **浅静脉**　主要为头静脉和贵要静脉(图 7-12)。

(1) **头静脉** cephalic vein:起自手背静脉网的桡侧,经前臂外侧至臂前区,行于肱二头肌外侧沟内,向上进入三角肌胸大肌间沟,穿锁胸筋膜注入腋静脉或锁骨下静脉,末端有时借吻合支连于颈外静脉。

(2) **贵要静脉** basilic vein:起自手背静脉网的尺侧,上行于肱二头肌下端的内侧,穿臂筋膜注入肱静脉或腋静脉。

3. **皮神经**　臂外侧上皮神经(腋神经的皮支)和臂外侧下皮神经(桡神经的分支)分别分布于臂外侧上部和下部皮肤。**肋间臂神经** intercostobrachial nerve 和臂内侧皮神经分布于臂内侧上、下部的皮肤,前臂内侧皮神经在臂下部与贵要静脉伴行至前臂内侧。

(二)深层结构

1. **深筋膜与骨筋膜鞘**　臂部深筋膜称**臂筋膜** brachial fascia。臂前区的深筋膜较薄,向上移行于三角肌筋膜、胸肌筋膜和腋筋膜,向下续于肘前区筋膜。臂筋膜发出臂内、外侧肌间隔,伸入臂肌前、后群之间,附着于肱骨。臂前区深筋膜和臂内、外侧肌间隔及肱骨围成臂前部骨筋膜鞘,其内有臂肌前群和行于臂前区的血管、神经等(图 7-13)。

2. **臂肌前群**　包括肱二头肌、喙肱肌和肱肌,共 3 块。

3. **血管**

(1) **肱动脉** brachial artery:在大圆肌下缘续接腋动脉,与正中神经伴行,沿肱二头肌内侧沟下行至肘窝,在桡骨颈平面分为桡动脉和尺动脉。肱动脉的后方自上而下依次邻喙肱肌、桡神经、肱三头肌和肱肌。肱动脉在臂部上、中、下份分别位于肱骨的内侧、前内方和前方,这种位置关系提示在臂部不同位置压迫止血时,压迫方向要有所不同。肱动脉的分支有以下几支。

1) **肱深动脉** deep brachial artery:在大圆肌腱稍下方,起自肱动脉后内侧壁,与桡神经伴行,向下外进入肱骨肌管,分支营养肱三头肌、肱肌和肱骨。

2) **尺侧上副动脉**:在臂中份稍上方、肱肌起点附近起始,伴随尺神经穿臂内侧肌间隔,至臂后区,分支参与构成肘关节网(图 7-14)。

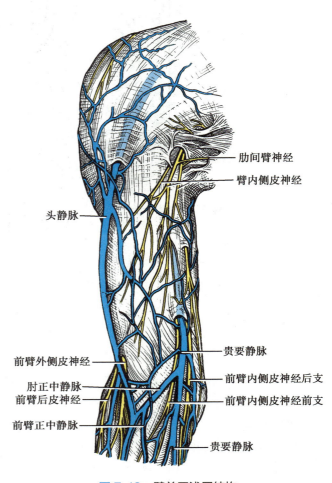

图 7-12　臂前区浅层结构

肋间臂神经
臂内侧皮神经
头静脉
贵要静脉
前臂外侧皮神经
前臂内侧皮神经后支
肘正中静脉
前臂内侧皮神经前支
前臂后皮神经
前臂正中静脉
贵要静脉

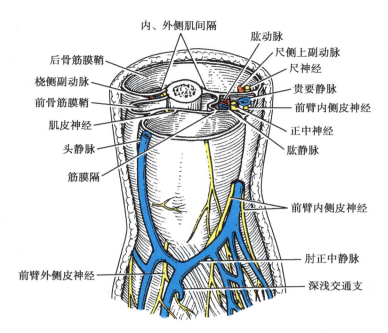

图 7-13　臂部骨筋膜鞘

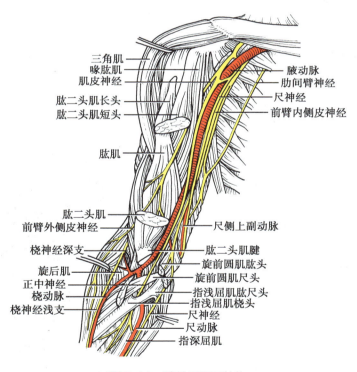

图 7-14　臂前区深层结构

3）尺侧下副动脉:约在肱骨内上髁上方 5cm 处起始,经肱肌前面行向内下方,至肘关节附近分前、后两支,至肘部。

（2）**肱静脉** brachial vein:有两条并行,伴行于肱动脉的两侧,两并行静脉间有交通支相连。贵要静脉在臂中点稍下方,穿经臂筋膜,注入单条的肱静脉,或沿肱动脉上行至大圆肌下缘处,注入肱静脉续接腋静脉处。

4.神经

（1）**正中神经** median nerve:由臂丛的内、外侧根汇成,伴肱动脉行于肱二头肌内侧沟。在臂上部,行于肱动脉外侧,在臂中部,斜过动脉前方至其内侧下行至肘窝。该神经在臂部无分支。

（2）**尺神经** ulnar nerve：发自臂丛内侧束,在臂上部位于肱动脉的内侧,在臂中部,尺神经与尺侧上副动脉伴行,穿臂内侧肌间隔,经肱骨内上髁后方的尺神经沟至臂后区。该神经在臂部无分支。

（3）**桡神经** radial nerve：发自臂丛后束,在臂上部位于肱动脉的后方,继而与肱深动脉伴行,进入肱骨肌管至臂后区。分支支配肱三头肌,分出臂外侧下皮神经。

（4）**肌皮神经** musculocutaneous nerve：发自臂丛外侧束,穿过喙肱肌至肱二头肌与肱肌之间,行向外下,发出肌支支配喙肱肌、肱肌和肱二头肌。末梢支在肘窝外上方、肱二头肌与肱肌之间穿出,称为前臂外侧皮神经,分布至前臂的皮肤（图 7-14）。

二、臂后区

（一）浅层结构

1. **皮肤与浅筋膜**　臂后区 posterior brachial region 皮肤较臂前区厚,浅筋膜致密。

2. **浅静脉**　一般较小,从臂内侧或外侧转向前,注入贵要静脉或头静脉。

3. **皮神经**　①臂外侧上皮神经,来自腋神经,分布于三角肌区和臂外上部皮肤；②臂外侧下皮神经,起自桡神经,分布于臂外下部的皮肤；③**臂后皮神经** posterior brachial cutaneous nerve,为桡神经的皮支,分布于臂后区中部皮肤；④**肋间臂神经**和⑤**臂内侧皮神经**,分布于臂后区内侧上、下部的皮肤；⑥**前臂后皮神经** posterior antebrachial cutaneous nerve,发自桡神经的皮支,经臂后区外下部穿出,发出小分支分布于臂后区外下部的部分皮肤。各皮神经的分布相互间略有重叠。

（二）深层结构

1. **深筋膜与臂后骨筋膜鞘**　臂后区深筋膜较厚。深筋膜,内、外侧肌间隔和肱骨共同围成臂后骨筋膜鞘,鞘内有肱三头肌、桡神经、肱深血管和尺神经等。

2. **臂肌后群**　只有一块肱三头肌。

3. **肱骨肌管** humeromuscular tunnel 又称桡神经管,由肱三头肌与肱骨桡神经沟围成。肱三头肌的外侧头和内侧头分别起自桡神经沟的外上缘和内下缘,后方由长头的肌腹封闭形成潜在性的斜管,管内有桡神经和肱深血管通过（图 7-15）。

4. **桡神经血管束**　由桡神经和肱深血管组成,行于肱骨肌管内。

（1）桡神经：自臂丛后束发出,在大圆肌下缘伴肱深血管,斜向下外,进入肱骨肌管,紧贴桡神经沟骨面走行,穿臂外侧肌间隔,至肘窝外侧。桡神经在肱骨肌管内、外均发出肌支支配肱三头肌（图 7-15,图 7-16）。

（2）肱深动脉：在肱骨肌管内分为前、后两支,前支称桡侧副动脉,与桡神经伴行穿外侧肌间隔,后支称中副动脉,在臂后区下行。二者发支供应臂后区,并参与肘关节动脉网的组成（图 7-15,图 7-17）。

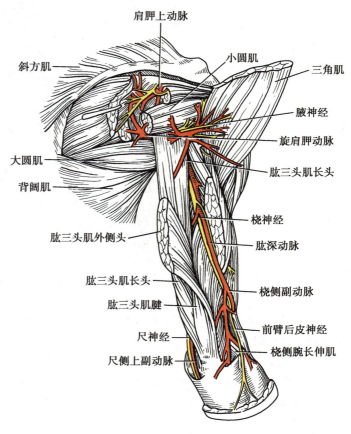

图 7-15　臂后区深层结构

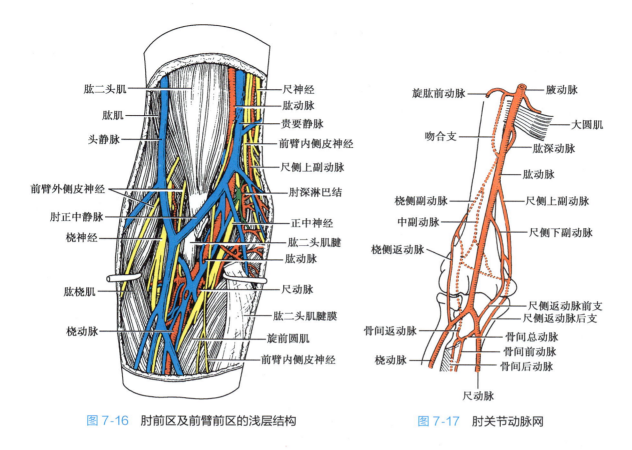

图 7-16　肘前区及前臂前区的浅层结构

图 7-17　肘关节动脉网

（3）肱深静脉:有两条,伴行于肱深动脉的两侧。

5. **尺神经**　由臂丛内侧束发出,与尺侧上副动脉伴行,在臂中份以下沿臂内侧肌间隔后方、肱三头肌内侧头前面下行至尺神经沟。

第四节 │ 肘　部

肘部介于臂和前臂之间,肘关节位于其中。以肱骨内、外上髁之间的虚拟冠状面分为肘前区和肘后区。

一、肘前区

（一）浅层结构

1. **皮肤与浅筋膜**　肘前区 anterior cubital region 皮肤薄而柔软,浅筋膜疏松。

2. **浅静脉**　头静脉 cephalic vein 和**贵要静脉** basilic vein 分别行于肱二头肌腱的外侧和内侧。头静脉借肘正中静脉 median cubital vein 斜向内上方与贵要静脉吻合;有时可见前臂正中静脉,常分两支,分别注入贵要静脉和头静脉(图7-16)。肘前区的浅静脉,特别是肘正中静脉是临床静脉取血的常用静脉。

3. **皮神经**　前臂内侧皮神经 medial antebrachial cutaneous nerve 与贵要静脉伴行,**前臂外侧皮神经** lateral antebrachial cutaneous nerve 在肱二头肌腱的外侧穿出深筋膜,进入肘前区外侧,伴行于头静脉的后内侧。

4. **肘浅淋巴结**　位于肱骨内上髁上方,贵要静脉附近,又称滑车上淋巴结,收纳手和前臂尺侧半的浅淋巴管,其输出淋巴管伴行肱静脉,注入腋淋巴结。

（二）深层结构

1. **深筋膜**　肘前区深筋膜上接臂筋膜,下连前臂筋膜。肱二头肌腱的部分纤维向内下呈扇形发散,融入肘前区和前臂内侧的深筋膜,形成**肱二头肌腱膜** bicipital aponeurosis,具有使前臂自动旋后的功能。腱膜的深面有肱血管和正中神经通过。该腱膜与肱二头肌腱交接处的上缘,是触摸肱动脉搏动和测量血压的听诊部位。

2. **肘窝**　肘窝 cubital fossa 为肘前区的三角形凹陷,其尖指向远侧,底位于近侧。

(1)境界:上界为肱骨内、外上髁的连线,下外侧界为肱桡肌,下内侧界为旋前圆肌,顶由浅入深依次为皮肤、浅筋膜、深筋膜和肱二头肌腱膜,底是肱肌、旋后肌和肘关节囊。

(2)内容:由内侧向外侧,依次为正中神经、肱动脉及其两条伴行静脉、肱二头肌腱和桡神经及其分支。**肘深淋巴结** deep cubital lymph node 位于肱动脉末端附近(见图7-16)。

肱动脉在平桡骨颈高度分为桡动脉和尺动脉。**桡动脉** radial artery 越过肱二头肌腱表面斜向外下,沿肱桡肌内侧继续下行;**尺动脉** ulnar artery 经旋前圆肌尺头深面,进入尺侧腕屈肌深面下行。**正中神经** median nerve 越过尺血管前方,穿行于旋前圆肌两头之间,进入前臂指浅屈肌深面。

桡神经 radial nerve 位于肘窝外侧缘的肱肌与肱桡肌之间,在肱骨外上髁前方或稍下,分为浅、深两支。浅支经肱桡肌深面至前臂,沿桡动脉的外侧下行;深支穿旋后肌至前臂后区,改称骨间后神经,与骨间后动脉伴行。

肌皮神经 musculocutaneous nerve 于肱二头肌腱外侧穿出深筋膜,经肘窝外侧部改称前臂外侧皮神经。

二、肘后区

肘后区 posterior cubital region 主要包括肱三头肌腱、血管和神经等结构。

(一)浅层结构

皮肤厚,但很松弛,浅筋膜不甚发达。在皮肤与鹰嘴之间有滑液囊,称鹰嘴皮下囊,这些结构的特点是适应于肘关节运动。有炎症或出血时滑液囊可能肿大。

(二)深层结构

1. **深筋膜**　肘后区的深筋膜中间部分覆盖肱三头肌腱,两侧与肱骨下端及尺骨上端的骨膜紧密结合。

2. **肱三头肌腱**　由肱三头肌的三个头汇合后形成,宽扁而坚韧,下端附着于尺骨鹰嘴。肌腱的外侧有起于外上髁的前臂伸肌群。

3. **肘肌**　位于肘关节后面外侧部皮下,呈三角形,起自肱骨外上髁和桡侧副韧带,止于尺骨上端背面和肘关节囊。肘肌收缩时可协助伸肘。

4. **尺神经**　位于肱骨内上髁后下方的尺神经沟内,外侧紧邻鹰嘴。尺神经与皮肤之间仅隔以薄层结缔组织,故尺神经在此处极易受损。

肘后三角 posterior cubital triangle 为屈肘成直角时,肱骨内、外上髁和尺骨鹰嘴3点构成的等腰三角形。肘关节伸直时,上述3点则成一条直线。肘关节脱位或肱骨内、外上髁骨折时,三角形关系发生改变。而单纯肱骨髁以上的骨折,则不会影响三角形和直线关系。肘部损伤时,常以这些特点鉴别是骨折还是脱位。

肘外侧三角 lateral cubital triangle 为屈肘90°时,肱骨外上髁、桡骨头与尺骨鹰嘴尖构成的等腰三角形。三角的中心点可作为肘关节穿刺的进针点。

肘后窝 posterior cubital fossa 为肘关节伸直时,在尺骨鹰嘴、桡骨头和肱骨小头之间形成的凹陷。窝的深面恰对肱桡关节,在窝底可触及桡骨头。可经此作肘关节穿刺。当肘关节积液时,此窝可因肿胀而消失。

三、肘关节动脉网

肘关节动脉网由肱动脉、桡动脉和尺动脉的数条分支吻合而成:①桡侧副动脉与桡侧返动脉吻合;②中副动脉与骨间返动脉吻合;③尺侧上副动脉、尺侧下副动脉后支与尺侧返动脉后支吻合;

④尺侧下副动脉前支与尺侧返动脉前支吻合。在肱深动脉发出点以下结扎肱动脉时,肘关节动脉网可起到侧支循环的作用(见图 7-17)。

第五节 | 前臂部

前臂部介于肘部与手部之间,分为前臂前区和前臂后区。尺骨和桡骨居前后区之间。

一、前臂前区

前臂前区 anterior antebrachial region 位于尺、桡骨和前臂骨间膜以前,主要包括前臂肌前群和血管、神经等。

(一)浅层结构

前臂前区皮肤较薄,移动度大。浅筋膜中有较多浅静脉和皮神经。透过皮肤可见浅静脉,呈微青色。

1. **头静脉** 位于前臂桡侧,在前臂上半部转至前面。常有副头静脉由前臂背面转至前面注入头静脉。

2. **贵要静脉** 位于前臂尺侧,在肘窝下方由背面转向前面。其内侧可能出现副贵要静脉上行注入贵要静脉(见图 7-16)。

3. **前臂正中静脉** median antebrachial vein 行于前臂前面,其管径和支数不甚恒定,常注入肘正中静脉或贵要静脉。常被临床用作静脉滴注通路。

4. **前臂外侧皮神经** 沿前臂外侧下行,并分布于前臂外侧皮肤。

5. **前臂内侧皮神经** 在前臂分成前、后两支,分别分布于前臂前、后内侧部皮肤。

(二)深层结构

1. **深筋膜和前臂前骨筋膜鞘** 前臂前区的深筋膜薄,但柔韧。在前臂上内侧部有肱二头肌腱膜加强;在腕远侧纹的上部,深筋膜明显增厚,形成腕掌侧韧带,韧带的远侧深部,深筋膜进一步特化,形成厚而坚韧的屈肌支持带。前臂前区的深筋膜从尺、桡骨两侧深入,形成内、外侧肌间隔,将前、后肌群隔开。

(1) **前臂内侧肌间隔** medial antebrachial intermuscular septum:由深筋膜从前臂内侧缘伸入前、后肌群之间形成,附于尺骨鹰嘴和尺骨后缘。

(2) **前臂外侧肌间隔** lateral antebrachial intermuscular septum:由深筋膜从前臂外侧缘伸入前、后肌群之间形成,附着于桡骨外侧。

(3) **前臂前骨筋膜鞘** anterior osseofascial compartment of forearm:由前臂前区的深筋膜,内、外侧肌间隔,尺骨,桡骨及前臂骨间膜共同围成。鞘内有前臂肌前群,桡、尺侧血管神经束,骨间前血管神经束和正中神经等(图 7-18)。

2. **前群肌** 共9块,分4层。第一层5块,从桡侧向尺侧,依次为肱桡肌、旋前圆肌、桡侧腕屈肌、掌长肌和尺侧腕屈肌;第二层1块,即指浅屈肌;第三层2块,桡侧为拇长屈肌,尺侧为指深屈肌;第四层1块,为旋前方肌。除肱桡肌和旋前方肌外,大多数肌起自肱骨内上髁和前臂深筋膜,深层的拇长屈肌和指深屈肌起自尺、桡骨及其骨间膜的前面,止点则以其功能的不同而不同。

旋前圆肌有两个头,浅头为肱头,起自肱骨内上髁;深头为尺头,起自尺骨冠突。两头之间有正中神经穿过。尺头深面有尺动脉通过。其肌纤维止于桡骨中段外侧。桡骨骨折时,骨折线在此肌止点上方或下方,骨折端移位的方向不同。

掌长肌肌腹短小,肌腱细长,有辅助屈腕的功能。其肌腱可作为腱移植材料。

3. **血管神经束** 前臂前区有 4 个血管神经束(图 7-18)。

(1) **桡血管神经束**:由桡动、静脉和桡神经浅支组成。走行于肱桡肌内侧或深面。

1) **桡动脉** radial artery:两侧有桡静脉伴行,行经肱桡肌内侧。在前臂上部,动脉位于肱桡肌与旋前圆肌之间;在前臂下部,位于肱桡肌腱和桡侧腕屈肌腱之间,此处位置表浅,仅覆以皮肤和浅、深筋

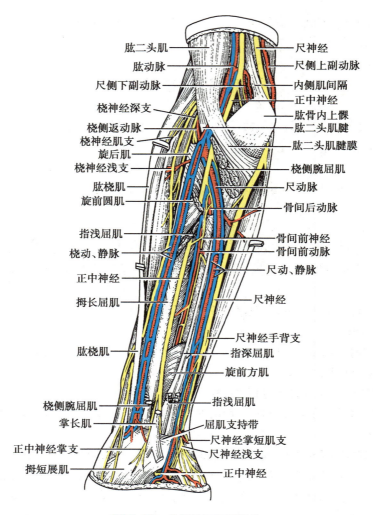

肱二头肌 — 尺神经
肱动脉 — 尺侧上副动脉
尺侧下副动脉 — 内侧肌间隔
桡神经深支 — 正中神经
桡侧返动脉 — 肱骨内上髁
桡神经肌支 — 肱二头肌腱
旋后肌 — 肱二头肌腱膜
桡神经浅支 — 桡侧腕屈肌
肱桡肌 — 尺动脉
旋前圆肌 — 骨间后动脉
指浅屈肌 — 骨间前神经
桡动、静脉 — 骨间前动脉
正中神经 — 尺动、静脉
拇长屈肌 — 尺神经
肱桡肌 — 尺神经手背支
— 指深屈肌
— 旋前方肌
桡侧腕屈肌 — 指浅屈肌
掌长肌 — 屈肌支持带
正中神经掌支 — 尺神经掌短肌支
拇短展肌 — 尺神经浅支
— 正中神经

图 7-18　前臂前区深层结构

膜,能摸到桡动脉的搏动,是中医诊脉的部位。桡动脉在近侧端分出桡侧返动脉。在腕前区发出掌浅支,经鱼际表面或穿鱼际至手掌,参与构成掌浅弓。

2）**桡静脉** radial vein:有 2 条,伴行于桡动脉两侧。

3）**桡神经浅支** superficial branch of radial nerve:为桡神经发出的皮支,在肱桡肌深面沿桡动脉外侧下行。在前臂上 1/3 段,该神经与桡动脉相距较远,两者在中 1/3 段紧密相伴,继而分离,桡神经浅支经肱桡肌腱深面转至前臂后区,下行分支分布至手背桡侧半和桡侧两个半手指背部的皮肤。

（2）尺侧血管神经束:由尺动、静脉及尺神经组成。

1）**尺动脉** ulnar artery:经旋前圆肌深面,进入前臂前区。在前臂上 1/3 段,行于指浅屈肌深面,至下 2/3 段则位于尺侧腕屈肌与指浅屈肌之间。尺动脉起始部发出**骨间总动脉** common interosseous artery,粗而短,随即分为骨间前动脉和骨间后动脉。二者分别沿前臂骨间膜的前面和后面下行。

2）**尺静脉** ulnar vein:有两条,与尺动脉伴行。

3）**尺神经** ulnar nerve:经尺神经沟向下穿尺侧腕屈肌两头之间进入前臂前区,沿尺动、静脉的内侧下行。在前臂上部,位于指深屈肌与尺侧腕屈肌之间,与尺动、静脉相距较远。在前臂下部,位于尺侧腕屈肌外侧,并靠近尺动、静脉,随后与之紧密伴行。在腕前面,尺神经由腕尺侧管进入手掌。尺神经发肌支支配尺侧腕屈肌和指深屈肌尺侧半。在桡腕关节上方约 5cm 处发出手背支,经尺侧腕屈肌腱与尺骨之间转向背侧,下行至手背。

（3）正中血管神经束:由正中神经及其伴行血管组成。

1）正中神经 median nerve：从旋前圆肌的两头之间穿过，进入指浅屈肌深面。神经穿行肌腱膜形成腱弓，对正中神经有保护作用。在前臂中 1/3 段，正中神经位于指浅、深屈肌之间；至前臂下 1/3 段，位置表浅，位于桡侧腕屈肌腱和掌长肌腱之间，表面仅覆盖皮肤和浅、深筋膜。在前臂，正中神经发肌支支配旋前圆肌、桡侧腕屈肌、掌长肌、指浅屈肌。

2）正中动脉 median artery：细小，常缺如，发自骨间前动脉，与同名静脉伴行，随正中神经下降。

（4）骨间前血管神经束：由骨间前血管和神经组成。

1）骨间前神经 anterior interosseous nerve：在前臂上部正中神经穿旋前圆肌处发自正中神经干的背面。沿前臂骨间膜前方、拇长屈肌和指深屈肌之间下行，至旋前方肌深面进入并支配该肌，还发出分支支配拇长屈肌和指深屈肌桡侧半。

2）骨间前动脉 anterior interosseous artery：自骨间总动脉分出，有两条同名静脉伴行，在拇长屈肌和指深屈肌之间，沿骨间膜前面下行，行程中与骨间前神经紧密相关。

4. 前臂屈肌后间隙 posterior space of antebrachial flexor　是位于前臂远侧 1/4 段潜在的疏松结缔组织间隙，在指深屈肌和拇长屈肌腱的深面，旋前方肌的浅面，内侧界为尺侧腕屈肌和前臂筋膜，外侧界为桡侧腕屈肌和前臂筋膜。向远侧经腕管与掌中间隙相通。前臂远段或手掌间隙感染时，炎症可经此间隙互相蔓延（图 7-18）。

二、前臂后区

（一）浅层结构

前臂后区皮肤较前区稍厚，移动度小。浅静脉可见头静脉和贵要静脉的远侧段及其属支。有 3 条皮神经：①前臂后皮神经，分布于前臂后区中间部皮肤；②前臂内侧皮神经；③前臂外侧皮神经，分布于前臂后区内、外侧皮肤。各皮神经的分布区域有边缘重合。

（二）深层结构

1. 深筋膜　前臂后区深筋膜厚而坚韧，近侧部因肱三头肌腱膜的纤维参与，尤为强韧；远侧部在腕背侧增厚，形成腕背侧韧带，又称伸肌支持带，与腕掌侧韧带相续，环绕前臂下端与腕部。前臂后骨筋膜鞘内有前臂后群肌和骨间后血管神经束等（图 7-19）。

2. 前臂肌后群　共 10 块，分两层，每层各 5 块（肘肌未计），多起自肱骨外上髁。

（1）浅层：自外侧向内侧依次为桡侧腕长伸肌、桡侧腕短伸肌、指伸肌、小指伸肌和尺侧腕伸肌。

（2）深层：旋后肌位于上外侧部，其余 4 肌从桡侧向尺侧依次为拇长展肌、拇短伸肌、拇长伸肌和示指伸肌。

拇长展肌、拇短伸肌、拇长伸肌从深层浅出，越过桡侧腕长、短伸肌腱的表面至拇指，从而将浅层肌隔为两组：外侧组包括桡侧腕长伸肌、桡侧腕短伸肌，由桡神经主干末端的分支或桡神经的两个终支（深支和浅支）起始部的分支支配；内侧组包括指伸肌、小指伸肌和尺侧腕伸肌，连同深层数肌由骨间后神经支配。两组肌之间无神经，是前臂后区手术的安全入路。

3. 骨间后血管神经束　由骨间后血管和神经组成，通常较细小。位于前臂后肌群（内侧组）的浅层和深层之间。

（1）桡神经深支和骨间后神经：二者为同一条神经。桡神经在穿过臂外侧肌间隔后，先发肌支支配肱桡肌和桡侧腕长伸肌。随后在肘窝外缘，肱骨外上髁前方分为深支和浅支两个终支。浅支已在前臂前区中介绍。桡神经深支 deep branch of radial nerve 先发肌支至桡侧腕短伸肌和旋后肌，然后穿入旋后肌，并在桡骨头下方 5~7cm 处穿出该肌，改称骨间后神经 posterior interosseous nerve，下行于前臂后群（内侧组）的浅层和深层之间，分支至前臂肌后群除浅层外侧组（两块）以外诸肌。

（2）骨间后动脉：是骨间总动脉的分支，与同名静脉伴行，穿前臂骨间膜上缘，进入前臂后区。在前臂后区，骨间后动、静脉初居旋后肌深面，继而从该肌下缘与拇长展肌起始部上缘间穿出，行于前臂后群浅、深层肌之间，分支营养各肌（图 7-20）。

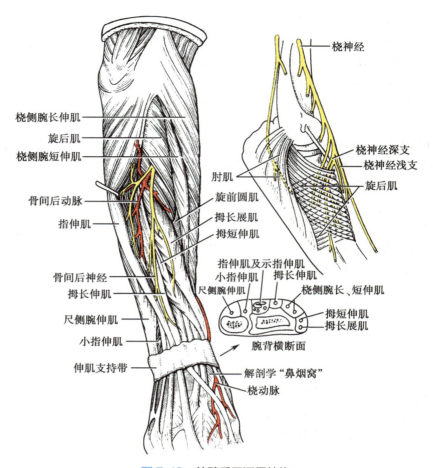

桡侧腕长伸肌
旋后肌
桡侧腕短伸肌
骨间后动脉
指伸肌
骨间后神经
拇长伸肌
尺侧腕伸肌
小指伸肌
伸肌支持带

桡神经
桡神经深支
桡神经浅支
旋后肌
肘肌
旋前圆肌
拇长展肌
拇短伸肌
指伸肌及示指伸肌
小指伸肌　拇长伸肌
尺侧腕伸肌　桡侧腕长、短伸肌
拇短伸肌
拇长展肌
腕背横断面
解剖学"鼻烟窝"
桡动脉

图 7-19　前臂后区深层结构

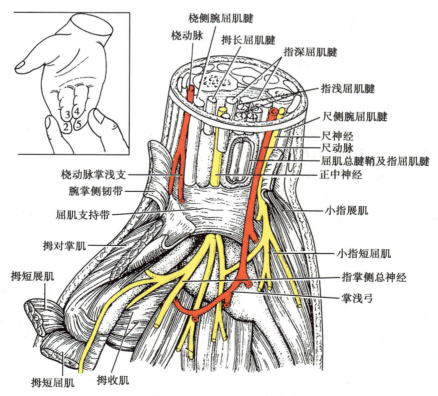

桡侧腕屈肌腱
桡动脉　拇长屈肌腱
指深屈肌腱
指浅屈肌腱
尺侧腕屈肌腱
尺神经
尺动脉
屈肌总腱鞘及指屈肌腱
正中神经
小指展肌
小指短屈肌
指掌侧总神经
掌浅弓

桡动脉掌浅支
腕掌侧韧带
屈肌支持带
拇对掌肌
拇短展肌
拇短屈肌　拇收肌

图 7-20　腕前区深层结构

第六节 ｜ 腕和手

腕 wrist 介于前臂和手之间,上界为尺、桡骨茎突近侧基部的环线,下界相当于屈肌支持带的下缘水平,即拇指掌骨底平面。手 hand 位于腕的远端,是整个上肢的末端结构。分为手掌、手背和手指 3 部分。

一、腕

腕是前臂的肌腱和血管、神经进入手的通路,分为腕前区与腕后区。

(一)腕前区

1. 浅层结构 皮肤薄而松弛,因腕的经常性屈伸而形成三条皮肤横纹。近侧纹约平尺骨头,腕中纹不恒定,远侧纹平对屈肌支持带上缘。浅筋膜疏松,内有前臂内、外侧皮神经的分支,有数条浅静脉和浅淋巴管上行进入前臂。

2. 深层结构

（1）**腕掌侧韧带** palmar carpal ligament:前臂深筋膜的延续,在腕前区增厚,横行纤维增多,形成腕掌侧韧带,与腕背侧韧带,即伸肌支持带相续,环绕腕部,对前臂肌腱有固定、保护和支持作用。

（2）**屈肌支持带** flexor retinaculum:位于腕掌侧韧带的下缘深面,又名**腕横韧带** transverse carpal ligament,是厚而坚韧的纤维性结缔组织束,内侧端附着于豌豆骨和钩骨钩,桡侧端附于手舟骨和大多角骨结节,将腕骨沟封闭成腕管。

（3）**腕尺侧管** ulnar carpal canal:腕掌侧韧带内侧端与屈肌支持带之间的间隙,内有尺神经和尺动、静脉通过。尺神经在腕部位置表浅,易受损伤。

（4）**腕管** carpal canal:由屈肌支持带与腕骨沟共同围成。管内有**屈肌总腱鞘** common flexor sheath 包裹的指浅、深屈肌腱,拇长屈肌腱及其腱鞘和正中神经。屈肌总腱鞘形成尺侧囊,拇长屈肌腱鞘形成桡侧囊,两腱鞘的长度均超出屈肌支持带上、下缘各 2~5cm。屈肌总腱鞘常与小指滑膜鞘相通。由于拇长屈肌腱鞘一直延续到拇指的末节,故拇长屈肌腱鞘与拇指的指滑膜鞘相连。正中神经在腕管内呈扁平状,紧贴屈肌支持带外侧端的深面,腕骨骨折时可压迫正中神经,导致腕管综合征(图 7-20)。

（5）**腕桡侧管** radial carpal canal:屈肌支持带桡侧端分两层附着于舟骨结节和大多角骨结节,其间的间隙称为腕桡侧管,内有桡侧腕屈肌腱及其腱鞘通过(图 7-20)。

（6）**桡动、静脉**:在屈肌支持带的上方,位于肱桡肌与桡侧腕屈肌腱之间。桡动脉在平桡骨茎突水平发出掌浅支,经屈肌支持带浅面进入手掌,与尺动脉吻合形成掌浅弓。桡动脉本干绕过桡骨茎突的下方,经拇长展肌腱和拇短伸肌腱深面到达"鼻烟窝",再经第 1、2 掌骨间隙之间进入手掌,与尺动脉的掌深支吻合形成掌深弓。

（7）**掌长肌腱**:细而表浅,在腕上部贴正中神经表面下行,至屈肌支持带上缘处,正中神经进入腕管,而掌长肌腱经屈肌支持带浅面进入手掌,并展开形成掌腱膜。

(二)腕后区

1. 浅层结构 皮肤比腕前区厚,比浅筋膜薄,内有浅静脉及皮神经。

头静脉和贵要静脉分别起始于腕后区桡侧和尺侧的浅筋膜内。桡神经浅支伴头静脉,从腕背侧韧带(伸肌支持带)的浅面下行,在"鼻烟窝"附近分为 4~5 支指背神经分布至桡侧两个半指背及其所对应的手背皮肤。**尺神经手背支** dorsal branch of ulnar nerve 在腕关节上方由尺神经分出,经尺侧腕屈肌腱和尺骨之间转入腕后区,分支至手背皮肤,并发出数条指背神经,分布至尺侧一个半或两个半指背及其所对应的手背皮肤。在腕后区正中部有前臂后皮神经的终末支分布。

2. 深层结构

（1）**伸肌支持带** extensor retinaculum:由腕后区深筋膜增厚而成,又名**腕背侧韧带** dorsal carpal ligament。其内侧附于尺骨茎突和三角骨,外侧附于桡骨远端外侧缘。伸肌支持带向深面发出 5 个纤维隔,附于尺、桡骨的背面,形成 6 个骨纤维性管道,9 块前臂后群肌的肌腱及腱鞘在管内通过。

（2）腕伸肌腱及腱鞘:从外侧向内侧,通过各骨纤维管的肌腱及腱鞘为:①拇长展肌和拇短伸肌腱及腱鞘;②桡侧腕长肌和腕短伸肌腱及腱鞘;③拇长伸肌腱及腱鞘;④指伸肌腱和示指伸肌腱及腱鞘;⑤小指伸肌腱及腱鞘;⑥尺侧腕伸肌腱及腱鞘(图 7-21)。

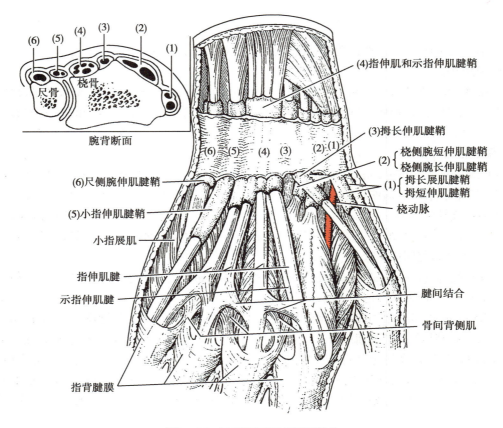

图 7-21　腕后区及手背深层结构

二、手掌

手掌 palm of hand 是腕和手指的过渡区,略呈四边形,中央微凹。手掌对应手背,因第 2~4 指根部由指蹼相连,面积略大于手背。

（一）浅层结构

皮肤厚而坚韧,弹性低,无毛与毛囊,无皮脂腺,但有丰富的汗腺。手掌皮肤可见 3 条明显的掌横纹。浅筋膜在鱼际处较疏松,在掌心部非常致密,有许多纤维将皮肤与深面的掌腱膜紧密连接,并将浅筋膜分隔成无数小格。浅血管、淋巴管及皮神经行于其内。

1. **尺神经掌支**　是尺神经的细小皮支,经腕掌侧韧带浅面降至手掌,分布于小鱼际皮肤。

2. **正中神经掌支**　发自正中神经的细小皮支,在腕掌侧韧带上缘穿出深筋膜,经掌腱膜表面进入手掌,分布于手掌中部和鱼际的皮肤(图 7-22)。

3. **掌短肌**　属于退化的皮肌,多为薄弱的肌束,但个别可较发达,形成小型片状肌。位于小鱼际近侧部的浅筋膜内,收缩时对浅筋膜有固定作用,并可保护其深面的尺神经和尺血管。

（二）深层结构

1. **深筋膜**　分为浅、深两层。

（1）浅层:为覆盖于鱼际肌、小鱼际肌和指屈肌腱浅面的致密结缔组织膜。依其被覆部位,可分为掌腱膜、鱼际筋膜和小鱼际筋膜 3 部分。

1）**掌腱膜** palmar aponeurosis：由掌长肌腱散开的腱纤维与手掌中部的深筋膜浅层融合而成，使该部深筋膜增厚成为坚韧而具光泽的腱膜性纤维组织膜。整个掌腱膜呈尖向近侧的三角形。其远侧分成 4 束纵行纤维，行向第 2~5 指末节指骨底。掌长肌收缩时，掌腱膜使掌心皮肤紧张，利于牢固地抓握。

在掌骨头处，掌腱膜深层的横行纤维与其向远端发出的 4 束纵行纤维之间，围成 3 个纤维间隙，称指蹼间隙。内含大量脂肪、指血管、指神经和蚓状肌腱，是手掌、手背及手指掌、背侧之间的通道（图 7-22）。

2）**鱼际筋膜** thenar fascia：被覆于鱼际肌表面，较薄弱。

3）**小鱼际筋膜** hypothenar fascia：被覆于小鱼际肌表面，较薄弱。

（2）深层：手掌深筋膜的深层包括骨间掌侧筋膜和拇收肌筋膜，较浅层薄弱。

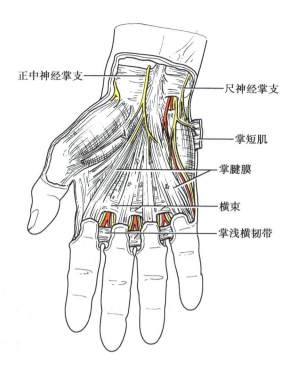

图 7-22　掌腱膜及指蹼间隙

1）**骨间掌侧筋膜** palmar interosseous fascia：覆盖于骨间掌侧肌和掌骨的表面，位于指深屈肌腱的深面。

2）**拇收肌筋膜** fascia of abductor pollicis：骨间掌侧筋膜在第 3 掌骨前面向桡侧分出一部分，覆盖在拇收肌表面，称拇收肌筋膜。

2. **骨筋膜鞘**　掌腱膜的外侧缘发出一纤维隔，经鱼际肌和示指屈肌腱之间向深层伸入，附于第 1 掌骨，称为**掌外侧肌间隔** lateral intermuscular septum of palm。同样，从掌腱膜内侧缘发出**掌内侧肌间隔** medial intermuscular septum of palm，经小鱼际肌和小指屈肌腱之间伸入，附于第 5 掌骨。这样，在手掌形成了 3 个骨筋膜鞘，即外侧骨筋膜鞘、中间骨筋膜鞘和内侧骨筋膜鞘。

（1）外侧骨筋膜鞘：又名鱼际鞘，由鱼际筋膜、掌外侧肌间隔和第 1 掌骨围成。内含拇短展肌、拇短屈肌、拇对掌肌、拇长屈肌腱及其腱鞘，以及至拇指的血管、神经等。

（2）中间骨筋膜鞘：又称掌中间鞘，由掌腱膜、掌内侧肌间隔、掌外侧肌间隔、骨间掌侧筋膜及拇收肌筋膜共同围成。其内有指浅、深屈肌腱及其屈肌总腱鞘、蚓状肌、掌浅弓、指血管和神经等。

（3）内侧骨筋膜鞘：又名小鱼际鞘，由小鱼际筋膜、掌内侧肌间隔和第 5 掌骨围成。其内有小指展肌、小指短屈肌、小指对掌肌和至小指的血管、神经等。

此外，在掌中间鞘的后方外侧半还有**拇收肌鞘** compartment of abductor pollicis，由拇收肌筋膜、骨间掌侧筋膜、第 1 掌骨和第 3 掌骨共同围成，该鞘包绕拇收肌。拇收肌与骨间掌侧筋膜之间的间隙，称**拇收肌后隙** posterior space of abductor pollicis（图 7-23）。

3. **筋膜间隙**　位于掌中间鞘深部，内有疏松结缔组织，包括外侧的鱼际间隙和内侧的掌中间隙（图 7-23，图 7-24）。两间隙被掌中隔分开。**掌中隔** midpalmar septum 是连结于掌腱膜外侧缘与骨间掌侧筋膜之间的纤维组织隔，包绕示指屈肌腱和第 1 蚓状肌后，附着于第 3 掌骨，将手掌筋膜间隙分隔为掌中间隙和鱼际间隙。

（1）**掌中间隙** midpalmar space：位于掌中间鞘尺侧半的深面。前界自桡侧起，依次为第 3~5 指屈肌腱、第 2~4 蚓状肌；后界为掌中隔后部，第 3、4 掌骨，骨间肌及其前面的骨间掌侧筋膜；内侧界为内侧肌间隔；外侧界为掌中隔。掌中间隙向远侧沿第 2~4 蚓状肌管与第 2~4 指蹼间隙相通，进而可通

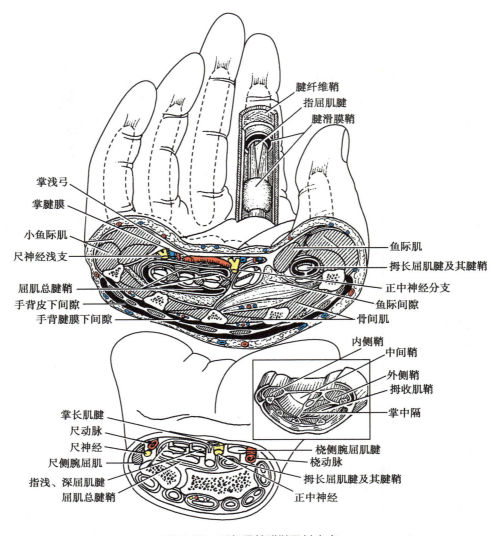

图 7-23 手部骨筋膜鞘及其内容

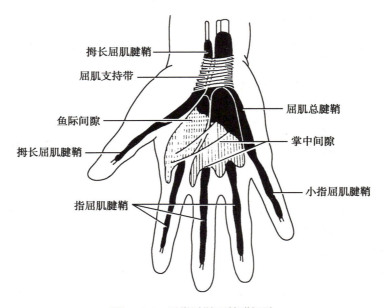

图 7-24 手掌腱鞘及筋膜间隙

向手背。掌中间隙的近侧达屈肌总腱鞘的深面,可经腕管与前臂屈肌后间隙相交通。此间隙感染时,可经上述渠道蔓延。

（2）鱼际间隙 thenar space：位于掌中间鞘桡侧半深面。前界为掌中隔前部、示指屈肌腱、第1蚓状肌;后界为拇收肌筋膜;外侧界为外侧肌间隔;内侧界为掌中隔。该间隙向远端经第1蚓状肌管通向示指背侧,其近端为盲端。

4.手肌　有3群,外侧群包括拇短展肌、拇短屈肌、拇对掌肌和拇收肌。中间群包括蚓状肌、骨间掌侧肌和骨间背侧肌。内侧群包括小指展肌、小指短屈肌和小指对掌肌。

5.血管　手的血液供应来自桡动脉和尺动脉及其分支,各动脉彼此吻合成掌浅弓和掌深弓。

（1）掌浅弓 superficial palmar arch：由尺动脉终支和桡动脉的掌浅支吻合而成。该弓紧贴掌腱膜深面,居指屈肌腱及屈肌总腱鞘、蚓状肌的浅面。掌浅弓凸向远端,发出指掌侧总动脉至手指。

1）指掌侧总动脉 common palmar digital artery：共3条,由掌浅弓凸侧缘发出,分别沿第2~4蚓状肌浅面行向指蹼间隙,各分为两个指掌侧固有动脉 proper palmar digital artery,分布于相邻两指的相对缘。指掌侧总动脉在掌指关节附近接受来自掌深弓的掌心动脉和来自掌背动脉的穿支(图7-25)。

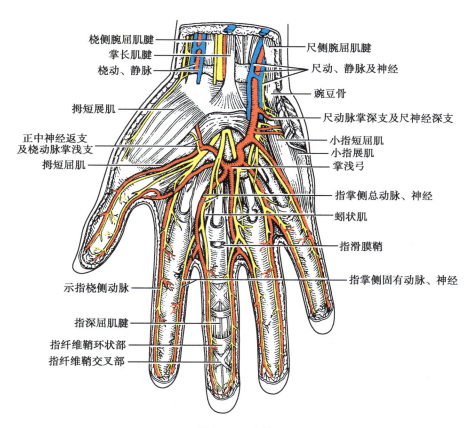

图 7-25　掌浅弓、正中神经及其分支

2）小指尺掌侧动脉 ulnar palmar artery of digitus minimus：发自掌浅弓凸侧的尺侧缘,沿小鱼际肌表面下降,分布于小指尺侧缘(图7-25)。

（2）掌深弓 deep palmar arch：约95%以上由桡动脉终支和尺动脉的掌深支吻合而成。掌深弓位于骨间掌侧肌与骨间掌侧筋膜之间,居掌浅弓平面以上1~2cm,弓的凸侧发出3条掌心动脉 palmar metacarpal artery,沿骨间掌侧肌前面下行,在掌指关节处与各自对应的指掌侧总动脉吻合(图7-26)。掌深弓及其分支与同名静脉伴行。桡动脉从手背间隙穿第1掌骨间隙进入手掌后,先发出拇主要动脉 princeps pollicis artery,拇主要动脉分成3支,分布于拇指两侧缘和示指桡侧缘(图7-27)。

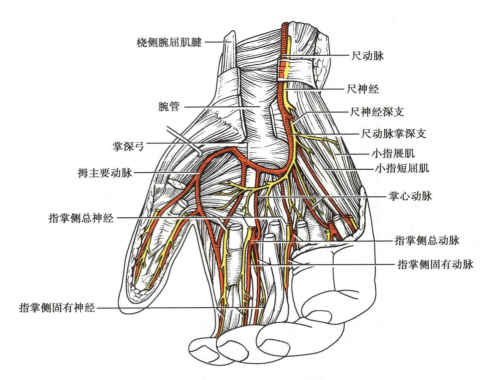

图 7-26　掌深弓、尺神经及其分支

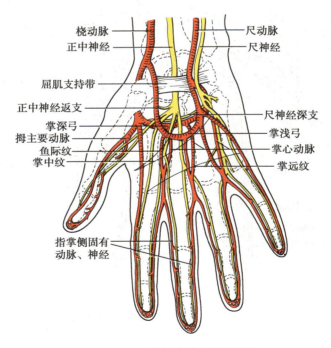

图 7-27　手部的血管、神经投影

　　由于抓握,手掌内的血管容易受压。指掌侧总动脉与掌浅弓、掌深弓的广泛吻合,保证了手掌和手指的血液供应。

　　6. 神经　手掌有尺神经、正中神经及其分支分布。

　　(1) 尺神经:经屈肌支持带的浅面、腕掌侧韧带的深面、尺动脉的内侧进入手掌,至豌豆骨的下方分为浅、深两支。

　　1) 尺神经浅支 superficial branch of ulnar nerve:较深支粗,主要含尺神经的感觉纤维。行于尺动脉内侧,发小支支配掌短肌后,分成一条**指掌侧固有神经** proper palmar digital nerve 分布于小指掌面尺侧缘;一条**指掌侧总神经** common palmar digital nerve,在指蹼间隙处又分为两条指掌侧固有神经,分布于小指与环指相对缘的皮肤(图 7-25)。

2)**尺神经深支** deep branch of ulnar nerve:较浅支细小,含运动纤维。与尺动脉掌深支伴行,穿小鱼际各肌后,再与掌深弓伴行,发出分支支配小鱼际诸肌、7 块骨间肌、第 3 蚓状肌、第 4 蚓状肌和拇收肌。深支位于豌豆骨与钩骨之间的一段,位置表浅易受损伤。损伤后,拇收肌、骨间肌和小指展肌瘫痪,使各手指不能内收和外展,手指不能并拢、掌指关节过伸,呈"爪形手"。

(2)**正中神经**:经腕管进入手掌分为 2 支,与掌浅弓处于同一平面,居掌腱膜与屈肌腱之间。

1)**外侧支**:较内侧支细小。在屈肌支持带下缘,外侧支的起始部发出 1 支,称正中神经返支,进入鱼际肌,继而分成 3 支指掌侧固有神经,分别分布于拇指两侧和示指桡侧掌面皮肤。正中神经返支勾绕拇短屈肌后进入拇短展肌深面,分支支配拇短屈肌、拇短展肌和拇对掌肌。返支位置表浅,易受损伤而导致拇指功能障碍。

一般认为鱼际肌除拇收肌外全部由正中神经返支支配。但尺神经有时也有分支支配鱼际肌,这种情况下,正中神经损伤时鱼际肌不会完全瘫痪,临床诊断时需注意分析。

2)**内侧支**:较外侧支粗大,分为 2 条指掌侧总神经。指掌侧总神经与同名血管伴行,至指蹼间隙处分为 2 支指掌侧固有神经,分布于第 2~4 指相对缘皮肤。

3)**至蚓状肌的神经**:共 2 条,由第 2 掌骨两侧的 2 条指掌侧总神经发出,支配第 1、2 蚓状肌(图 7-25)。

三、手背

手背 dorsum of hand 为掌骨与腕骨背面的部位,对应手掌,但面积略小于手掌。全部掌骨皆可触及,指伸肌腱形成明显的皮肤隆起。拇指内收时,第 1 骨间背侧肌形成纵行的隆起。桡动脉从该隆起的近端进入手掌,故在此可触及桡动脉的搏动。

(一)浅层结构

手背的皮肤薄而柔软,富有弹性,有毛发和皮脂腺。手背皮肤可见细腻横行张力线,增加了皮肤的弹性,握拳时皮肤虽紧张,但不绷紧;伸指时松弛。皮肤手术切口按张力线方向切开,利于愈合。手背的浅筋膜薄而疏松,有利于皮肤的移动,浅筋膜内含手背静脉网、浅淋巴管和皮神经。

1. **手背静脉网** dorsal venous rete of hand　由浅静脉互相吻合形成。网的形态因人而异。静脉网桡侧半与拇指的静脉汇集形成头静脉;尺侧半与小指的静脉汇合形成贵要静脉。手的静脉回流一般由掌侧流向背侧,从深层流向浅层。手背静脉网是临床静脉滴注的常用静脉。

2. **浅淋巴管**　手背的淋巴回流方向与静脉相似。淋巴管也参与形成丰富的淋巴管网。手掌远端的浅淋巴管网在指蹼间隙流向手背淋巴管网,因此,当手部有感染时,手背较手掌肿胀明显。

3. **桡神经浅支**　由前臂下部桡侧转至腕部,再进入手背分布于手背桡侧半皮肤,继而分为 5 条**指背神经** dorsal digital nerve,分布于拇指、示指和中指近节桡侧缘的皮肤。

4. **尺神经手背支**　由前臂下部尺侧转至腕部,再进入手背,分布于手背尺侧半皮肤,再分出指背神经分布于小指、环指和/或中指尺侧缘的皮肤(图 7-28)。

(二)深层结构

手背的深层结构主要为**手背筋膜** dorsal fascia of hand、筋膜间隙及肌腱等。

1. **手背筋膜**　为手背的深筋膜,分浅、深两层。浅层是腕后区伸肌支持带的延续,深层为骨间背侧筋膜。

(1)**手背腱膜** dorsal aponeurosis of hand:由指伸肌腱与手背深筋膜的浅层结合而成。腱膜的两侧分别附于第 2 和第 5 掌骨。

(2)**骨间背侧筋膜** dorsal interosseous fascia:为覆盖在第 2~5 掌骨和第 2~4 骨间背侧肌表面的手

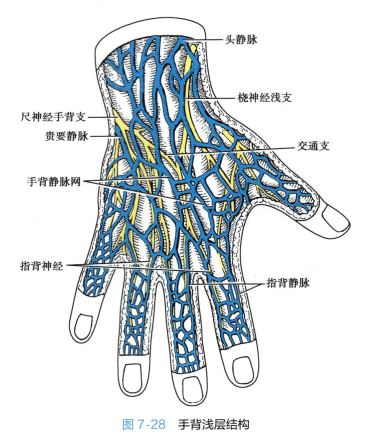

图 7-28　手背浅层结构

背筋膜深层。在各掌骨近端,骨间背侧筋膜以纤维隔与手背腱膜连接,远端在指蹼处与手背筋膜的两层结合。

2. **筋膜间隙**　由于手背筋膜的浅、深两层在掌骨的近、远端彼此结合,因此在浅筋膜、手背腱膜和骨间背侧筋膜之间形成 2 个筋膜间隙。

(1) **手背皮下间隙** dorsal subcutaneous space:为浅筋膜与手背腱膜之间的间隙,使手背皮肤的活动度加大。

(2) **腱膜下间隙** subaponeurotic space:为手背腱膜与骨间背侧筋膜之间的间隙,便于抓握时伸肌腱的滑动。

2 个间隙相互交通,所以手背的局部感染常使整个手背明显肿胀(见图 7-23)。

3. **指伸肌腱** tendon of extensor digitorum　有 4 条,分别走向第 2~5 指,在近节指骨底延展成指背腱膜。指伸肌腱扁而薄,在接近掌骨头处,各腱之间由斜行的腱纤维束连结,称为**腱间结合** intertendinous connection。伸指时各腱彼此牵扯,协同动作。

四、手指

手指以掌指关节与手掌相连,运动灵活。手指分掌侧和背侧,因指蹼的存在,使手指看上去背侧长于掌侧。拇指腕掌关节为鞍状关节,能完成拇指的对掌运动,且活动范围较大,在手的握持捏拿等功能活动中,拇指的作用几乎是其余 4 指的总和。第 2~5 指的掌指关节可作屈伸和收展运动。

(一) 浅层结构

1. **皮肤**　指掌侧的皮肤厚于背侧,富有汗腺。

2. **浅筋膜**　手指掌面的浅筋膜较厚,有大量纤维束将皮肤与指屈肌腱纤维鞘相连,纤维束之间的脂肪组织常聚积成球状。手指感染时,常导致腱鞘炎。

3. **指髓间隙** pulp space　又称**指髓** pulp of finger,是指位于各指远节指骨远侧 4/5 段掌侧骨膜与指腹皮肤之间的结缔组织。其两侧、掌面和末端为致密的皮肤，近侧有纤维隔连结指远纹的皮肤与指深屈肌腱的末端，将指髓完全封闭。诸多纤维隔连于远节指骨骨膜和指腹的皮肤之间，将指髓内的脂肪和疏松结缔组织分成若干小叶。由于指髓周边封闭，且内有丰富的血管、淋巴管和神经末梢，指端感染时肿胀明显，局部压力升高，刺激神经末梢引起剧烈疼痛；也可压迫滋养动脉，导致远节指骨远侧部坏死。此时，应及时行指端侧方切开引流术，并需切断纤维隔，方能引流通畅（图7-29）。

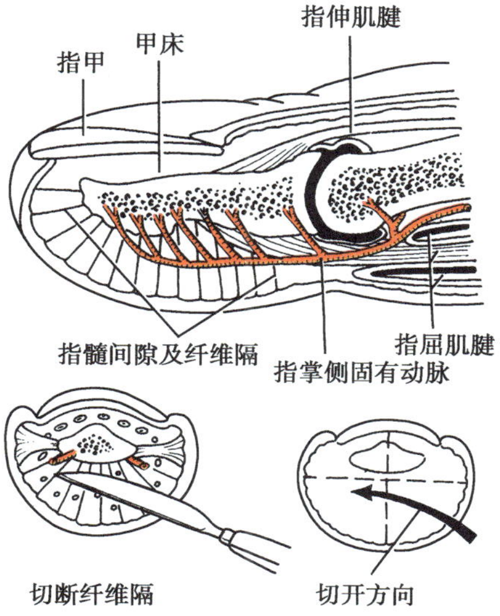

4. **手指的血管和神经**　各手指均有2条指掌侧固有动脉和2条指背动脉，分别与同名神经伴行于指掌侧面与背侧面交界线的前后方。手指的浅静脉主要位于指背皮下。浅淋巴管与指腱鞘、指骨骨膜的淋巴管交通，感染时可相互蔓延。

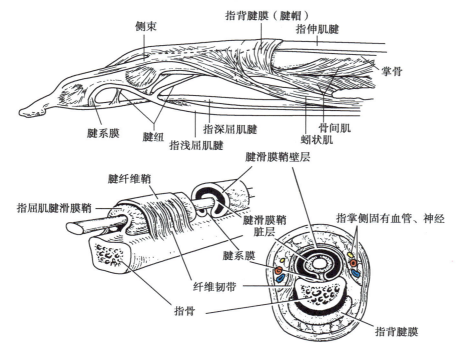

图7-29　指端结构和切开引流术

（二）深层结构

1. **指浅、深屈肌腱**　第2~4指各有浅、深两条肌腱，行于指腱鞘内；拇指则只有一条屈肌腱。在近节指骨处，指浅屈肌腱位于指深屈肌腱的掌侧，逐渐从两侧包绕指深屈肌腱，继而向远侧分成两股，附于中节指骨的两侧缘，其间形成腱裂孔，容指深屈肌腱通过。指深屈肌腱穿出腱裂孔后，止于远节指骨底的前面。指浅屈肌主要屈近侧指间关节，而指深屈肌主要屈远、近侧指间关节（图7-30）。两腱既可独立活动，又互相协同形成合力增强肌力。

2. **指腱鞘** tendinous sheath of finger　为包绕指浅、深屈肌腱的鞘管，由腱纤维鞘和腱滑膜鞘两部分构成（图7-30）。

（1）**腱纤维鞘** tendinous fibrous sheath：手指深筋膜增厚，附着于指骨及其关节囊的两侧，形成一骨纤维性管道，对肌腱起约束、支持和滑车作用。

（2）**腱滑膜鞘** synovial sheath of tendon：为滑膜形成的囊管，位于腱纤维鞘内，分为脏、壁两层。脏

图7-30　手指屈肌腱及腱鞘

层包绕肌腱表面,壁层贴附于腱纤维鞘的内面和骨面。脏、壁两部分滑膜,在骨面与肌腱之间相互移行,形成双层滑膜的过渡部,称为**腱系膜** mesotendon,内有出入肌腱的血管和神经。由于肌腱经常活动,腱系膜大部分消失,仅保留了血管出入处不分,称**腱纽** vincula tendinum。腱滑膜鞘的近、远两端封闭。拇指与小指的滑膜鞘分别与手掌的桡侧囊和尺侧囊相通,第 2~4 指的滑膜鞘从掌指关节处延伸至远节指骨底(图 7-30,图 7-31)。

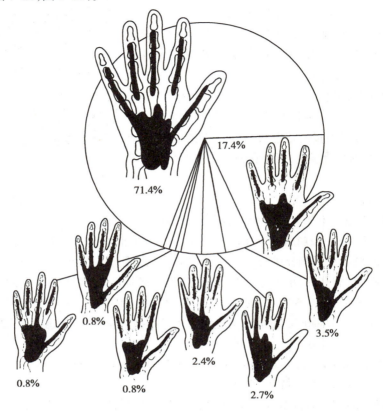

图 7-31　手部的腱滑膜鞘类型

3. **指伸肌腱**　手背的指伸肌腱在掌骨头处向两侧扩展,包绕掌骨头和近节指骨背面,形成**指背腱膜** dorsal aponeurosis,又称腱帽。指背腱膜向远侧分成 3 束,中间束止于中节指骨底,两条侧束在中节指骨背面合并后,止于远节指骨底。指伸肌腱断裂,各指关节呈屈曲状态;中间束断裂,近侧指关节不能伸直;侧束断裂,远侧指关节不能伸直。

第七节 │ 上肢的解剖操作

一、解剖胸前区和腋窝

(一) 切口与翻皮

人体标本仰卧位。先触摸骨性标志:胸骨柄、胸骨角、剑突、颈静脉切迹、锁骨、肩峰。用镊子尖或彩色笔在切口上画线,再用解剖刀沿线做如下皮肤切口(见绪图-7)。

1. **胸前正中切口**　自胸骨柄上缘的颈静脉切迹沿前正中线向下切至剑突。此切口可深达胸骨,用以观察体会皮肤的厚度。

2. **胸上界切口**　自胸正中切口上端,向外沿锁骨切至肩峰。注意切口勿深。

3. **胸下界切口**　自胸正中切口下端,向外下沿肋弓切至腋后线。

4. **胸部斜切口**　自胸正中切口下端,向外上方切至乳晕,环绕乳晕,向外上方经腋前襞切至上臂前面正中,再沿臂前面正中向下,切至臂中部,然后向内侧折转横切至臂内侧缘。

从前正中切口的上端和下端,用有齿镊或止血钳提起皮片的角部,将上方和下外两块皮瓣分别向外侧翻开。

(二)层次解剖

1. 解剖浅层结构

(1)解剖女性乳房:①自乳晕向上做垂直切口、向外侧做水平切口至乳房边缘,切口深度以切透脂肪层为度。用剪刀尖部刮除乳腺表面的脂肪组织,清理出乳腺叶的轮廓。用手提起并拉紧乳头,以乳头为中心,用镊子尖沿放射方向轻划,仔细理出输乳管,并追踪至乳腺叶。观察输乳管,观察乳腺的形态、色泽、触摸乳腺的质感。②沿乳腺下缘,做弧形切口,深至胸大肌筋膜。将手指插入,向上伸至乳腺深面与胸大肌筋膜之间,手指所在的空间即乳房后间隙。观察体会乳房与胸大肌的位置关系。③邀请解剖男性标本的同学观察、扪触乳腺。最后,沿乳腺的周边切开脂肪,取下乳腺。

(2)解剖肋间神经前皮支:①在胸骨角的下外侧确认第2肋间隙,用剪刀在胸骨侧缘外侧2~3cm处分离浅筋膜,找出肋间神经的前皮支和胸廓内动脉的穿支;②依此向下在第3~7肋间隙内找出同样的神经和血管。因时间关系,寻找3~4支即可。在脂肪少的标本,透过筋膜,隐约可见神经或胸廓内动脉穿支的伴行静脉(色暗蓝),是很好的寻找依据。

(3)解剖肋间神经外侧皮支:沿腋中线附近,纵行切开浅筋膜,向前剥离翻开浅筋膜。一边剥翻,一边注意找出第2~7肋间神经外侧皮支。该神经各自发出前、后两个分支。要特别注意,第2肋间神经外侧皮支的外侧支,称为肋间臂神经,走向外侧经腋窝皮下,到达臂内侧上部的皮肤。

2. 解剖深层结构

(1)观察胸前筋膜及腋筋膜:保留剖出的皮神经及浅动脉,用解剖刀除去浅筋膜,暴露深筋膜。

胸前外侧壁的深筋膜分浅、深两层。浅层包被胸大肌的前、后面,深层的筋膜包被胸小肌,在该肌下缘向下至腋窝底,形成腋悬韧带,续于腋筋膜;胸小肌上缘的深筋膜向上延伸,形成锁胸筋膜,继而包绕锁骨下肌,附着于锁骨下缘。

(2)找出头静脉:用剪刀沿三角肌胸大肌间沟分离深筋膜,找到头静脉,解剖该静脉至锁骨。注意观察,常见2~3个锁骨下淋巴结沿头静脉末端排列。

(3)解剖胸大肌:①用解剖刀清除胸大肌表面的深筋膜,暴露胸大肌的边界。观察其形态、分部、起止点和肌纤维方向。②在胸大肌锁骨部和胸肋部之间,用剪刀钝性分离肌纤维,将手指插入胸大肌锁骨部的深面,将肌与胸壁分离。分离时可摸到神经血管束,即胸肩峰动、静脉和胸外侧神经。沿锁骨下缘1cm处切断胸大肌锁骨部的肌纤维,用剪刀分离并翻向外下。翻开时,可见胸肩峰动脉及其伴行静脉和胸外侧神经,这些结构从锁胸筋膜穿行,进入胸大肌。③将手指分别从上、下方插入胸大肌胸肋部的深面,使之与胸壁分离,手指摸到的结构为胸内侧神经。④沿胸肋部起点外侧约2cm处,切断胸大肌的起始部,向外侧翻开。此时,可见到胸内侧神经穿出胸小肌,进入胸大肌。⑤用剪刀分离并观察进入胸大肌的血管和神经,在神经血管入肌处,切除一小块肌组织保留于神经血管的末端,使之与胸大肌分离,将胸大肌充分翻向外侧直至其止点。

(4)观察锁胸筋膜:锁胸筋膜的上部附着于锁骨、喙突,包绕锁骨下肌;下方附着于胸小肌上缘;深面与腋鞘及腋静脉紧密结合。

(5)解剖穿锁胸筋膜的血管、神经:①在胸小肌上缘,用解剖刀分离锁胸筋膜,找出穿行的胸肩峰动脉及其伴行静脉和胸外侧神经;②用剪刀向外上分离、追溯,分别追至腋静脉(V)、腋动脉(A)和臂丛的神经(N)。观察VAN结构的排列位置及其与锁骨的关系。

1)解剖胸肩峰动脉:用剪刀分离、修洁胸肩峰动脉主干及其分支,去除动脉分支的伴行静脉。可见胸肩峰动脉是一短的动脉干,从腋动脉发出后,分为3~4支,分布至胸大肌、三角肌、肩峰和锁骨。

2)解剖胸外侧神经:解剖并追踪胸外侧神经。可见其发自臂丛的外侧束(故称胸外侧神经),经腋动脉前方,至锁胸筋膜深面,向前穿出锁胸筋膜进入胸大肌。

3）解剖头静脉和锁骨下淋巴结：在锁骨下方，头静脉末端附近，用剪刀分离寻找锁骨下淋巴结，可见有数个。修洁头静脉末端，直至腋静脉。

（6）解剖胸小肌表面及下缘的结构：用解剖刀剥除胸小肌表面的筋膜，观察胸小肌的形态、起止。在胸小肌表面，可见胸内侧神经从深面穿出，进入胸大肌（此时胸内侧神经已切断，胸大肌已翻开）。将手指插入胸小肌深面将其与胸壁分离，在肌起点的稍外上方切断该肌，翻至喙突，将腋窝前壁完全打开。翻起胸小肌时，将穿越该肌的胸内侧神经及伴行血管充分游离，尽量保留。

1）解剖胸外侧动脉：用剪刀在前锯肌表面分离结缔组织，找到胸外侧动脉及伴行静脉，去除伴行静脉，向上解剖胸外侧动脉至腋动脉。

2）观察胸肌淋巴结：分离解剖胸外侧动脉时，可见沿静脉排列的淋巴结。这些淋巴结属腋淋巴结的胸肌淋巴结群。观察其数目、大小、颜色，用手指捻捏，感受其质地硬软。观察后可清除。

（7）解剖腋窝的血管、神经

1）用剪刀和镊子配合，钝性分离、去除腋窝的疏松结缔组织以及残留的腋鞘与外侧淋巴结。

2）解剖腋窝底：将臂外展，清除腋筋膜及其深面的疏松结缔组织，注意避免伤及肋间臂神经。观察中央淋巴结，然后清除。

3）用镊子配合解剖刀，从喙突向下解剖肱二头肌短头和喙肱肌。

4）在喙肱肌内侧，用剪刀分离找出肌皮神经、正中神经外侧根和正中神经，沿肌皮神经向上辨认观察臂丛的外侧束。

5）循正中神经向内上，分离解剖出正中神经的内侧根，解剖位于两根之间的腋动脉，向上追至锁骨下动脉。在腋动脉的内侧查看臂丛内侧束。

6）分离找出由内侧束发出的尺神经。整体观察由肌皮神经、正中神经及其两根与尺神经共同构成的 M 形结构。

7）切除腋静脉的较小属支，保留腋静脉主干和较大属支。

8）在臂丛内侧束上分离解剖前臂内侧皮神经、臂内侧皮神经，前者较后者为粗。

9）将胸小肌复位，观察以胸小肌为界区分的腋动脉第 1、2、3 段。用剪刀分离、解剖、确认腋动脉的 6 个分支。简单的记忆方法是：第 1 段，1 个分支（胸上动脉）；第 2 段，2 个分支（胸肩峰动脉、胸外侧动脉）；第 3 段，3 个分支（肩胛下动脉、旋肱前动脉、旋肱后动脉）。

10）在腋动脉后方，找出桡神经，沿桡神经向上追溯并观察臂丛的后束，向下追溯至臂上部。

（8）解剖三边孔和四边孔

1）解剖穿三边孔的血管：①用剪刀在肩胛下肌和大圆肌表面分离出肩胛下动脉，依此向下分离解剖其分支胸背动脉和旋肩胛动脉，去除其伴行静脉；②向下追踪旋肩胛动脉至三边孔。

2）解剖穿四边孔的结构：①用剪刀在腋动脉后方分离找出腋神经；②找出发自腋动脉的旋肱后动脉。追踪二者至四边孔。

3）辨认构成三边孔和四边孔的肌：两孔的共同上界为小圆肌和肩胛下肌；共同下界为大圆肌，肱三头肌长头形成三边孔的外侧界，以及四边孔的内侧界。

（9）解剖胸背神经：用剪刀在胸背动脉附近分离找出其伴行的胸背神经，向下追踪至背阔肌。

（10）解剖肩胛下神经上支和下支：在腋窝后壁上部，用剪刀分离找出肩胛下神经上支，该支再分两支，分别支配肩胛下肌和小圆肌；分离找出肩胛下神经下支，向下追踪至大圆肌。

（11）解剖腋窝内侧壁的结构：①胸外侧动脉、静脉，见上述"解剖胸外侧动脉"；②在腋中线附近，用剪刀分离找出胸长神经，向上追溯至臂丛后方，向下追踪至前锯肌；③用镊子配合解剖刀清理前锯肌表面的深筋膜，显示前锯肌，观察其在肋骨上的起点（肌齿）。

二、解剖臂前区、肘前区和前臂前区

依次解剖臂前区、肘前区和前臂前区。

（一）切口与翻皮

人体标本仰卧位，上肢平置外展，手掌向上。先触摸骨性标志：喙突，肱骨大结节，肱骨内、外上髁，桡骨头。切口如下（见绪图-7）。臂与前臂前面的皮肤较薄，切口不可过深。

1. 纵切口 自臂中线（已有一段纵切口），通贯臂前区、肘前区、前臂前区直至腕前区。

2. 横切口 ①在肘前区，从肱骨内上髁切至外上髁；②在腕前区，自前臂的内侧缘切至外侧缘。从中线向两侧剥离皮肤，将皮片翻向上肢的两侧。

（二）层次解剖

1. 解剖浅层结构

（1）解剖头静脉及前臂外侧皮神经：①沿三角肌胸大肌间沟，用剪刀分离头静脉，并向下追踪至腕部；②在肘部肱二头肌腱外侧，用剪刀分离找出前臂外侧皮神经，向下追踪至腕前区，观察该神经与头静脉的伴行关系；③保留剖出的浅层结构，用解剖刀除去臂前区外侧部的浅筋膜。

（2）解剖贵要静脉及前臂内侧皮神经：①在肱二头肌内侧沟下部，用剪刀分离找出贵要静脉，向上追踪至臂中段穿深筋膜处，向下追踪至腕前区；②在臂上部内侧，用镊子提起已解剖出的前臂内侧皮神经，用剪刀向下分离追踪。可见该神经在臂内侧中下部穿出深筋膜，继续向下解剖至腕前区。观察其与贵要静脉伴行状态。

（3）解剖臂内侧皮神经：找到已解剖出的臂内侧皮神经，向下追踪、解剖，可见其在臂内侧上部穿出筋膜，分布于臂内侧皮肤。

（4）解剖肘正中静脉：在肘前区，用剪刀在浅筋膜内分离找出肘正中静脉。观察其与头静脉和贵要静脉的连接关系及连接类型。

（5）寻找肘淋巴结：在肱骨内上髁上方、贵要静脉附近寻找肘浅淋巴结。有时不易找到，不必刻意寻找。

2. 解剖臂部深筋膜

（1）用解剖刀清除臂前区浅筋膜，保留浅静脉和皮神经，显露深筋膜。

（2）从臂上部的深筋膜上，用剪刀横行剪开深筋膜，再沿臂前面正中纵行剪至肘前区，然后在肘前区做一横切口，用解剖刀将臂部包绕肱二头肌的深筋膜翻向两侧，此处是全身肌表面深筋膜最容易分离的部位。翻开深筋膜，可清晰地显示肱二头肌的光滑肌腹。

（3）在臂部两侧，观察深筋膜发出的臂内侧和臂外侧肌间隔，探查其位置和附着部位。

（4）解剖、分离和观察臂肌前群的 3 块肌肉（肱二头肌、喙肱肌和肱肌）。

3. 解剖肱二头肌内、外侧沟

（1）解剖正中神经：在肱二头肌内侧沟处分离正中神经。可从腋窝处用无齿镊夹住正中神经，用剪刀向下追踪至肘前区。正中神经在臂部无分支。观察其与肱动脉的位置关系。

（2）解剖肱动脉：在腋窝处，找到腋动脉，用镊子捏住，用剪刀向下解剖肱动脉及其两侧伴行静脉至肘窝。观察贵要静脉在腋静脉/肱静脉的注入部位。

（3）解剖肱动脉的分支：①在臂上部，大圆肌腱稍下方，沿肱动脉，用剪刀分离找出肱深动脉，同时注意找到其伴行的桡神经，追踪二者进入肱骨肌管处；②在臂中部稍上方，喙肱肌止点平面，分离找出尺侧上副动脉。该动脉直而长，与尺神经伴行，穿臂内侧肌间隔入臂后区；③在肱骨内上髁上方约5cm处，分离找出尺侧下副动脉，观察其走行；④寻认肱动脉分布至臂部前群 3 块肌的肌支，观察其分布。

（4）解剖尺神经：在腋窝处，找到尺神经，用镊子捏住，用剪刀向下分离追踪至其穿内侧肌间隔处。观察尺神经与肱动脉、尺侧上副动脉的位置关系。不追踪尺神经在内上髁上方穿入臂内侧肌间隔之后的部分。

（5）解剖肱二头肌外侧沟：①再一次观察沿外侧沟上行的头静脉；②在外上髁上方，用剪刀将肱桡肌与肱肌分离，在两肌之间分离找出桡神经主干，向上略加追溯，寻认其肌支；③向下分离至肘窝，在外上髁前方分离找出桡神经的浅、深两个终支;④分离追踪浅支至肱桡肌深面,追踪深支至旋后肌。

4. 解剖前臂深筋膜、肱二头肌腱膜和腕掌侧韧带 ①在保留浅静脉和皮神经的前提下,用剪刀清除肘窝、前臂前区及腕前区的浅筋膜,显露前臂深筋膜;②在肘前区和前臂上部,用解剖刀修洁肱二头肌腱膜,观察该腱膜与前部深筋膜的相融状态,用镊子夹起肱二头肌腱膜的上缘,沿肱二头肌腱的内侧,用剪刀剪断腱膜;③从前臂下端开始,用剪刀纵行向上剪开前臂深筋膜,将其翻向两侧,探查前臂内、外侧肌间隔,探查其位置与附着部位;④观察腕前区深筋膜,可见该处的筋膜纤维为横行,较厚,称腕掌侧韧带。用解剖刀纵行切开腕掌侧韧带,向两侧翻开,显露位于其深面的屈肌腱。腕掌侧韧带远侧的深面为极为坚韧的横行纤维——屈肌支持带。

5. 解剖肘前区——肘窝

(1)确认肘窝的边界:找到肱二头肌腱,在其内侧切断肱二头肌腱膜和肘窝内的深筋膜,修洁旋前圆肌和肱桡肌,观察肘窝的境界。

(2)解剖肘窝:①用剪刀分离找出肱二头肌腱,用解剖刀修洁肱二头肌腱,进而向内分离旋前圆肌,用解剖刀剥除旋前圆肌表面的深筋膜;②在肱二头肌腱的内侧,用剪刀分离出肱动脉的末端,去除其伴行静脉,追溯至肱动脉分为桡、尺动脉分支处;③于肱动脉内侧,用镊子分离找出正中神经,向下追踪至旋前圆肌两头之间;④沿正中神经主干将止血钳向下插入旋前圆肌的深面,用解剖刀将旋前圆肌肱头切断,并向两侧分离翻开,即可显露深面的正中神经和旋前圆肌尺头;⑤在旋前圆肌尺头的深面,用剪刀分离找到其深面通过的尺动脉及其发出的骨间总动脉。

6. 解剖前臂前区

(1)观察前臂前群浅层肌:①用解剖刀去除清理肱桡肌表面的筋膜,该肌是前臂前群唯一起自肱骨外上髁的肌;②清理起自肱骨内上髁的浅层各肌,即旋前圆肌、桡侧腕屈肌、掌长肌和尺侧腕屈肌,观察和辨认各肌的名称、排列顺序、走行和终止部位;③从前臂下1/3将浅层的肌及其肌腱与指浅屈肌分离。

(2)解剖桡侧血管神经束:①从肘窝处向下,用剪刀将肱桡肌向外侧分离,找出位于肱桡肌和肱肌之间的桡神经,追溯找出其深支和浅支。浅支沿桡动脉外侧下降,深支穿旋后肌至前臂背面(肘窝解剖时已找出)。②在肘窝处,用剪刀分离找出桡动脉,去除其伴行静脉。桡动脉与桡神经浅支在前臂中部彼此靠近,不要将二者分离,保留其伴行关系。③在桡神经和桡动脉自然分开处(约为前臂中、下1/3交界处),用剪刀分离解剖桡神经浅支,该支经肱桡肌腱深面转向后,分布至手背。④分离解剖桡动脉,追踪至桡骨茎突下方,寻认桡动脉的分支。

(3)解剖尺侧血管神经束:①沿正中线切断旋前圆肌(通常,解剖肘窝时已切),翻向两侧,找出正中神经;用剪刀分离,将尺侧腕屈肌推向内侧。②从前臂上部向下,用解剖刀纵行切断指浅屈肌的桡骨头,注意勿损伤深面的正中神经,将指浅屈肌翻向内侧,找到尺血管神经束。确认尺动脉和尺神经去除伴行静脉,不要完全分离尺神经与尺动脉的伴行关系。③向上追溯尺神经至尺神经沟,向下追踪至腕前区,在前臂中、下1/3交界处,分离找出尺神经的掌背支。④在肘窝下部,用剪刀追溯尺动脉,找到其发出的骨间总动脉。观察尺神经和尺动脉的位置关系。

(4)解剖正中神经:在旋前圆肌两头之间再次确认正中神经,用剪刀向下追踪分离正中神经至腕前区。在前臂上段,在正中神经背侧用剪刀分离找出正中神经的分支——骨间前神经。

(5)解剖观察前臂前群深层肌:①将已切断的指浅屈肌充分翻向内侧,观察拇长屈肌和指深屈肌;②从腕上方,用剪刀沿拇长屈肌腱向上分开此二肌,观察深面的旋前方肌。

7. 解剖骨间总动脉和骨间前神经血管束 ①在旋前圆肌尺头深面,在尺动脉的起始部,用剪刀分离找出骨间总动脉,向外下分离追踪此动脉至前臂骨间膜上缘处,找出其骨间前动脉和骨间后动脉2个终支;②在拇长屈肌与指深屈肌之间寻找由骨间前动脉和骨间前神经组成的神经血管束,向下追踪至旋前方肌;③分离骨间后动脉,观察其穿经前臂骨间膜上缘至前臂骨间膜后方。

8. 观察前臂屈肌后间隙 在腕上方,观察拇长屈肌、指深屈肌与旋前方肌之间的前臂屈肌后间隙。将刀柄向下插入腕管,理解腕管与手掌的交通关系。

三、解剖腕前区和手掌面

（一）切口与翻皮

人体标本仰卧位,上肢平置,手掌向上。先触摸骨性标志:桡骨茎突、尺骨茎突。切口如下(见绪图-7)。

1. **纵切口** 自腕前区中点切至中指末端。
2. **斜切口** 由腕前区中点至拇指末端。
3. **横切口** 在指蹼平面,由第2指外侧至第5指内侧。
4. **指前切口** 沿第2~5指前面的中线,做纵行切口。

用解剖刀,将手掌及各指的皮肤翻开。

（二）层次解剖

1. **解剖浅筋膜** 从前臂分别追踪前臂外侧皮神经、桡神经浅支、正中神经掌支、尺神经的掌支至手掌,将各神经的末梢游离。在小鱼际处,用解剖刀剥除浅筋膜,找出掌短肌。用解剖刀轻轻刮除手掌部的浅筋膜,显露手掌深筋膜浅层和掌腱膜。

2. **解剖掌腱膜和骨筋膜鞘**

（1）解剖掌腱膜:从屈肌支持带上方提起掌长肌腱,用解剖刀从肌腱深面向远侧剥离掌腱膜,切断掌腱膜内、外侧缘发出的掌内、外侧肌间隔,在指蹼间隙处切断掌腱膜,向上翻起。勿损伤其深面的结构。

（2）观察3个骨筋膜鞘:①探查内、外侧鞘和中间鞘的范围:小鱼际筋膜深面为内侧鞘;鱼际筋膜深面为外侧鞘;掌腱膜深面为掌中间鞘。②用解剖刀清除小鱼际筋膜和鱼际筋膜,显露小鱼际和鱼际的肌。

3. **解剖尺神经、尺动脉及其分支**

（1）解剖尺动脉及其分支:①在豌豆骨外侧,用解剖刀切除腕掌侧韧带,打开腕尺侧管,解剖管内的尺动脉,去除尺静脉;②追踪尺动脉,在管内找出尺动脉的掌深支,沿尺动脉主干继续追踪直至掌浅弓,观察掌浅弓由尺动脉末端与桡动脉掌浅支吻合的状态;③用剪刀在掌浅弓凸侧分离找出由弓发出的3条指掌侧总动脉,解剖至指蹼。

（2）解剖尺神经及其分支:①用剪刀在腕尺侧管内分离找出尺神经末端,进而在豌豆骨与钩骨之间分离找出尺神经浅支和深支;②向下分离追踪浅支,观察其分出的两个指掌侧总神经,深支随后解剖。

4. **解剖正中神经及其分支**

（1）解剖腕管:①用解剖刀修洁屈肌支持带,将其从中线纵行切开,并在切口两侧切除部分韧带,使屈肌支持带形成1个缺口,暴露腕管;②用剪刀分离、观察腕管内的屈肌腱及其腱鞘和正中神经。

（2）解剖正中神经:①用剪刀在腕管内解剖正中神经,在屈肌支持带的下缘找出正中神经的返支,追踪至鱼际肌;②进而向下分离追踪正中神经的3条指掌侧总神经,直至指蹼。观察其与指掌侧总动脉的伴行情况。

5. **观察屈肌腱鞘** 用剪刀在腕管内纵行剪开屈肌总腱鞘,向远侧探查它与指滑膜鞘的关系,观察指浅、深屈肌腱之间的位置关系。切开拇长屈肌腱鞘,观察其与拇指腱滑膜鞘的交通情况。

6. **解剖掌深层结构**

（1）解剖鱼际:①解剖并观察鱼际浅层的拇短屈肌和拇短展肌;②在肌的中段切断拇短展肌,在其深面用剪刀分离找出桡动脉的掌浅支,再次确认正中神经返支,观察其对鱼际各肌的支配情况;③与拇短展肌的切口错开,切开深层的拇对掌肌和拇收肌,分离观察拇长屈肌腱。

（2）解剖小鱼际:①辨认浅层已剖出的掌短肌;②用解剖刀修洁小指展肌和小指短屈肌,从中部横断小指展肌,观察深面的小指对掌肌;③在小鱼际各肌的内侧,用剪刀分离寻找尺神经深支和尺动脉的掌深支,略作追踪。

（3）解剖蚓状肌:用剪刀分离指浅、指深屈肌腱,查看蚓状肌的起始与位置。

（4）解剖指蹼间隙:用剪刀分离去除各指蹼间隙的脂肪。①解剖各指掌侧总动脉和指掌侧总神经的末端,观察它们的分支和分布;②修洁蚓状肌腱,用探针探查指蹼间隙的交通。

（5）探查手掌的筋膜间隙:①将手指微屈,用镊子捏起第2指的屈肌腱和第1蚓状肌,观察其深面的鱼际间隙;②挑起第3、4、5指的屈肌腱及相应的蚓状肌,观察它们深面的掌中间隙;③用探针向近侧探查其交通。

（6）解剖观察掌深弓和尺神经深支:①向桡侧拉开各指屈肌腱及蚓状肌(或在腕管上部切断各腱);用剪刀分离除去屈肌腱深面的疏松结缔组织和骨间掌侧筋膜;循尺神经深支和尺动脉掌深支向桡侧追踪,分离找出尺动脉掌深支与桡动脉末端吻合成的掌深弓。②解剖掌深弓及其凸侧发出的3条掌心动脉。③解剖与掌深弓伴行的尺神经深支及其分支。

7. 解剖手指掌侧　①在中指两侧的指蹼间隙处,用剪刀分离找出指掌侧固有神经和指掌侧固有动脉,去除伴行静脉;②分离去除浅筋膜,显露手指掌侧腱纤维鞘;③纵行切开腱纤维鞘,观察指浅、深屈肌腱的位置及其交叉关系和肌腱止点。观察腱滑膜鞘的结构(可解剖2~3个指,进一步比较观察)。

四、解剖肩胛区、三角肌区、臂后区、肘后区和前臂后区

（一）切口与翻皮
人体标本俯卧位。先触摸骨性标志:枕外隆凸、第6颈椎棘突至第5腰椎棘突、肩峰、肩胛冈和肩胛下角。自上而下,依次解剖肩胛区和三角肌区、臂后区、肘后区、前臂后区。

因上肢肩胛区与背部相连,切口须从背部开始。上肢外展,做下列皮肤切口(见绪图-7)。背部皮肤较厚,切口时,注意体会皮肤的厚度。

1. **背正中切口**　自枕外隆凸向下,沿后正中线垂直切至第5腰椎棘突。
2. **肩部横切口**　自第7颈椎棘突,向两侧肩峰做一水平切口。
3. **肩胛下角横切口**　在平肩胛骨下角高度,从正中线向两侧水平切至腋前线。
4. **上肢纵切口**　从肩部沿臂后中线向下切至腕背部(若经前面的切口已剥离了皮肤,可以不再做切口)。
5. **肘后横切口**　在肘后区做一横切口与肘前区横切口相接。
6. **腕部横切口**　在腕背做横切口与腕前区横切口相接。

用解剖刀剥离皮肤,把颈部的皮片尽量向上翻;肩胛骨后面的皮片翻向外侧;剥离上肢后面的皮肤,显露浅筋膜。注意比较背部皮肤与臂部皮肤的厚度。

（二）层次解剖
1. **浅筋膜及浅层结构**　观察浅筋膜,可见肩胛部的浅筋膜较厚且致密,而从臂后区至前臂后区的浅筋膜逐渐变薄。

（1）解剖肩胛区的皮神经:①在肩胛冈平面,用剪刀分离找出第2胸神经后支的皮支;②尝试在其上、下方的肋间隙中分离找出第1、第3胸神经后支的皮神经。

（2）解剖上肢后面的皮神经:①在三角肌后缘中点下方,分离浅筋膜找出臂外侧上皮神经(腋神经的皮支);②在臂后区中部分离找出臂后皮神经(桡神经的皮支);③在臂后下1/3外侧部找出前臂后皮神经(桡神经的皮支);④在前臂后区下部的内、外两侧确认已剖出的贵要静脉、头静脉、前臂内侧皮神经和前臂外侧皮神经(肌皮神经的皮支);⑤在前臂后区中间部分离找出前臂后皮神经。

（3）保留皮神经,用解剖刀去除浅筋膜,显露深筋膜。

2. **解剖肩胛区和三角肌区**

（1）解剖肩胛上动脉和肩胛上神经:①清除斜方肌表面的浅、深筋膜,沿斜方肌起点的枕外隆凸、项韧带和全部胸椎棘突离断斜方肌,再在斜方肌上端做一横切口,将其从上项线离断,注意不要破坏枕大神经和枕动脉,将该肌翻向外侧,在经过肩胛冈时切断斜方肌的附着点;②用解剖刀分别切断冈

上肌和冈下肌的中份,解剖寻找位于肌深面的肩胛上动脉和肩胛上神经。注意:肩胛上神经穿肩胛上孔,而肩胛上动脉则行于孔的上方。

(2)解剖四边孔中的腋神经和旋肱后动脉:①用解剖刀修洁小圆肌、大圆肌和肱三头肌长头的表面的深筋膜,观察三边孔和四边孔的境界。注意勿伤及由孔穿出的血管、神经。②清除三角肌表面的深筋膜,将手指自三角肌后缘探入,从肌深部分离。用解剖刀沿三角肌的起点(留下约1cm)切断三角肌,翻向外侧。③用剪刀分离四边孔,找出腋神经和旋肱后动脉的主干,去除伴行静脉。观察这些结构从四边孔穿出后进入三角肌和小圆肌的情况。

(3)解剖旋肩胛动脉:用剪刀分离三边孔,清理结缔组织找出旋肩胛动脉,去除伴行静脉。观察其穿出三边孔后的分支分布。

3. 解剖臂后区和肘后区

(1)解剖肱骨肌管内的桡神经和肱深动脉:①修洁肱三头肌表面的深筋膜;②在肱三头肌长头和外侧头之间钝性分离,找到桡神经和肱深动脉,将镊子沿桡神经走行方向斜行插入肱骨肌管,切断该肌外侧头,打开肱骨肌管,暴露管内的桡神经和肱深血管。向上、下修洁神经和动脉,观察其分支分布。

(2)解剖尺神经:在上臂内侧确认已解剖出的尺神经,向下略加追踪至肱骨的内上髁水平,但不要将尺神经从尺神经沟内分离。

4. 解剖前臂后区

(1)解剖筋膜及伸肌支持带:①用解剖刀去除前臂后面的浅筋膜,暴露前臂后面和腕后区的深筋膜;②观察腕后区由深筋膜横行纤维增厚形成的伸肌支持带;③在伸肌支持带上缘做横切口,保留伸肌支持带,用解剖刀剥除前臂后面下2/3的深筋膜,显露前臂后群肌。

(2)解剖前臂背侧深层结构:①从腕部肌腱开始,用剪刀向上分离浅层诸肌,根据肌腱的位置和形态辨认各肌;②分离并向两侧拉开桡侧腕伸肌和指伸肌,在浅层肌深面,用剪刀分离清理和辨认深层的5块肌,根据肌腱的位置和形态辨认各肌。

(3)解剖骨间后神经血管束:①用剪刀在旋后肌表面找到桡神经深支,可见该神经从旋后肌中部穿出进入臂后区,更名为骨间后神经,向下修洁该神经至旋后肌下缘;②在骨间后神经的稍外侧,用剪刀分离找出骨间后动脉,去除伴行静脉。观察神经血管的分支分布。

五、解剖腕后区和手背面

(一)切口与翻皮

人体标本俯卧位。上肢平置,手背向上。先触摸骨性标志:桡骨茎突、尺骨茎突。切口如下(见绪图-7)。

1. **拇指背切口** 自腕背部横切口,经拇指背面切至拇指甲根。
2. **掌背横切口** 在掌指关节平面,从第2指外侧切至第5指内侧。
3. **掌背纵切口** 自腕背部横切口中点,切至中指根部。
4. **指背纵切口** 从掌指关节横切口,分别沿第2~5指背面中线做纵切口,切至各指甲根。

翻开手背和指背的皮肤。手背的皮肤薄,移动性大,注意勿伤及皮下结构。

(二)层次解剖

1. 解剖浅层结构

(1)观察手背浅筋膜:手背浅筋膜薄,组织疏松。剥除皮肤时勿损伤浅静脉和皮神经。

(2)解剖手背静脉网:①用剪刀分离手背浅筋膜,观察手背静脉网的吻合;②在掌腕交界部的桡侧,分离浅筋膜找出头静脉的起始端;在尺侧追踪贵要静脉的起始端。

(3)解剖桡神经浅支和尺神经手背支:①在腕背部桡侧,用剪刀分离找出桡神经浅支;在尺侧找出尺神经手背支。②观察桡神经浅支和尺神经掌背支在手背的吻合;观察5条指背神经。

(4)解剖伸肌支持带及其6个骨纤维管:①用解剖刀清除腕背侧的浅筋膜,暴露伸肌支持带,观察其纤维方向及附着部位;②在伸肌支持带上、下缘各做一横行浅切口,切口间距约为2cm,保留两切口之间的伸肌支持带,用解剖刀剥除其余的支持带纤维;③观察由伸肌支持带发出的5个纤维隔及骨纤维管,自外向内依次观察第1~6骨纤维管内的肌腱及其腱鞘。

（5）解剖手背动脉:①在拇指根部,用剪刀分离3个肌腱,确认其名称;观察3个肌腱形成的解剖学"鼻烟窝"。②用剪刀分离除去"鼻烟窝"内的结缔组织,解剖窝内的桡动脉去除伴行静脉;向上追溯至前臂前区,向下追踪至其穿第1骨间背侧肌处。

2. 解剖掌背筋膜间隙　①保留解剖出的神经血管,用解剖刀清除浅筋膜,一边观察体会浅筋膜深面的手背皮下间隙,该间隙使手背皮肤活动度增大。尽量去除浅筋膜,暴露手背腱膜。②用解剖刀剥除手背腱膜,显露深层骨间背侧筋膜,观察体会两者之间的手背腱膜下间隙。③观察指伸肌腱及其腱间结合。

3. 解剖指背　追踪指伸肌腱至手指背面,观察指背腱膜。

第八节 | 临床病例分析

本章临床病例
分析解析

病例 7-1

患者,女,50岁。主诉:右上臂上举无力1个月。现病史:患者1个月前因患乳腺癌行手术治疗,接受右侧腋窝淋巴结清扫。出院1周后行牵张训练双手推墙,出现右侧肩胛骨内侧翘起,呈"翼状肩";梳头时,右上臂难以举过头顶。体格检查:患者右侧肩关节主动活动受限,尤其是向外上旋转能力减弱,肌肉轻度萎缩,上举运动困难,双手推墙时,右侧肩胛骨内侧缘异常突出。诊断为××神经损伤。请从解剖学角度思考分析:

（1）患者出现"翼状肩"和手臂难以上举可能损伤的神经,出现上述症状可能的原因;

（2）乳腺癌转移途径和部位。

病例 7-2

患者,女,57岁。主诉:左肩部疼痛18个月。现病史:18个月前,患者左肩部出现疼痛,进行性加重,疼痛向上臂和颈部放射,有时感肩部"弹响",上举手臂时疼痛明显加重。体格检查:左肩锁关节区及肩关节前方轻度压痛;左肩Jobe试验阳性(在肩胛骨平面保持手臂内旋,抗阻上举,力量较差且感疼痛),上臂前屈及外展位内旋时肩峰下有摩擦音并伴疼痛,Hawkins征阳性(肩关节前屈90°、屈肘90°,前臂保持水平,肩关节内旋出现疼痛);双臂放于体侧,肘关节屈曲90°,肩关节体侧外旋(为临床运动医学名词;检查肩关节内、外旋方法)阳性,双上肢外旋力量不平衡,患侧轻中度减低,但上举手臂过头活动不受限制。左肩关节MRI:左侧冈上肌肩袖断裂(图7-32)。诊断为左侧冈上肌肩袖撕裂,左侧肱骨大结节骨髓水肿。请从解剖学角度思考分析:

（1）肩袖的概念和主要作用;

（2）可能引起肩袖损伤的原因和肩袖撕裂最易累及的结构;

（3）肩袖损伤时会出现肩关节功能障碍的原因。

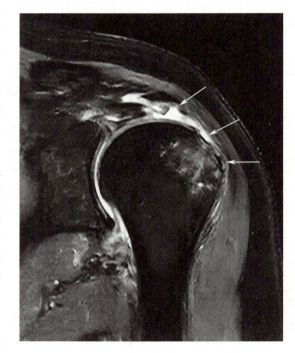

图 7-32　左肩关节 MRI 冠状位 T_2WI 抑脂序列
箭头示断裂肌腱以及水肿的肱骨近端髓腔。

病例 7-3

患儿,男,12 岁。主诉:摔倒致左肘关节疼痛 1 小时。现病史:1 小时前不慎从滑板上跌落,左肘撞在水泥路面上,致左肘疼痛剧烈,左手小指刺痛、发麻。体格检查:患者左手小指和手掌内侧缘对针刺无反应,左手手指无法夹住纸片。肘关节 X 线正侧位片:左肱骨内上髁骨骺分离并显著移位(图 7-33)。诊断为左侧肱骨内上髁骨骺骨折伴神经损伤。请从解剖学角度思考分析:

(1)肱骨内上髁骨折可能损伤的神经;

(2)患儿左手小指麻木及手指不能夹住纸片的原因,此原因还可能引起的症状和体征;

(3)预测该患儿感觉和运动功能障碍可能恢复的程度。

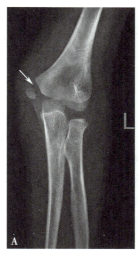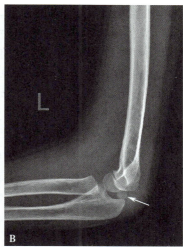

图 7-33　左侧肘关节 X 线片
A. 正位;B. 侧位。
箭头示骨骺分离处。

病例 7-4

患者,男,25 岁。主诉:左肩部疼痛、无力 2 周。现病史:10 周前患者因车祸伤致左胫腓骨粉碎性骨折,行钢板内固定手术治疗。术后恢复期因患肢不能完全承重,患者频繁使用拐杖 8 周,近 2 周感觉左肩部三角肌区疼痛、感觉异常,左上肢外展无力。接诊医生考虑上述症状的出现是由长期使用拐杖不当压迫神经损伤所致。诊断为继发性神经损伤。请从解剖学角度思考分析:

(1)患者出现左三角肌区的感觉及运动障碍可能压迫的神经;

(2)患者的症状与长期使用拐杖不当的关系,进一步分析该神经继续受压迫会导致的病情变化趋势。

病例 7-5

患者,女,19 岁。主诉:摔伤导致右腕疼痛 2 周。现病史:患者 2 周前打排球时摔倒,右手撑地,伤后右腕部疼痛剧烈,行腕部 X 线检查,未发现骨折。疼痛仍未缓解,手指按压“鼻烟窝”疼痛加重。再次行 X 线检查:右侧腕骨骨折(图 7-34)。诊断为右侧腕骨骨折。请从解剖学角度思考分析:

(1)腕部过伸后,“鼻烟窝”部位有明显的疼痛,可能发生骨折的腕骨;

(2)患者骨折不易被查出的原因;

(3)如果此骨折未被查出,并且未对骨折进行固定,可能会出现的严重后果及其原因。

病例 7-6

患者,女,22 岁。主诉:刀片割伤致右腕出血、疼痛、功能受限 2 小时。现病史:2 小时前,患者因意外被刀片

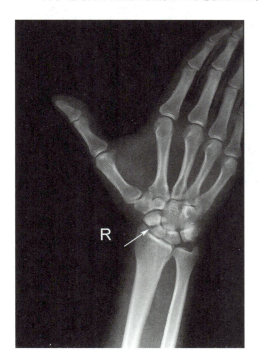

图 7-34　右腕关节正位 X 线片
箭头示骨折线。

割伤右腕,出现腕部出血、疼痛伴有活动受限。体格检查:患者右腕伤口长约4cm,局部活动性出血,深达肌层,可见断裂的肌腱,患者右手拇指不能外展,对掌功能几乎丧失,右侧第2、3指精细运动缺失,手掌外侧三个半手指及对应的手掌皮肤感觉丧失。请从解剖学角度思考分析:

(1)患者腕部可能受损的肌腱,可能被切断的神经及动脉;

(2)患者的腕部屈曲功能是否受损及其原因。

病例7-7

患者,男,35岁。主诉:右手掌被锈铁钉刺伤1周,发热、手掌红肿且活动受限3天。现病史:1周前,患者在搬运货物时,右手被锈铁钉刺伤,未行特殊诊治;3天前患者手掌出现红肿、活动受限,并全身发热,来院就诊。体格检查:体温39.5℃,右手掌红肿,掌心凹陷消失,压痛明显;手背肿胀,压痛明显;中、环、小指呈屈曲状,活动受限。血常规:白细胞总数及中性粒细胞比例明显增多。右手X线:手部骨质未见明显异常。诊断为右手掌间隙感染。请从解剖学角度思考分析:

(1)诊断该患者为掌间隙感染而非鱼际间隙感染的原因;

(2)铁钉刺伤的是患者手掌,但手背也肿胀的原因;如果掌间隙感染得不到控制,还可能蔓延的部位;

(3)若进行指蹼间隙切开引流治疗,通常选择的指蹼及原因。

病例7-8

患者,女,73岁。主诉:车祸致右上臂疼痛、畸形、活动受限,伴垂腕、垂指1小时。现病史:1小时前,患者因车祸外伤致右上臂疼痛剧烈,成角畸形,上臂不能抬举伴垂腕、垂指。体格检查:右上臂肿胀,成角畸形,压痛,可触及骨擦感及反常活动;不能主动伸腕、伸指;手部"虎口"背侧感觉较对侧减退,桡动脉搏动可触及。X线检查:右肱骨干中下段骨折(图7-35)。诊断为右肱骨干中下段骨折伴神经损伤。请从解剖学角度思考分析:

(1)该患者出现垂腕、垂指症状,有可能损伤的神经;肱骨干中下段骨折容易损伤该神经的原因;

(2)该神经损伤后不能主动伸腕、伸指的原因;

(3)该神经在肱骨干不同节段骨折时,可能分别出现的临床表现。

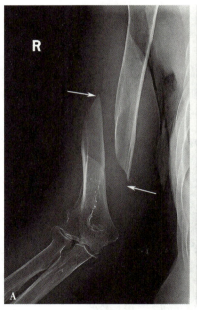
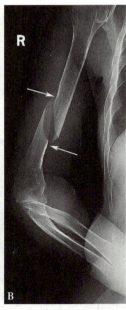

图7-35　右肱骨X线片
A.正位;B.侧位。
箭头示骨折线。

(武　艳　宋慧芳　钱亦华　王　璐　陈　伟)

第八章 | 下 肢

本章数字资源

本章思维导图

第一节 | 概 述

下肢 lower limb 除具有行走和运动的功能外,还可使身体直立和支持体重。故下肢的骨骼比上肢粗大,骨连结的形式较上肢复杂,稳固性大于灵活性;下肢的肌亦较上肢发达。

一、境界与分区

下肢与躯干部直接相连。前方以腹股沟与腹部分界;后方以髂嵴与腰、骶部分界。上端内侧为会阴部。下肢分为臀、股、膝、小腿、踝和足部。除臀部外,其余各部可分为若干区。

二、表面解剖

(一)体表标志

1. **臀部和股部** 在臀部的上界,可扪及**髂嵴** iliac crest 全长及前端的**髂前上棘** anterior superior iliac spine 和后端的**髂后上棘** posterior superior iliac spine。在髂前上棘后上方约 5cm 处,可扪及**髂结节** tubercle of iliac crest。直立位,髂结节下方约 10cm 处能触及股骨**大转子** greater trochanter。两侧髂嵴最高点连线经过第 4 腰椎棘突平面。髋关节屈曲时,在臀下部内侧可触及**坐骨结节** ischial tuberosity。在腹股沟内侧端的前内上方,可扪及突起的**耻骨结节** pubic tubercle,其内侧横行的骨嵴为**耻骨嵴** pubic crest,两侧耻骨嵴连线中点稍下方为**耻骨联合** pubic symphysis 上缘。髂前上棘与耻骨结节之间为**腹股沟韧带** inguinal ligament。

2. **膝部** 前方可扪及**髌骨** patella 和其下方的**髌韧带** patellar ligament 及髌韧带下端突出的**胫骨粗隆** tibial tuberosity。髌骨两侧可分别触及其上方的**股骨内、外侧髁** medial and lateral condyles of femur 和下方的**胫骨内、外侧髁** medial and lateral condyles of tibia。股骨内、外侧髁的最突出部分为**股骨内、外上髁** medial and lateral epicondyles of femur,股骨内上髁的上方可触及**收肌结节** adductor tubercle。屈膝时,在膝部后方两侧可触及外侧的股二头肌腱和内侧的半腱肌腱(浅)、半膜肌腱(深)。

3. **小腿部** 前面为纵行的胫骨前缘。在胫骨粗隆后外方可触及**腓骨头** fibular head(股二头肌腱止点)及下方的**腓骨颈** neck of fibula。

4. **踝部和足部** 踝部两侧可见**内踝** medial malleolus 和**外踝** lateral malleolus,后方可扪及**跟腱** tendo calcaneus,其下方为**跟骨结节** calcaneal tuberosity。足内侧缘中部稍后下可触及隆起的**舟骨粗隆** tuberosity of navicular bone,外侧缘中部可触及突出的**第 5 跖骨粗隆** tuberosity of fifth metatarsal bone。

(二)对比关系

下肢骨折或关节脱位时,骨性标志间的正常位置关系可能发生变化,这些变化有助于对疾病的诊治。常用的对比关系有 Nelaton 线和 Kaplan 点。

1. **Nelaton 线** 侧卧,髋关节屈 90°~120°,自髂前上棘至坐骨结节的连线称 Nelaton 线,又称髂坐线。正常时该线恰通过股骨大转子尖。当髋关节脱位或股骨颈骨折时,大转子尖可向此线上方移位。

2. **Kaplan 点** 仰卧,两下肢并拢伸直,两侧髂前上棘处于同一水平面时,自两侧大转子尖经过同侧髂前上棘做延长线,正常时两侧延长线相交于脐或脐以上,相交点称 Kaplan 点。髋关节脱位或股骨颈骨折时,此点移至脐下并偏向健侧。

（三）颈干角和膝外翻角

股骨颈与股骨体长轴间向内的夹角叫**颈干角** neck-shaft angle,正常成人为 125°~130°（平均为 127°），大于此范围为髋外翻,小于此范围为髋内翻（图 8-1）。股骨体长轴线与胫骨长轴线在膝关节处相交形成向外的夹角,正常约为 170°,其补角称膝外翻角,男性略小于女性。若外侧夹角 <170° 为膝外翻（X 形腿）,>170° 为膝内翻,呈 O 形腿或弓形腿（图 8-2）。

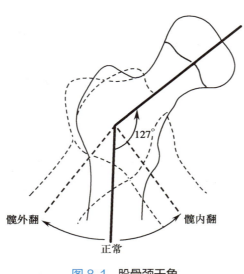

图 8-1　股骨颈干角

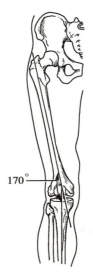

图 8-2　膝外翻角

（四）体表投影

1. **臀上动、静脉和神经**　经梨状肌上孔出入盆腔的投影点位于髂后上棘与股骨大转子尖连线的中、内 1/3 交点。

2. **臀下动、静脉和神经**　髂后上棘至坐骨结节连线的中点为其出入盆腔的投影点。

3. **坐骨神经**　其出盆腔的投影点在髂后上棘至坐骨结节连线中点外侧 2~3cm 处。坐骨神经干的体表投影位置为股骨大转子与坐骨结节连线的中、内 1/3 交点至股骨内、外侧髁之间中点（或腘窝上角）的连线上。

4. **股动、静脉**　大腿微屈并外展、外旋时,由髂前上棘至耻骨联合连线的中点至收肌结节连线的上 2/3 即为股动脉的投影。在股三角内,股动脉位于腹股沟韧带中点的下方,此处可触及其搏动,其内侧为股静脉。

5. **腘动脉**　股后面中、下 1/3 交界线,与股后正中线交点内侧约 2.5cm 处至腘窝中点连线为腘动脉斜行段投影;自腘窝中点至下角连线为其垂直段投影。

6. **胫前动脉**　腓骨头至胫骨粗隆连线的中点与内、外踝前面连线中点之间的连线即为胫前动脉的投影。

7. **胫后动脉**　自腘窝下角与内踝至跟腱内缘之间中点的连线为胫后动脉的投影。

8. **足背动脉**　自内、外踝经足背连线的中点至第 1、2 跖骨底之间的连线为足背动脉的投影,并可触及其搏动。

第二节 | 臀　部

一、境界

上界为髂嵴,下界为臀沟,内侧界为骶、尾骨外侧缘,外侧界为髂前上棘至股骨大转子的连线。

二、浅层结构

臀部皮肤较厚,富含皮脂腺和汗腺。浅筋膜发达,女性尤为明显,形成致密的脂肪垫。脂肪垫于臀下部较厚,但骶骨后面及髂后上棘附近很薄。故长期卧床时,骶骨后面及髂后上棘附近受压易形成压疮。臀部皮神经包括臀上、下皮神经和臀内侧皮神经。**臀上皮神经** superior clunial nerve 由第 1~3 腰神经后支的外侧支组成;其在第 3、4 腰椎棘突平面穿出竖脊肌外缘,行于竖脊肌与髂嵴交点处的骨纤维管后至臀部皮下;该神经一般有 3 支,以中支最长,有时可达臀沟;腰部急性扭伤或神经在骨纤维管处受压时,可引起腰腿疼痛。**臀下皮神经** inferior clunial nerve 起自股后皮神经,绕臀大肌下缘至臀下部皮肤。**臀内侧皮神经** medial clunial nerve 为第 1~3 骶神经后支,较细小,在髂后上棘至尾骨尖连线的中段穿出,分布于骶骨表面和臀内侧皮肤。此外,臀部外上方、下方和下部皮肤分别由有髂腹下神经外侧皮支及股外侧皮神经后支和股后皮神经分支分布。

三、深层结构

(一)深筋膜

深筋膜又称**臀筋膜** gluteal fascia。上部覆盖臀中肌并与髂嵴愈着,在臀大肌上缘分两层包绕臀大肌,并向臀大肌肌束间发出许多纤维小隔分隔肌束。内侧部愈着于骶骨背面,外下部移行为阔筋膜,并参与组成髂胫束。臀筋膜损伤是腰腿痛的病因之一。

(二)臀肌

为髋肌的后群,分为三层。浅层为**臀大肌** gluteus maximus 和**阔筋膜张肌** tensor fasciae latae。臀大肌略呈方形,可维持人体直立和后伸髋关节。在臀大肌和坐骨结节间有臀大肌坐骨囊,臀大肌外下方的腱膜与大转子间还有臀大肌转子囊。中层自上而下为**臀中肌** gluteus medius、**梨状肌** piriformis、上孖肌、闭孔内肌腱、下孖肌和**股方肌** quadratus femoris。深层有**臀小肌** gluteus minimus 和闭孔外肌。

在臀肌之间,由于血管、神经的穿行或疏松组织的填充,形成诸多间隙,成为感染蔓延的通道。其中臀大肌深面的间隙较广泛,并可沿梨状肌上、下孔通盆腔,借坐骨小孔通坐骨肛门窝,沿坐骨神经至大腿后面。

(三)梨状肌上、下孔及其穿行结构

梨状肌内侧部位于盆腔后壁,起自第 2~4 骶前孔的外侧,向外穿过**坐骨大孔** greater sciatic foramen 出盆腔,与坐骨大孔的上、下缘之间各有一间隙,分别称为**梨状肌上孔** suprapiriform foramen 和**梨状肌下孔** infrapiriform foramen,有重要的血管和神经穿过。

1. **梨状肌上孔**　穿经该孔的结构自外侧向内侧依次为**臀上神经** superior gluteal nerve、**臀上动脉** superior gluteal artery 和**臀上静脉** superior gluteal vein。臀上神经分上、下两支,支配臀中、小肌和阔筋膜张肌后部;臀上动脉亦分浅、深两支,浅支主要营养臀大肌,深支营养臀中、小肌及髋关节。静脉与动脉伴行(图 8-3)。

2. **梨状肌下孔**　穿经该孔的结构自外侧向内侧依次为**坐骨神经** sciatic nerve,**股后皮神经** posterior femoral cutaneous nerve,**臀下神经** inferior gluteal nerve,**臀下动、静脉** inferior gluteal artery and vein,**阴部内动、静脉** internal pudendal artery and vein 和**阴部神经** pudendal nerve(图 8-3)。

臀下神经主要支配臀大肌;臀下动脉主要分布于臀大肌,并与臀上动脉吻合,还发出分支至髋关节。阴部内动、静脉和阴部神经自梨状肌下孔穿出后,即绕过坐骨棘和骶棘韧带经**坐骨小孔** lesser sciatic foramen 进入**坐骨肛门窝** ischioanal fossa,营养和分布于会阴及外生殖器。股后皮神经主要伴随坐骨神经下行,分布至股后部皮肤。

3. **坐骨神经与梨状肌的关系**　坐骨神经出盆腔时与梨状肌的位置关系常有变异。其中坐骨神经以一总干出梨状肌下孔者约占 66.3%;坐骨神经在盆内分为两支,胫神经出梨状肌下孔,腓总神经穿梨状肌肌腹者,约占 27.3%;其他变异型约占 6.4%(图 8-4)。因为坐骨神经与梨状肌关系十分密切,

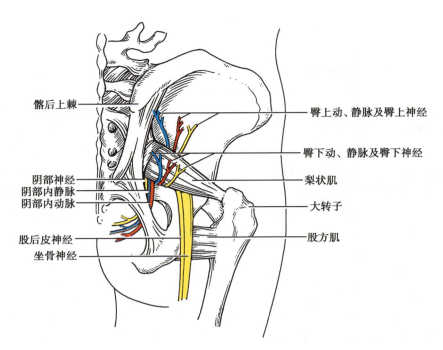

图 8-3　臀部的血管、神经

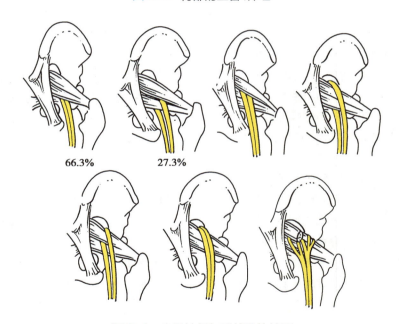

图 8-4　坐骨神经与梨状肌的关系

当梨状肌损伤、痉挛或出血肿胀时,易压迫坐骨神经引起以坐骨神经痛、间歇性跛行为主要表现的梨状肌损伤综合征。

(四)坐骨小孔及其穿行结构

坐骨小孔由骶棘韧带、坐骨小切迹、骶结节韧带围成,其间通过的结构由外侧向内侧依次为阴部内动、静脉和阴部神经。这些结构由坐骨小孔进入坐骨肛门窝,分布于会阴和外生殖器。

(五)髋周围动脉网

髂内、外动脉及股动脉等的分支在髋关节周围组成吻合丰富的动脉网,通常称为"臀部十字吻合"或髋周围动脉网。其位于臀大肌深面、股方肌与大转子附近。该动脉网由两侧的旋股内、外侧动脉,上部的臀上、下动脉,下部的股深动脉发出的第 1 穿动脉等组成。另外,在髋关节附近的盆腔侧壁,还有旋髂深动脉、髂腰动脉、骶外侧动脉、骶正中动脉等参与该网的构成(图8-5)。故结扎一侧髂内动脉时,可借此动脉网建立侧支循环,以代偿髂内动脉分布区的血液供应。

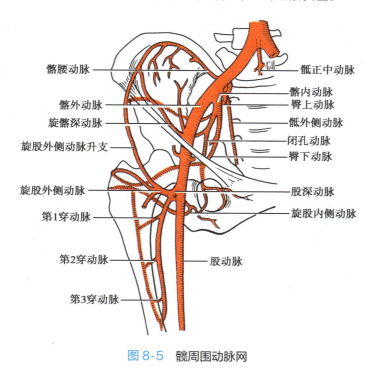

图 8-5　髋周围动脉网

第三节 │ 股　部

前上方以腹股沟与腹部分界,后方以臀沟与臀部为界,上端内侧邻会阴,下端以髌骨上方两横指处的水平线与膝部分界。经股骨内、外侧髁的垂线,将股部分成股前内侧区和股后区。

一、股前内侧区

(一)浅层结构

皮肤薄厚不均,内侧较薄而柔软,皮脂腺较多,外侧较厚。浅筋膜近腹股沟处分为浅的脂肪层和较深的膜性层,分别与腹前壁下部的脂肪层(Camper筋膜)和膜性层(Scarpa筋膜)相续。膜性层在腹股沟韧带下方约1cm处与股部深筋膜(阔筋膜)相融合。浅筋膜中富含脂肪,有浅动脉、浅静脉、浅淋巴管、淋巴结及皮神经分布。

1. **浅动脉**　股动脉在进入股三角处发出3支细小的浅动脉。**旋髂浅动脉** superficial iliac circumflex artery 沿腹股沟韧带走向髂前上棘,分布于腹前壁下外侧部。**腹壁浅动脉** superficial epigastric artery 可单独或与旋髂浅动脉、阴部外动脉共干起于股动脉,于腹股沟韧带内侧半下方约1cm处穿出阔筋膜,分支供应腹前壁下部。**阴部外动脉** external pudendal artery 分布于外生殖器皮肤。这些浅动脉的起始、走行、管径与临床的皮瓣移植有密切关系。

2. **浅静脉**　大隐静脉 great saphenous vein 为全身最长的浅静脉,全长约76cm。其起于足背静脉弓内侧端,经内踝前方约1cm处沿小腿内侧缘伴隐神经上行,经股骨内侧髁后方约2cm处进入大腿内侧部,与股内侧皮神经伴行,逐渐向前上,在耻骨结节外下方穿隐静脉裂孔,汇入股静脉。大隐静脉汇入股静脉前收纳5条属支,即**旋髂浅静脉** superficial iliac circumflex vein、**腹壁浅静脉** superficial epigastric vein、**阴部外静脉** external pudendal vein、**股内侧静脉** medial femoral vein 和**股外侧静脉** lateral femoral vein。它们汇入大隐静脉的形式多样,相互间吻合丰富(图8-6)。大隐静脉曲张行高位结扎

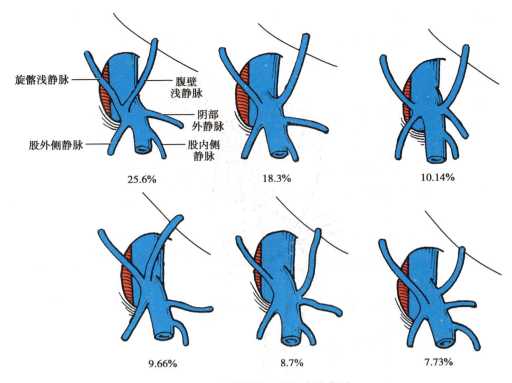

旋髂浅静脉　　　　　　　　腹壁浅静脉
　　　　　　　　　　　　阴部外静脉
股外侧静脉　　　　　　　　股内侧静脉

25.6%　　　　18.3%　　　　10.14%

9.66%　　　　8.7%　　　　7.73%

图 8-6　大隐静脉上段属支的类型

时,须分别结扎、切断各属支,以防复发。大隐静脉全长的管腔内有 9~10 对静脉瓣,通常两瓣相对,呈袋状,以保证血液向心回流。

3. **浅淋巴结**　腹股沟浅淋巴结 superficial inguinal lymph node 集中排列在股前内侧区上部,可分上、下两群。上群又称斜群,有 2~6 个淋巴结,斜行排列于腹股沟韧带下方,又可分为内、外侧两组,主要接受腹前外侧壁下部、会阴、外生殖器、臀部、肛管皮肤部和子宫底的淋巴;下群又称远侧群或纵群,有 2~7 个淋巴结,沿大隐静脉末段纵行排列,以大隐静脉为界,亦分为内、外侧两组,主要收纳外生殖器、会阴、肛管皮肤部、子宫底的淋巴管和下肢浅层的淋巴管。腹股沟浅淋巴结的输出淋巴管注入腹股沟深淋巴结或髂外淋巴结(图 8-7)。

4. **皮神经**　股前内侧区的皮神经有不同的来源及分布(图 8-8)。**股外侧皮神经** lateral femoral cutaneous nerve 发自腰丛,在髂前上棘下方 5~10cm 处穿出深筋膜,分前、后两支。前支较长,分布于大腿外侧面皮肤;后支分布于臀部外侧皮肤。**股神经前皮支** anterior cutaneous branch of femoral nerve 起自股神经,在大腿前面中部穿过缝匠肌和深筋膜,分布于大腿前面中间部的皮肤。**股神经内侧皮支** medial cutaneous branch of femoral nerve 起自股神经,于大腿下 1/3 穿缝匠肌内侧缘和深筋膜,分布于大腿中、下部内侧份皮肤。**闭孔神经皮支** cutaneous branch of obturator nerve 发自腰丛,多数穿股薄肌或长收肌,分布于股内侧中、上部的皮肤。此外,尚有生殖股神经及髂腹股沟神经的分支,分布于股前区上部中、内侧皮肤。

(二)深层结构

1. **深筋膜**　股部深筋膜称阔筋膜 fascia lata,或称大腿固有筋膜。上方附于腹股沟韧带及髂嵴,与臀筋膜和会阴筋膜相续;下方与腘筋膜和小腿筋膜相续。阔筋膜坚韧致密,为全身最厚的深筋膜。其在大腿外侧明显增厚形成扁带状的髂胫束。

(1)**髂胫束** iliotibial tract:起自髂嵴前份,上部分为两层,包裹阔筋膜张肌,二者紧密结合不易分离,下端附于胫骨外侧髁、腓骨头和膝关节囊。临床上常用髂胫束作为体壁缺损、薄弱部或膝关节交叉韧带修补重建的材料。

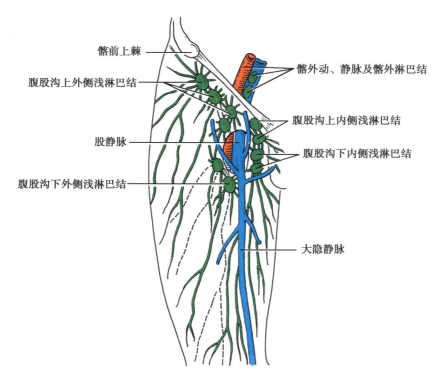

图 8-7　腹股沟浅淋巴结

髂前上棘

腹股沟上外侧浅淋巴结

股静脉

腹股沟下外侧浅淋巴结

髂外动、静脉及髂外淋巴结

腹股沟上内侧浅淋巴结

腹股沟下内侧浅淋巴结

大隐静脉

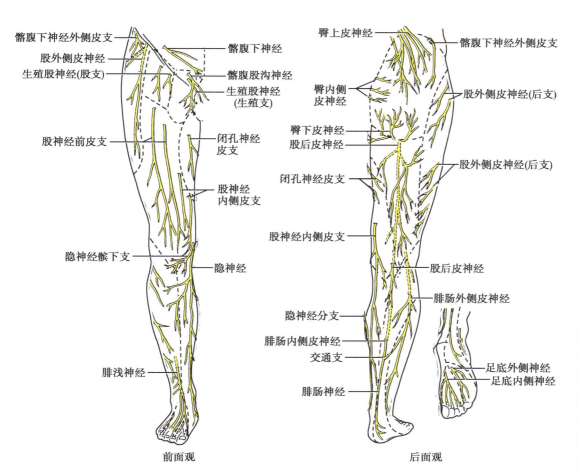

髂腹下神经外侧皮支

股外侧皮神经

生殖股神经(股支)

股神经前皮支

股神经内侧皮支

隐神经髌下支

腓浅神经

前面观

髂腹下神经

髂腹股沟神经

生殖股神经(生殖支)

闭孔神经皮支

股神经内侧皮支

隐神经

臀上皮神经

臀内侧皮神经

臀下皮神经

股后皮神经

闭孔神经皮支

股神经内侧皮支

隐神经分支

腓肠内侧皮神经

交通支

腓肠神经

髂腹下神经外侧皮支

股外侧皮神经(后支)

股外侧皮神经(后支)

股后皮神经

腓肠外侧皮神经

足底外侧神经

足底内侧神经

后面观

图 8-8　下肢皮神经

（2）**隐静脉裂孔** saphenous hiatus：又称卵圆窝，为腹股沟韧带中、内 1/3 交点下方约 1 横指处阔筋膜的卵圆形凹陷。其表面被覆的疏松结缔组织称**筛筋膜** cribriform fascia，有大隐静脉及其属支穿入并汇入股静脉。隐静脉裂孔的外缘锐利，形状呈镰刀状，因此又称**镰状缘**；上端止于耻骨结节并与腹股沟韧带和腔隙韧带相续；下端与耻骨肌筋膜相续。

2. **骨筋膜鞘**　阔筋膜向大腿深部发出股内侧、股外侧和股后 3 个肌间隔，伸入各肌群之间，并附于股骨粗线，与骨膜及阔筋膜共同形成 3 个骨筋膜鞘，容纳相应的肌群、血管及神经（图 8-9）。

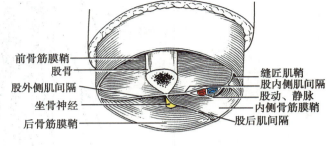

图 8-9　股骨中部骨筋膜鞘

（1）**前骨筋膜鞘**：包绕股前群肌、股动脉、股静脉、股神经及腹股沟深淋巴结。

（2）**内侧骨筋膜鞘**：包绕股内侧群肌、闭孔动脉、闭孔静脉和闭孔神经。

（3）**后骨筋膜鞘**：见股后区。

3. **肌腔隙与血管腔隙**　腹股沟韧带与髋骨间被**髂耻弓** iliopectineal arch（髂腰筋膜附着于腹股沟韧带和髋骨的髂耻隆起之间的部分）分隔成内、外侧两部分。外侧者称肌腔隙，内侧者称血管腔隙（图 8-10），二者是腹、盆腔与股前内侧区之间的重要通道。

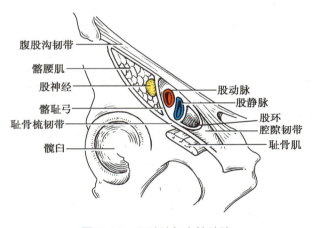

图 8-10　肌腔隙与血管腔隙

（1）**肌腔隙** lacuna musculorum：前界为腹股沟韧带外侧部，后外侧界为髂骨，内侧界为髂耻弓。内有髂腰肌、股神经和股外侧皮神经通过。患腰椎结核时，脓液可沿腰大肌及其筋膜，经此腔隙扩散至大腿根部，并可能刺激股神经产生相应的症状。

（2）**血管腔隙** lacuna vasorum：前界为腹股沟韧带内侧部，后界为耻骨肌筋膜及**耻骨梳韧带** pectineal ligament，内侧界为**腔隙韧带** lacunar ligament（陷窝韧带），外侧界为髂耻弓。腔隙内有股鞘及其包含的股动、静脉，腹股沟深淋巴结，生殖股神经股支和脂肪。

4. **股三角** femoral triangle　位于股前上方内侧，是一底向上、尖向下的倒三角形区域，向下与收肌管相续。

（1）**境界**：上界为腹股沟韧带，外下界为缝匠肌内侧缘，内下界为长收肌内侧缘，前壁为阔筋膜，后壁凹陷，自外侧向内侧分别为髂腰肌、耻骨肌和长收肌及其筋膜（图 8-11）。

（2）**内容**：股三角内的结构由外侧向内侧依次为股神经，股鞘及其包含的股动脉、股静脉、股管，以及腹股沟深淋巴结和脂肪等。股动脉居中，于腹股沟韧带中点深面由髂外动脉延续而成；外侧为股神经；内侧为股静脉（图 8-11）。此种关系具有在股动脉压迫止血，股动、静脉穿刺等操作及股神经麻醉时的定位意义。

1）**股鞘** femoral sheath：为腹横筋膜及髂腰筋膜向下延续，包绕股动、静脉上段的筋膜鞘，位于腹股沟韧带内侧半和阔筋膜的深面。呈漏斗状，长 3~4cm，向下与股血管的外膜融合为血管鞘。股鞘内有两条纵行的纤维隔，将鞘分为 3 个腔，外侧腔容纳股动脉，中间腔容纳股静脉，内侧腔形成股管（图 8-12）。

2）**股管** femoral canal：为股鞘内侧份漏斗状的筋膜间隙，平均长为 1.5cm。其前壁自上而下为腹

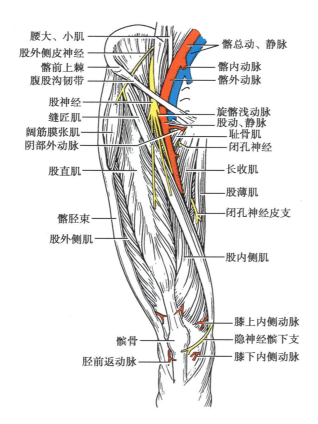

图 8-11 股前内侧区浅层肌及血管、神经

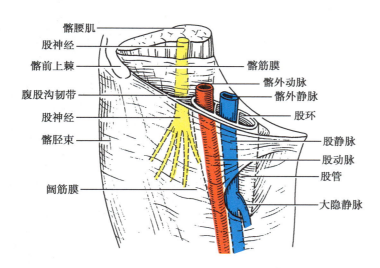

图 8-12 股鞘与股管

股沟韧带、隐静脉裂孔镰状缘的上端和筛筋膜；后壁为耻骨梳韧带、耻骨肌及其筋膜；内侧壁为腔隙韧带及股鞘内侧壁；外侧壁为股静脉内侧的纤维隔。股管下端为盲端；上口称**股环** femoral ring，卵圆形，内侧界为腔隙韧带，后界为耻骨梳韧带，前界为腹股沟韧带，外侧界为股静脉内侧的纤维隔。股环是股管上通腹腔的通道，被薄层疏松结缔组织覆盖，称**股环隔** femoral septum，上面衬有腹膜。从腹腔面观察，此处壁腹膜呈一小凹，称股凹，位置高于股环约 1cm。股管内有 1~2 个腹股沟深淋巴结和脂肪组织。腹内压增高时，腹腔脏器（主要为肠管）可被推向股凹，经股环凸至股管，最后由隐静脉裂孔处凸出而形成股疝。股环上方常有腹壁下动脉的闭孔支或变异的闭孔动脉经过腔隙韧带附近，故行股

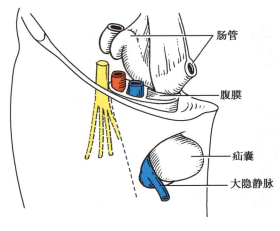

图 8-13 股疝

疝修补术时,应特别注意避免损伤此动脉。因股环前、后和内侧三面均为韧带结构,不易延伸,所以股疝易发生绞窄(图 8-13)。

3)**股动脉** femoral artery:为髂外动脉自腹股沟韧带中点后面向下的延续,在股三角内行向股三角尖,继而经收肌管下行,穿收肌腱裂孔至腘窝,移行为腘动脉。股动脉起始处发出 3 条浅动脉与同名静脉伴行。股动脉的最大分支为**股深动脉** deep femoral artery,于腹股沟韧带下方 3~5cm 处起自股动脉的后外侧,向内下行于长收肌和大收肌之间,沿途发出旋股内、外侧动脉,数条穿动脉及肌支,同时参与髋周围及膝关节动脉网的组成(图 8-14)。

4)**股静脉** femoral vein:为腘静脉的延续。起自收肌腱裂孔,向上与股动脉伴行,先行于股动脉后方,逐渐转至动脉内侧,继而穿血管腔隙移行为髂外静脉。股静脉除收集大腿深部静脉外,主要收纳大隐静脉的血液。

5)**腹股沟深淋巴结** deep inguinal lymph node:在股静脉上部附近及股管内,有 3~4 个淋巴结。收纳下肢和会阴的深、浅淋巴。其输出淋巴管注入髂外淋巴结。

6)**股神经** femoral nerve:起于腰丛,沿髂筋膜深面,经肌腔隙内侧部进入股三角。其主干短粗,随即发出众多肌支、皮支和关节支。肌支分布至股四头肌、缝匠肌和耻骨肌;关节支至髋和膝关节;皮支有股神经前皮支和内侧皮支,分布至股前内侧区的皮肤。其最长的皮神经为**隐神经** saphenous nerve,在股三角内伴股动脉外侧下行入收肌管,在收肌管下端穿大收肌腱板,行于缝匠肌和股薄肌之间,在膝关节内侧穿出深筋膜,伴大隐静脉下行至髌骨下方、小腿内侧和足内侧缘的皮肤(图 8-14)。

5. **收肌管** adductor canal 又称 Hunter 管,位于股中 1/3 段前内侧,缝匠肌的深面,大收肌和股内侧肌之间,是一长 15~17cm 的断面呈三角形的管状间隙。前壁为张于股内侧肌与大收肌间的收肌腱板,浅面覆以缝匠肌;外侧壁为股内侧肌;后壁为长收肌和大收肌。上口与股三角尖相通,下口为**收肌腱裂孔** adductor tendinous opening,向下通腘窝。收肌管内通过的结构,前方为股神经的股内侧肌支和隐神经,中间为股动脉,后方为股静脉以及淋巴管和疏松结缔组织。股动脉在管下段发出**膝降动脉** descending genicular artery(图 8-14)。股三角或腘窝的炎症,可借收肌管互相蔓延。

6. **股内侧区的血管和神经** 有闭孔动、静脉和闭孔神经。**闭孔动脉** obturator artery 起自髂内动脉,穿闭膜管出骨盆至

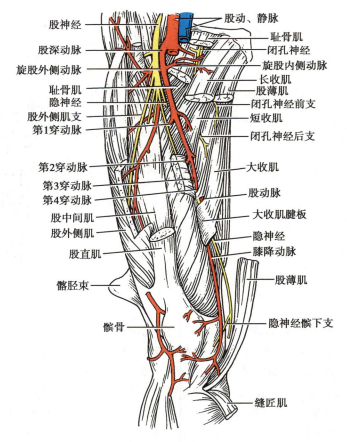

图 8-14 股前内侧区深层肌及血管、神经

股内侧,分前、后两支,分别位于短收肌的前、后方,营养内收肌群、髋关节和股方肌,并与旋股内侧动脉吻合。闭孔静脉与同名动脉伴行,回流至髂内静脉。**闭孔神经** obturator nerve 起于腰丛,伴闭孔血管出闭膜管后,亦分两支,前支支配内收肌群大部及膝关节;后支支配闭孔外肌和大收肌(见图 8-14)。

二、股后区

(一)浅层结构

皮肤较薄,浅筋膜较厚。股后皮神经位于阔筋膜与股二头肌之间,沿股后正中线下行至腘窝上角。沿途分支分布于股后区、腘窝及小腿后区上部的皮肤。

(二)深层结构

1. **后骨筋膜鞘**　包绕股后群肌、坐骨神经及淋巴结和淋巴管。鞘内的结缔组织间隙上通臀部,下连腘窝。二者的炎症可沿此间隙内的血管神经束互相蔓延。

2. **坐骨神经** sciatic nerve　为全身最粗大的神经,起于骶丛,多以单干形式出梨状肌下孔。它在臀大肌深面,坐骨结节与大转子之间,进入股后区,行于大收肌和股二头肌长头之间,常下降至腘窝上角处分为胫神经和腓总神经两个终支,但分支的部位高低存在个体差异(图 8-15)。

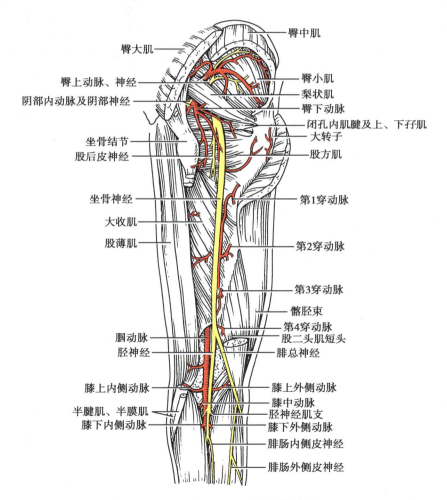

图 8-15　臀部和股后区的血管、神经

在股后部,坐骨神经主要从其内侧发出支配股二头肌长头、半腱肌、半膜肌和大收肌的肌支,支配股二头肌短头的神经由腓总神经发出。故股后区手术入路多沿坐骨神经外侧进行。坐骨神经偶有一较粗的起自臀下动脉的异常动脉伴行,行股部截肢手术时,需先结扎此动脉。在臀大肌下缘和股二头肌长头外侧缘夹角处,坐骨神经的位置表浅,是检查坐骨神经压痛点的常用部位。

第四节 ｜ 膝　部

膝部是从髌骨上缘上方两横指到胫骨粗隆高度的范围,分为膝前区和膝后区。

一、膝前区

膝前区结构主要包括皮肤、筋膜、滑液囊和肌腱等。伸膝时,明显可见并能扪及股四头肌腱、髌骨及髌韧带的轮廓。髌韧带两侧隆起的深面,填以**髌下脂体** infrapatellar fat pad。屈膝时该处呈浅凹,是关节腔穿刺的常用部位;向后可扪及膝关节间隙,此处恰对半月板,当半月板损伤时,膝关节间隙处可有压痛。

(一) 浅层结构

皮肤薄而松弛,皮下脂肪少,移动性大。皮肤与髌韧带之间有**髌前皮下囊** subcutaneous prepatellar bursa,慢性劳损和创伤时易发生炎症(图 8-16,图 8-17)。在膝内侧,有隐神经自深筋膜穿出并发出髌下支;在外上和内上方有股外侧皮神经、股神经前皮支和内侧皮支的终末分布;外下方有腓肠外侧皮神经分布。

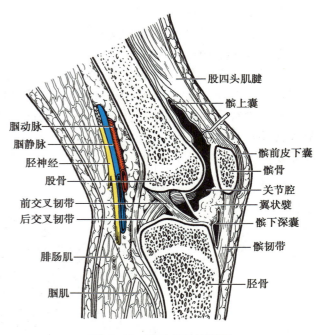

图 8-16　膝关节矢状断面

(二) 深层结构

膝前区的深筋膜是阔筋膜的延续,并与其深面的肌腱融合。其外侧部有髂胫束,内侧部有缝匠肌腱、股薄肌腱和半腱肌腱共同形成的**鹅足** pes anserinus,其深面滑液囊为**鹅足囊** anserine bursa。鹅足局部反复摩擦、过度使用可导致鹅足囊发生炎症。股四头肌腱向下附着于髌骨底及两侧缘,继而延续为**髌韧带** patellar ligament,止于胫骨粗隆。在髌骨两侧,股四头肌腱与阔筋膜一起,形成髌支持带,附着于髌骨、髌韧带及胫骨内、外侧髁。在股四头肌腱与股骨之间,有一大的**髌上囊** suprapatellar bursa,与关节腔相通,是膝部最大的滑膜囊(图 8-16,图 8-17)。当关节腔积液时,可出现浮髌试验阳性。

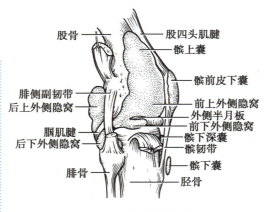

图 8-17　膝关节滑液囊

二、膝后区

膝后区主要为**腘窝** popliteal fossa。伸膝时,此部深筋膜紧张,屈膝时松弛,腘窝边界清晰可见,其内上和外上界的半腱肌、半膜肌和股二头肌腱均可触及。

(一) 浅层结构

皮肤松弛薄弱,移动性较大。浅筋膜中有小隐静脉穿入深筋膜,其周围有腘浅淋巴结。此区的皮神经为股后皮神经终末支、隐神经及腓肠外侧皮神经的分支。

(二) 深层结构

1. **境界**　腘窝为膝后区的菱形凹陷。外上界为

NOTES

股二头肌腱,内上界主要为半腱肌和半膜肌,下内和下外界分别为腓肠肌内、外侧头。腘窝顶(浅面)为腘筋膜,是阔筋膜的延续,向下移行为小腿深筋膜。腘筋膜由纵、横交织的纤维构成,致密而坚韧,患腘窝囊肿或腘动脉瘤时,因受腘筋膜的限制而胀痛明显。腘窝底自上而下为股骨腘面、膝关节囊后部及腘斜韧带、腘肌及其筋膜。

2. 内容　腘窝内含有重要的血管和神经,由浅至深依次为胫神经、腘静脉和腘动脉及血管周围腘深淋巴结,其外上界还有腓总神经(图 8-18)。

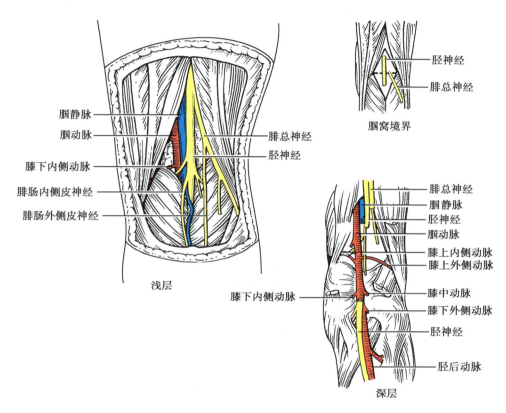

图 8-18　腘窝及其内容物

(1)**胫神经与腓总神经**:**胫神经** tibial nerve 位于腘窝的最浅面,由坐骨神经于腘窝上角分出,沿腘窝中线下行,至腘肌下缘穿比目鱼肌腱弓进入小腿后区。在腘窝内,胫神经发出肌支、关节支至附近的肌和膝关节;另发出**腓肠内侧皮神经** medial sural cutaneous nerve 伴小隐静脉下行至小腿后面,加入**腓肠神经** sural nerve。**腓总神经** common peroneal nerve 为坐骨神经的另一终末支,一般起自腘窝上角,沿股二头肌腱内侧缘行向外下,越过腓肠肌外侧头表面至腓骨头下方,绕腓骨颈进入腓骨长肌的深面,在此分成**腓浅神经** superficial peroneal nerve 和**腓深神经** deep peroneal nerve。腓总神经在腓骨颈处紧贴骨面,表面无肌组织覆盖,故腓骨颈外伤或骨折时,易损伤腓总神经,引起小腿前、外侧群肌瘫痪,导致足下垂等表现。腓总神经在腘窝发出关节支和皮支(**腓神经交通支** communicating branch of peroneal nerve 和**腓肠外侧皮神经** lateral sural cutaneous nerve)。

(2)**腘动脉** popliteal artery:为股动脉的延续,位置最深,与股骨腘面及膝关节囊后部紧贴,故股骨髁上骨折易损伤腘动脉。腘动脉上部位于胫神经内侧,中部居神经前方,下部转至神经外侧。腘动脉在腘窝的分支有**膝上内侧动脉** medial superior genicular artery、**膝上外侧动脉** lateral superior genicular artery、**膝中动脉** middle genicular artery、**膝下内侧动脉** medial inferior genicular artery 和**膝下外侧动脉** lateral inferior genicular artery 供应膝关节,并参与膝关节动脉网的组成。其他分支营养膝部的肌。在腘窝下角,腘动脉分为**胫前动脉** anterior tibial artery 和**胫后动脉** posterior tibial artery 两个终支。

（3）**腘静脉** popliteal vein：由胫前静脉和胫后静脉在腘窝下角处汇集而成，并有小隐静脉注入。在腘窝内伴胫神经和腘动脉上行，位于二者之间，并与腘动脉包于同一筋膜鞘内。

（4）**腘深淋巴结** deep popliteal lymph node：位于腘血管周围，约 4~5 个。收纳小腿和足的深淋巴；其输出淋巴管注入腹股沟深淋巴结。

三、膝关节动脉网

膝关节的血供十分丰富，由股动脉、腘动脉、胫前动脉和股深动脉的多个分支在膝关节周围吻合形成动脉网。主要有旋股外侧动脉降支、膝降动脉、膝上内侧动脉、膝上外侧动脉、膝中动脉、膝下内侧动脉、膝下外侧动脉、股深动脉的第 3 穿动脉和胫前动脉的胫前、后返动脉。膝关节动脉网保证了膝关节的营养供给，且腘动脉损伤或栓塞时，可成为侧支循环的重要途径，保证下肢远端的血供（图 8-19）。

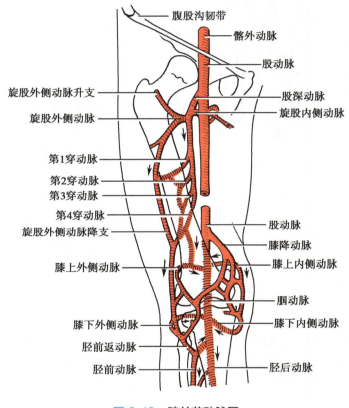

图 8-19 膝关节动脉网

第五节 ｜ 小腿部

小腿部上界为平胫骨粗隆的环形线，下界为内、外踝基部的环形连线。经内、外踝的垂线，将小腿部分为小腿前外侧区和小腿后区。

一、小腿前外侧区

（一）浅层结构

皮肤较厚而紧，移动性小，多毛发，血供较差，故损伤后愈合较慢。浅筋膜疏松，含少量脂肪。身体轻度水肿时，于内踝上方易出现压痕。

1. **浅静脉**　为大隐静脉及其属支。大隐静脉起于足背静脉弓的内侧,经内踝前方约 1cm 处(此处为大隐静脉切开的常用部位),上行达小腿前内侧。大隐静脉及其属支在此区与小隐静脉、深静脉有广泛的交通和吻合。

2. **皮神经**　此区的皮神经主要有**隐神经** saphenous nerve 和**腓浅神经** superficial peroneal nerve。隐神经伴大隐静脉行至足内侧缘,在小腿上部居静脉后方,在小腿下部绕至静脉前方;腓浅神经由腓总神经分出,于小腿外侧中、下 1/3 交点处穿出深筋膜至皮下,分布于小腿外侧及足背皮肤(见图 8-8)。

(二)深层结构

小腿前外侧区深筋膜较致密,在胫侧与胫骨体内侧面的骨膜紧密融合,在腓侧发出前、后肌间隔,止于腓骨骨膜。深筋膜、前肌间隔、后肌间隔、胫骨骨膜、腓骨骨膜及骨间膜,共同围成前骨筋膜鞘和外侧骨筋膜鞘,容纳相应肌群及血管和神经(图 8-20)。

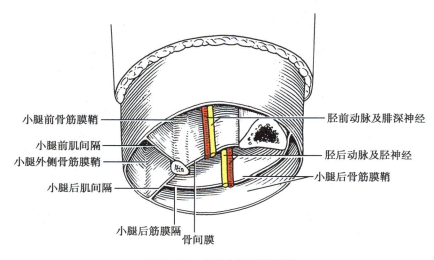

图 8-20　小腿中部骨筋膜鞘

1. **前骨筋膜鞘**　容纳小腿前群肌、腓深神经和胫前血管。

(1)**胫前动脉** anterior tibial artery:于腘肌下缘由腘动脉分出后,即向前穿骨间膜进入小腿前骨筋膜鞘,并紧贴骨间膜前面伴腓深神经下行。上 1/3 段位于胫骨前肌和趾长伸肌之间,下 2/3 段位于胫骨前肌和姆长伸肌之间。主干下行至伸肌上支持带下缘处,移行为**足背动脉** dorsal artery of foot(图 8-21,图 8-23)。胫前动脉起始部发出胫前、后返动脉,加入膝关节动脉网;中部发出肌支营养小腿前群肌及胫、腓骨;下部在踝关节附近发出分支参与构成踝关节动脉网。

(2)**胫前静脉** anterior tibial vein:为 2 条,与同名动脉伴行。

(3)**腓深神经** deep peroneal nerve:于腓骨颈高度起自腓总神经,穿腓骨长肌起始部及前肌间隔,进入小腿前骨筋膜鞘与胫前血管伴行(图 8-21)。发出肌支支配小腿前群肌和足背肌。皮支仅分布于第 1、2 趾相对缘的背侧皮肤。腓深神经损伤可致足下垂和不能伸趾。

2. **外侧骨筋膜鞘**　容纳小腿外侧群肌和腓浅神经。

腓浅神经 superficial peroneal nerve 于腓骨颈高度由腓总神经分出,下行于腓骨长、短肌之间,发出肌支支配此二肌,进而于小腿外侧中、下 1/3 交点处穿出深筋膜至皮下,分布于小腿外侧及足背皮肤(腓深神经支配区除外)(图 8-21)。腓浅神经损伤导致足不能外翻,上述分布区皮肤感觉障碍。

二、小腿后区

(一)浅层结构

皮肤柔软,弹性好,血供丰富,是临床上常用的带血管蒂皮瓣的供皮区。浅筋膜较薄,内有小隐静

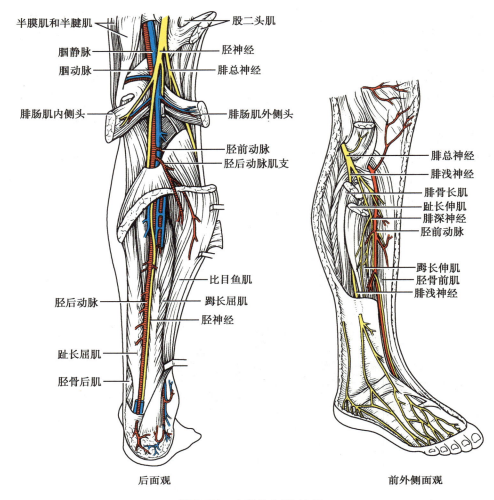

后面观　　　　　　　　　　　前外侧面观

图 8-21　小腿的血管、神经

脉及其属支、腓肠内侧皮神经、腓肠外侧皮神经和腓肠神经等。

1. **小隐静脉** small saphenous vein　起于足背静脉弓的外侧端,伴腓肠神经绕外踝后方于小腿后区正中线上行,至腘窝下角处穿腘筋膜入腘窝,上升一段后汇入腘静脉。小隐静脉有 7~8 个静脉瓣,并有交通支与大隐静脉和深静脉相吻合。静脉瓣发育不良或深静脉回流受阻,可导致小隐静脉和大隐静脉淤血或曲张。

2. **腓肠神经** sural nerve　多由来自胫神经的腓肠内侧皮神经和来自腓总神经的腓肠外侧皮神经于小腿后区下部吻合而成,穿出深筋膜后经外踝后方达足背外侧,分布于小腿后区下部及足背外侧的皮肤(见图 8-8)。

(二) 深层结构

深筋膜较致密,与胫、腓骨的骨膜,骨间膜及后肌间隔共同围成后骨筋膜鞘,容纳小腿后群肌及血管神经束(图 8-20)。

1. **后骨筋膜鞘**　小腿后骨筋膜鞘依后筋膜隔分浅、深两鞘。浅鞘容纳小腿三头肌,向下逐渐缩窄,仅包绕跟腱及周围脂肪;深鞘容纳小腿后群深层肌及腘肌,在小腿上部由外侧向内侧依次为姆长屈肌、胫骨后肌和趾长屈肌。在内踝后上方,趾长屈肌腱越过胫骨后肌腱浅面行向外侧,至足底与姆长屈肌腱形成腱交叉(图 8-22)。

2. **血管神经束**

(1) **胫后动脉** posterior tibial artery:为腘动脉的直接延续,在小腿后区浅、深层肌之间下行,沿途

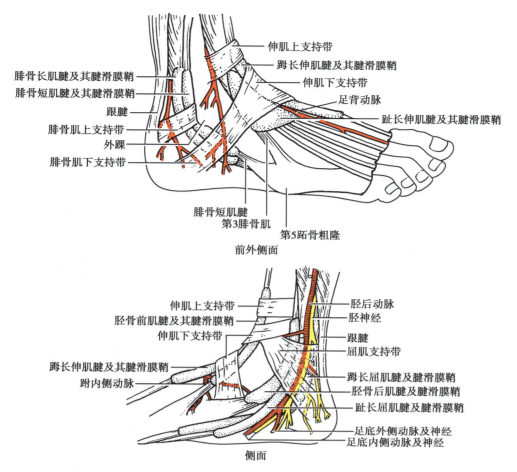

图8-22 踝部支持带及腱鞘

分支营养邻近肌（图8-21）。主干经内踝后方进入足底。胫后动脉起始处发出**腓动脉** peroneal artery，沿胫骨后肌表面斜向外下，在姆长屈肌与腓骨之间下降于外踝后方，终于外踝支。腓动脉主要营养邻近肌和胫、腓骨。

（2）**胫后静脉** posterior tibial veins：为2条，与同名动脉伴行。

（3）**胫神经** tibial nerve：为腘窝内胫神经的延续，伴胫后血管行于小腿后群浅、深层肌之间，经内踝后方进入足底（图8-21，图8-24）。该神经主要发出肌支支配小腿后群肌；皮支为腓肠内侧皮神经，伴小隐静脉分布于小腿后面的皮肤。

第六节 | 踝部和足部

踝部上界平内、外踝基部的环线，下界为过内、外踝尖的环线，其远侧为足部。踝部以内、外踝为界，分为踝前区和踝后区。足部又可分为足背和足底。

一、踝前区和足背

（一）浅层结构

皮肤较薄，浅筋膜疏松，缺少脂肪，浅静脉和肌腱等结构清晰可见。浅静脉有足背静脉弓及其属支，其内、外侧端逐渐分别汇合成大、小隐静脉。皮神经为足背内侧的隐神经、足背外侧的腓肠神经终支（足背外侧皮神经）、足背中央的腓浅神经终支（足背内侧皮神经和足背中间神经），以及在第1、2趾相对缘皮肤的腓深神经终支（见图8-8）。

(二)深层结构

踝前区深筋膜为小腿深筋膜的延续,在此增厚形成两个支持带。

1. **伸肌上支持带** superior extensor retinaculum　又称小腿横韧带,呈宽带状,位于踝关节上方,连于胫、腓骨下端之间。深面有两个间隙:内侧间隙通过胫骨前肌腱、胫前血管和腓深神经;外侧间隙通过姆长伸肌腱、趾长伸肌腱和第3腓骨肌(图8-22)。

2. **伸肌下支持带** inferior extensor retinaculum　又称小腿十字韧带,位于踝关节前方的足背区,多呈横Y形,外侧端附于跟骨外侧面,内侧端分叉附于内踝及足内缘。伸肌下支持带向深面发出纤维隔,形成3个骨纤维管:内侧者通过胫骨前肌腱,中间者通过姆长伸肌腱、足背动脉和腓深神经,外侧者通过趾长伸肌腱和第3腓骨肌腱。各肌腱表面均有腱鞘包绕(图8-22)。

3. **足背动脉** dorsal artery of foot　在伸肌上支持带下缘续于胫前动脉。在踝关节前方行于姆长伸肌腱和趾长伸肌腱之间,位置表浅,搏动易于触及。主干继续沿着姆短伸肌内缘和深面前行,至第1跖骨间隙的近侧,延续为**足底深支** deep plantar artery 和**第1跖背动脉**两个终末支。沿途发出**跗外侧动脉** lateral tarsal artery 行向足背外侧;**跗内侧动脉** medial tarsal artery 1~3支,行向足背内侧及足底;**弓状动脉** arcuate artery 向足背外侧弓状弯行,与跗外侧动脉吻合,并发出3支跖背动脉;足底深支穿第1跖骨间隙至足底与足底动脉吻合;第1跖背动脉分布于姆趾和第2趾背面的内侧(图8-23)。

4. **腓深神经**　多行于足背动脉的内侧,分成内、外侧两个终支,分布于足背肌、足关节及第1、2趾相对缘的皮肤。

5. **足背筋膜间隙及内容**　足背深筋膜分两层:浅层为伸肌下支持带的延续,附着于足内、外缘;深层紧贴骨间背侧肌及跖骨骨膜。两层间为**足背筋膜间隙**,容纳趾长伸肌腱及腱鞘、趾短伸肌及其肌腱、足背动脉及其分支和伴行静脉,以及腓深神经(图8-22)。

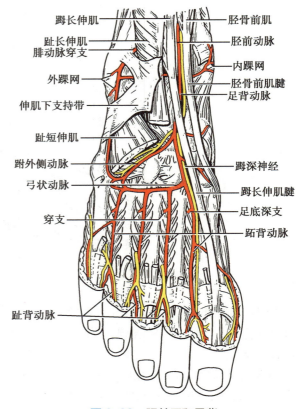

图8-23　踝前区和足背

二、踝后区

踝后区上界为内、外踝基部后面的连线,下界为足跟下缘。中线深面有跟腱附着于跟骨结节。跟腱与内、外踝之间各有一浅沟:内侧浅沟深部有小腿屈肌腱及小腿后区的血管、神经穿入足底;外侧浅沟内有小隐静脉、腓肠神经及腓骨长、短肌腱通过。

(一)浅层结构

此区皮肤上部移动性大,足跟部皮肤角化层较厚。浅筋膜较疏松,跟腱两侧有较多脂肪。跟腱与皮肤之间有跟皮下囊,跟腱止端与跟骨骨面之间有跟腱囊。

(二)深层结构

1. **踝管** malleolar canal　踝后区的深筋膜在内踝和跟骨结节内侧面之间的部分增厚,形成**屈肌支持带** flexor retinaculum,又称分裂韧带。此韧带与跟骨内侧面、内踝之间围成踝管。屈肌支持带向深面发出3个纤维隔,将踝管分成4个通道,通过的结构由前向后依次为:①胫骨后肌腱;②趾长屈肌腱;

③胫后动、静脉和胫神经;④踇长屈肌腱。踝管是小腿后区与足底间的一个重要通道,感染时可借其互相蔓延。由于某些原因使踝管变狭窄时,可能压迫踝管内容物,形成踝管综合征(图 8-24)。

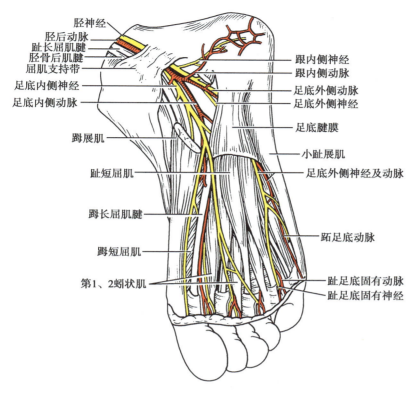

图 8-24 踝后区内侧面和足底

2. 腓骨肌上、下支持带 superior and inferior peroneal retinacula 外踝后下方的深筋膜增厚,形成腓骨肌上、下支持带。腓骨肌上支持带连于外踝后缘与跟骨外侧面上部之间,可限制腓骨长、短肌腱于外踝后下方;腓骨肌下支持带前端续于伸肌下支持带,后端止于跟骨外侧面前部,有固定腓骨长、短肌腱于跟骨外侧面的作用。两肌腱在穿经支持带深面时,共同包于一个总腱鞘内(图 8-25)。

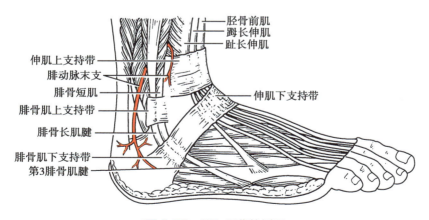

图 8-25 踝和足背外侧面

3. 踝关节的韧带 踝关节内、外侧各有一些韧带加强,主要有**内侧韧带** medial ligament 和**外侧韧带** lateral ligament(图 8-26,图 8-27)。内侧韧带起于内踝下缘,止于舟骨、距骨和跟骨前内侧面,呈三角形。外侧韧带分成 3 部分:**距腓前韧带** anterior talofibular ligament 位于外踝前缘和距骨前外侧面之间;**距腓后韧带** posterior talofibular ligament 位于外踝后缘和距骨后突之间;**跟腓韧带** calcaneofibular

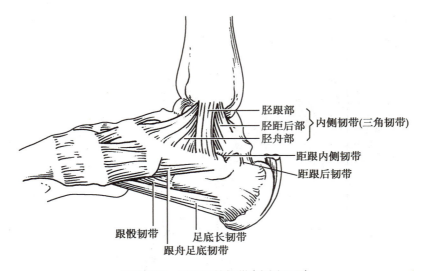

图 8-26 踝和足的韧带（内侧面观）

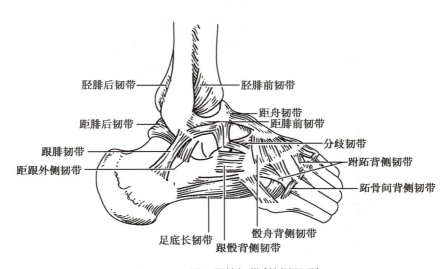

图 8-27 踝和足的韧带（外侧面观）

ligament 位于外踝尖和跟骨外侧面中部之间。外侧韧带比内侧韧带薄弱，易损伤。

三、足底

（一）浅层结构

足底皮肤厚，致密而坚韧，移动性差，尤以足跟、足外侧缘、第 1 跖骨头处更为增厚。因这些部位是身体重力的支持点，故容易因摩擦增厚而形成胼胝。浅筋膜内致密的纤维束将皮肤与足底深筋膜紧密相连。

（二）深层结构

足底深筋膜分两层：浅层覆于足底肌表面，两侧较薄，中间部增厚称**足底腱膜**（又称跖腱膜），相当于手掌的掌腱膜；深层覆于骨间肌的跖侧，称骨间跖侧筋膜。

1. 足底腱膜 plantar aponeurosis 呈三角形，含有较多的纵行纤维。后端稍窄，附于跟骨结节前缘内侧部。其两侧缘向深部发出肌间隔，止于第 1、5 跖骨，在足底形成 3 个骨筋膜鞘。

（1）内侧骨筋膜鞘：容纳跗展肌、跗短屈肌、跗长屈肌腱及血管和神经。

（2）中间骨筋膜鞘：容纳趾短屈肌、足底方肌、跗收肌、趾长屈肌腱、蚓状肌、足底动脉弓及其分支、足底外侧神经及分支等。

（3）外侧骨筋膜鞘：容纳小趾展肌、小趾短屈肌及血管和神经。

2. 足底的血管和神经　胫后动脉及胫神经穿踝管至足底，即分为足底内、外侧动脉和足底内、外侧神经（见图 8-24）。**足底内侧动脉** medial plantar artery 较细小，伴同名静脉和神经沿足底内侧缘前行，分布于邻近组织，末端与第 1~3 跖足底总动脉吻合。**足底外侧动脉** lateral plantar artery 较粗，伴同名静脉和神经斜向前外，穿趾短屈肌深面至足底外侧缘，分支分布于邻近组织，终支向内弯行至第 1 跖骨间隙处，与足背动脉的足底深支吻合成足底弓。由足底弓发出 4 条足心动脉，继而延续为跖足底总动脉和趾足底固有动脉，分布于各趾。**足底内侧神经** medial plantar nerve 支配足底内侧部的肌和关节、足底内侧半及内侧三个半趾底面的皮肤。**足底外侧神经** lateral plantar nerve 支配足底外侧部肌及关节、足底外侧半和外侧一个半趾底面的皮肤。

第七节 ｜ 下肢的解剖操作

一、解剖股前内侧区

（一）切口与翻皮

人体标本仰卧位。先触摸骨性标志：髂前上棘、大转子、耻骨结节、耻骨嵴、耻骨联合、腹股沟韧带、股骨内侧髁、股骨外侧髁、收肌结节。做如下切口（见绪图-7）。

1. 上切口　从髂前上棘至耻骨结节做一斜行切口。

2. 下切口　过胫骨粗隆水平做一横行切口。

3. 纵切口　由上切口中点向下，沿大腿前面做纵切口，直达下切口。

各切口均应浅切。向两侧翻起皮肤，翻皮不能过厚，避免切断浅层的血管和神经。

（二）层次解剖

1. 解剖浅筋膜内结构

（1）解剖大隐静脉及其属支和伴行的浅动脉：在股骨内侧髁后缘脂肪组织内寻找大隐静脉及伴行的隐神经。向上追踪大隐静脉至耻骨结节下外约 3cm 处，可见其穿过筛筋膜注入股静脉。用镊子将大隐静脉近侧端稍提起，用刀柄将隐静脉裂孔下外侧缘的轮廓划清，显示出隐静脉裂孔的边缘，观察其形状、大小和位置。在附近分别寻找大隐静脉的五条属支。先找出腹壁浅静脉、旋髂浅静脉、阴部外静脉及伴行的 3 条同名动脉（动脉很细小，可单独起自股动脉，亦可共干起于股动脉；暂不追踪动脉的起点），仔细观察大隐静脉末段与股静脉之间是否有阴部外动脉通过，临床上常用该动脉作为寻找大隐静脉根部的标志。然后寻找股内侧静脉、股外侧静脉，这 2 条浅静脉的注入点位置较低。最后全面观察 5 条属支的类型、大隐静脉与深静脉的交通支，纵行剖开一段大隐静脉以观察静脉瓣。

（2）观察腹股沟浅淋巴结：在腹股沟韧带下方及大隐静脉近端两侧的脂肪中寻找和观察腹股沟浅淋巴结。观察后可除去。

（3）解剖皮神经：在浅筋膜内寻找下列皮神经：①股外侧皮神经在髂前上棘下方 5~10cm 处穿出深筋膜；②股神经前皮支和内侧皮支在大腿中、下部沿缝匠肌表面穿出深筋膜；③闭孔神经皮支在大腿上部内侧穿出阔筋膜（大约在缝匠肌中点内侧 3 横指处可找到该神经）。上述皮神经均尽量追踪至远端并保留。

2. 解剖深筋膜　保留浅血管和皮神经，去除浅筋膜，仔细观察阔筋膜，可见阔筋膜的外侧部显著增厚，形成髂胫束。髂胫束起自髂嵴，止于胫骨外侧髁。臀大肌下份附着于髂胫束；髂胫束上份分两层包裹阔筋膜张肌。在髂前上棘稍下方向下纵行切开阔筋膜至髌骨外侧缘，在腹股沟韧带下方横向切断阔筋膜，用刀柄将其与深层组织分离，翻向两侧，注意勿损伤深面的结构。

3. 解剖股前群肌　仔细去除股前部的阔筋膜，修洁缝匠肌和股四头肌。用手指伸入股外侧肌、股内侧肌后方,查验股外侧肌间隔、股内侧肌间隔。观察股四头肌4个头的位置及纤维方向。检查股四头肌腱止于髌骨,并形成髌韧带附着于胫骨粗隆。

4. 解剖股三角及其内容

(1)观察股三角的位置、边界及股鞘的结构特点:确认股三角的边界和股鞘。股鞘为包绕股血管的漏斗状薄层筋膜鞘,由外向内分为3个纵行的腔,分别容纳股动、静脉和股管。

(2)解剖股动脉及主要分支:在腹股沟中点(髂前上棘至耻骨联合上缘连线的中点)、腹股沟韧带下方,寻找股动脉,并追踪至股三角的尖部,观察其潜入缝匠肌的深面,进入收肌管。在股动脉主干上部后外侧,距腹股沟韧带3~5cm处解剖出它的最大分支股深动脉。股深动脉在股三角内有2个主要分支,即旋股外侧动脉和旋股内侧动脉。旋股外侧动脉一般从股深动脉外侧发出,走在缝匠肌、股直肌深面。小心切断缝匠肌上端和股直肌中部,并翻起,可见旋股外侧动脉分为升、横、降3支。在股深动脉内侧解剖出旋股内侧动脉,可见它从髂腰肌和耻骨肌之间穿向深面。此2条动脉有时可直接发自股动脉。沿股深动脉主干追踪其发出的3~4支穿动脉,观察它们穿过短收肌与大收肌至大腿后部。

(3)解剖股静脉,观察腹股沟深淋巴结:在股动脉内侧解剖出股静脉,注意其先位于股动脉内侧,至股三角尖走向股动脉后方。注意寻找沿股静脉近段排列的腹股沟深淋巴结,观察后除去。清理股深静脉,勿损伤股动脉分支。

(4)探查股管:股静脉内侧的潜在性间隙即股管,内有1~2个腹股沟深淋巴结和脂肪。观察股管长约1.5cm,外侧壁是将股静脉与其分隔的纤维隔,前壁为阔筋膜,后壁为耻骨肌筋膜。股管上口为股环,用小指顺股静脉内侧向上探查,可通向股环(或者从股环伸入股管探查)。股管下部是盲端,对着卵圆窝的内上份。

(5)解剖股神经:在腹股沟韧带下方,股动脉的外侧,切开覆盖于髂腰肌表面的髂腰筋膜,暴露股神经及髂腰肌。解剖追踪股神经的分支,形如马尾,分别支配耻骨肌、缝匠肌、股四头肌及股前内侧区皮肤。其中最长的一支,称隐神经,与股动脉伴行进入收肌管,追踪并修洁。

5. 解剖收肌管及其内容 将已切断的缝匠肌向上、下翻起,如有皮神经穿过此肌,可切断。注意缝匠肌下段的深面有一层致密的结缔组织即大收肌腱板,它架于股内侧肌与大收肌之间。大收肌腱板构成收肌管前壁。纵行切开腱板,暴露收肌管内结构,主要是股三角内结构的延续,如股神经的股内侧肌支、隐神经,股动、静脉等。用镊子分离管内结构,观察动、静脉与神经的关系,隐神经从外侧跨过股动脉前方至内侧。在收肌管内寻找隐神经发出的髌下支和股动脉发出的膝降动脉,观察其二者伴行,穿过大收肌腱板,共同从股薄肌与缝匠肌腱之间穿出,分布于膝内侧。注意股动脉在收肌管内逐渐移向股静脉的前内侧,共同通过收肌腱裂孔至腘窝。

6. 解剖股内侧肌群和闭孔神经 先分离修洁内侧的股薄肌,再清理长收肌和耻骨肌。在长收肌起点下约3cm处切断该肌,向上、下翻起暴露深部的短收肌。清理短收肌及其表面的闭孔神经前支和位于其深面的闭孔神经后支。清理短收肌后下方的大收肌,注意该肌下部的收肌腱裂孔,股动、静脉由此进出腘窝,改名为腘动、静脉。

二、解剖小腿前外侧区和足背

(一)切口与翻皮

人体标本仰卧位。先触摸骨性标志:髌骨、髌韧带、胫骨粗隆、胫骨内侧髁、胫骨外侧髁、腓骨头、腓骨颈、内踝、外踝、舟骨粗隆、第5跖骨粗隆。做如下3个切口(见绪图-7)。

1. 上横切口 在内、外踝水平做一过踝关节前方的横切口。

2. 下横切口 沿足趾根部、趾蹼背侧做一横切口达足背内、外侧缘。

3. 纵切口 延长大腿前面的纵切口过踝部中线,切开足背皮肤,直达第3趾尖。

将皮肤翻向两侧。注意膝部、踝部、足背部的皮肤切口要浅,皮肤剥离时勿损伤浅筋膜内的浅静脉和皮神经。

（二）层次解剖

1. 解剖浅筋膜内结构

（1）小腿前外侧区浅筋膜内结构

1）解剖大隐静脉和隐神经：沿股前内侧区解剖出的大隐静脉向下追踪、修洁至足背，并保留。同时找出与其伴行的隐神经。从足背静脉弓外侧端找出小隐静脉，往上追踪至其通过外踝的后下方，注意观察大、小隐静脉与内、外踝的位置关系。同时找出与小隐静脉伴行的腓肠神经。

2）解剖腓浅神经：清除小腿浅筋膜前，首先在小腿外侧中、下 1/3 交界处，仔细找出腓浅神经的皮支，追踪至足背远端并保留。

（2）解剖足背浅筋膜内的结构：确认足背静脉弓，沿其内侧端清理出大隐静脉起始段及伴行的隐神经。从外侧端清理出小隐静脉及伴行的腓肠神经终支（足背外侧皮神经）。在足背正中部位修洁和保留腓浅神经的两个终支：足背内侧和足背中间皮神经，观察其分布。在第 1、2 趾蹼处切开浅筋膜，寻找腓深神经的终末支。

2. 解剖深筋膜

清除浅筋膜，暴露小腿及足背的深筋膜。仔细观察筋膜各部不同的厚度。从胫骨外侧髁前方向下纵行切开深筋膜，可见小腿上部深筋膜较厚，其深面为肌附着，不易分离。小腿中部深筋膜较薄，肌较易分离。小腿下部，踝关节上方，深筋膜横行纤维增厚，形成伸肌上支持带（小腿横韧带）；在踝关节前下方近足背处深筋膜又显著增厚，呈横位的 Y 形，此即伸肌下支持带（小腿十字韧带）；外踝后下方的深筋膜增厚，形成腓骨肌上、下支持带。观察它们的境界及附着点，清除深筋膜，仅保留这些支持带。

3. 解剖小腿前外侧区深层结构

（1）解剖小腿前群肌、外侧群肌：在小腿下 1/3 从内侧到外侧依次修洁小腿前方的胫骨前肌、踇长伸肌、趾长伸肌和其外侧的第三腓骨肌；在小腿外侧，修洁腓骨长、短肌。清理深筋膜时注意观察在伸肌上支持带及腓骨肌支持带深面经过的肌腱皆包以腱鞘，其功能是保护肌腱，减少摩擦。

（2）解剖胫前动脉和伴行静脉：分离胫骨前肌与趾长伸肌的上段，在两肌之间、骨间膜前面，解剖出胫前动脉、静脉（除去静脉保留动脉）。清理动脉时注意勿伤及附近的神经。向上尽量分开胫骨前肌与趾长伸肌，在胫骨粗隆水平处横断胫骨前肌，切除胫骨前肌上份残端的肌纤维，沿胫前动脉向上找出向内上行于胫骨前肌深面、紧贴胫骨外侧髁的胫前返动脉，该返动脉与胫前返神经伴行，分支分布于膝关节。在小腿下份腓骨内侧纵切伸肌上支持带，于第三腓骨肌外侧，找出腓动脉的穿支，该支有时粗大，可代替足背动脉。

（3）解剖腓浅神经、腓深神经：在腓骨颈外侧找出腓总神经，观察其绕过腓骨颈前面，穿入腓骨长肌深面，并分成 3 个分支：胫前返神经、腓浅神经、腓深神经。先将尖头镊沿腓总神经方向向前插入腓骨长肌，顺腓总神经的走向切断该肌，暴露上述 3 条神经。胫前返神经与胫前返动脉伴行；腓浅神经在腓骨长、短肌之间下行，观察其支配两肌的肌支以及在小腿前外侧中、下 1/3 交界处穿出深筋膜，分为内、外两支，向下延续为足背内侧皮神经和足背中间皮神经。沿胫前动脉寻找和修洁伴行的腓深神经达足背。

4. 解剖足背的深层结构

清理踇长伸肌腱、趾长伸肌腱，并找出其深面的踇短伸肌、趾短伸肌。在足趾根部切断踇长、短伸肌腱及趾长、短伸肌腱，翻向近侧。在踝关节前方找出腓深神经及与其伴行的足背动脉和足背静脉。修洁足背动脉并观察其分支（跗内、外侧动脉，弓状动脉），追踪该动脉至第 1 跖间隙近侧端，寻找发出的第 1 跖背动脉和足底深支。

三、解剖臀区和股后区

（一）切口与翻皮

人体标本俯卧位。先触摸骨性标志：髂嵴、髂后上棘、髂结节、坐骨结节。做如下切口（见绪图-7）。

1. **上切口** 从髂前上棘起始,沿髂嵴切到髂后上棘,再向内侧切至骶部正中。

2. **正中切口** 由上切口内侧端沿骶部正中垂直向下切至尾骨尖。

3. **下切口** 沿臀沟至臀部外侧做一弧形切口。

4. **膝下横切口** 过腘窝下方(相当于胫骨粗隆水平)做一横切口。

5. **股后纵切口** 由第3切口中点向下沿股后正中线纵切至膝下切口。

将臀区皮肤翻向外侧,股后区皮肤翻向两侧。注意切口不宜过深,以免损伤浅筋膜内的血管、神经。

(二)层次解剖

1. 解剖浅筋膜内结构 在髂嵴上方、竖脊肌外缘的浅筋膜内寻找由第1~3腰神经后支发出的皮神经,即臀上皮神经,并向下追踪至臀上部。在臀大肌下缘中点附近寻找从下向上的臀下皮神经2~3支(为股后皮神经的分支)。有时这些神经不易找到,不必花费过多时间去解剖,去除剩余浅筋膜。股后部浅筋膜中无重要结构,也可直接去除。

2. 观察深筋膜 臀区深筋膜非常发达,它发出纤维束深入臀大肌肌束内,故不易清理。追查臀筋膜的延续,可见其向上附着于髂嵴,向外、向下移行于阔筋膜。

3. 解剖深层结构

(1)解剖臀大肌及股后皮神经:在臀大肌下缘与股二头肌相交处,纵行切开深筋膜直达腘窝。在深筋膜的深面,寻找股后皮神经。确认并修洁臀大肌上、下缘。沿臀大肌起点约2cm处弧形切开臀大肌。在未切断该肌之前,先用手指伸入臀大肌的深面,尽可能地将其与深层结构分离,边分边切,注意不要损伤其深面的血管、神经。臀大肌切开后向外侧翻开,用镊子清理进入臀大肌上部的臀上动、静脉的浅支,以及进入臀大肌下部的臀下动、静脉和神经。有时可见臀大肌与股骨大转子之间的滑液囊,戳破此囊有黏液淌出。观察臀大肌的止点分布(臀肌粗隆和髂胫束)。

(2)解剖出入梨状肌上孔的血管和神经及臀部肌:清理梨状肌上缘,使之与臀中肌分离,清理并切断臀中肌中份,将此肌翻开即可见臀小肌。在梨状肌的内上方寻找由梨状肌上孔穿出的臀上动、静脉和臀上神经并修洁。臀上动脉分浅、深两支,浅支分布至臀大肌,深支伴臀上神经分布至臀中、小肌。

(3)解剖出入梨状肌下孔的血管和神经:在梨状肌下方可见粗大的坐骨神经,其内侧为股后皮神经,再内侧为臀下动、静脉和臀下神经。臀下动、静脉和神经分布至臀大肌。依次解剖和修洁这些神经、血管,并保留。在最内侧解剖出阴部内动、静脉和阴部神经,它们走行隐蔽,出梨状肌下孔后,立即进入坐骨小孔,然后走向坐骨肛门窝至会阴部。观察确认骶结节韧带(可部分切断)、骶棘韧带和坐骨小孔。

(4)观察坐骨神经的走行及其深面的肌:清理坐骨神经周围结缔组织,可见该神经出梨状肌下孔后(有时在梨状肌上缘或梨状肌中穿出)在坐骨结节与大转子连线中点偏内下行,在臀大肌下缘与股二头肌长头外侧缘夹角处其位置表浅。提起坐骨神经,在其深面由上而下清理上孖肌、闭孔内肌腱、下孖肌和股方肌。垂直切断股方肌并翻开,可见其深面的闭孔外肌腱。

(5)观察股后区的肌及神经和血管:分别修洁半腱肌、半膜肌和股二头肌。在股二头肌深面,追踪坐骨神经及支配股后群肌和部分大收肌的肌支。在坐骨神经深面寻找股深动脉发出的穿动脉,观察其穿过短收肌、大收肌并分支营养股后区肌的情况。

四、解剖腘窝和小腿后区

(一)切口与翻皮

人体标本俯卧位。先触摸骨性和腱性标志:半腱肌腱、半膜肌腱、腓骨头、腓骨颈、跟腱、跟骨结节。在腘窝下缘已有一横切口基础上,做如下切口(见绪图-7)。

1. **横切口** 在内、外踝水平过踝关节后方做一横切口,切口不宜过深。

2. 纵切口 从腘窝下横切口中点向下、沿小腿后区正中做一纵切口,过踝部横切口直达足跟。将小腿和踝后区皮肤尽量向两侧翻开。

(二)层次解剖

1. 解剖浅筋膜内结构 在外踝后下方的浅筋膜中解剖出小隐静脉及伴行的腓肠神经,向上追踪,直至穿入腘窝的深筋膜为止。小心清除小腿后面及腘窝的浅筋膜,注意小隐静脉穿入腘筋膜的位置,观察在小腿后面中、下份,小隐静脉是否有穿支与深静脉交通,以及大、小隐静脉之间是否有吻合支。沿腓肠神经向上解剖,于小腿后正中线、深筋膜深面,可找到腓肠内侧皮神经(起自胫神经)。在腓骨头后方约 5cm 处找出由腓总神经发出的腓肠外侧皮神经,观察二者合并共同形成腓肠神经。

2. 解剖深筋膜 切开厚而坚韧的腘筋膜,在小隐静脉末端附近,有时可见 1~2 个腘淋巴结,观察后去除。然后修洁腘窝边界的肌,同时修去小腿后区的深筋膜。

3. 解剖深层结构

(1)观察腘窝境界:观察腘窝上内侧界的半膜肌、半腱肌,上外侧界的股二头肌。下内、下外侧界的腓肠肌内、外侧头,并修洁。

(2)解剖腘窝中的血管和神经:清理股二头肌内侧缘,找出腓总神经,追踪至腘窝外侧角,可见其在腓骨头下方绕腓骨颈向前穿入腓骨长肌(至小腿前外侧面的部分已解剖)。在腘窝中线清理胫神经,可见其发分支到小腿三头肌,还有若干关节支。

用木枕垫在踝关节前方,使小腿后群肌放松。先清理腓肠肌的内、外侧头,以刀柄插入内、外两头的深面,使之与跖肌、比目鱼肌及腘肌分开。将腓肠肌内、外侧头从起点下约 5cm 处(胫神经分支穿入点以下)切断,将该肌翻向下方,然后小心切开包裹腘动、静脉的筋膜鞘。暴露腘静脉,并拉向一侧,其深面为腘动脉。解剖腘动脉在腘窝发出的 5 条关节支:膝上内侧动脉、膝上外侧动脉、膝中动脉、膝下外侧动脉和膝下内侧动脉。

(3)解剖小腿后区的肌及血管和神经:修洁比目鱼肌。解剖穿过其上缘倒 U 形腱弓的胫神经、胫后动脉和胫后静脉。沿腱弓切断比目鱼肌内侧份,翻向外侧。可见该肌深面为小腿深筋膜隔,分隔小腿后面浅、深两群肌,观察后将此筋膜清除。然后切开腘肌表面的筋膜,显露腘肌。辨认胫骨后肌(中间)、趾长屈肌(胫侧)、踇长屈肌(腓侧)并修洁,注意三者在内踝上、下位置关系的变化。

在腘肌下缘,观察腘动脉分成胫前、后动脉。解剖胫前动脉及伴行静脉直至穿骨间膜为止。在胫骨后肌表面清理胫后动、静脉及胫神经。追踪胫后动脉及其肌支至屈肌支持带深面。在腘肌下缘胫后动脉起点稍下方寻找腓动脉及伴行静脉,沿腓骨内侧缘向下追踪至腓骨肌支持带深面。观察胫神经在小腿后面的分支,向下追踪至屈肌支持带深面。

(4)解剖踝管及其内容:在内踝与跟骨之间切开屈肌支持带,打开踝管,观察支持带向深面发出的纤维隔和形成的 4 个骨纤维管。解剖踝管内结构,从前向后依次为:胫骨后肌腱,趾长屈肌腱,胫后动、静脉和胫神经,踇长屈肌腱。

五、解剖足底

(一)切口与翻皮

人体标本俯卧位,在踝前垫一木枕,使足底朝上。先触摸骨性标志:第 1 跖骨小头、第 5 跖骨粗隆、舟骨粗隆。做如下切口。

1. 纵切口 从足跟沿足底正中线纵切至中趾的趾端。

2. 横切口 沿趾根从足底外侧横切至足底内侧。

剥离足底皮肤,可见皮肤及浅筋膜很厚,以足跟、趾根及足底外侧更明显。

(二)层次解剖

1. 解剖足底浅、深筋膜 修洁、去除浅筋膜,注意其内较厚的脂肪及致密坚韧的纤维束,趾蹼处横行纤维发达。显露深筋膜,可见内侧部最薄,外侧部较厚,中间部最厚(即足底腱膜或跖腱膜)。修洁、去除内、外侧部,保留足底腱膜,注意勿损伤深面的结构。观察足底腱膜向前分裂成 5 束,终于 5 趾,两侧向深部发出内、外侧肌间隔,附于第 1、5 跖骨。于趾蹼处沿趾间隙纵行切开足底腱膜,清除脂肪组织,寻找通向趾部的神经和血管。

2. **解剖足底浅层肌及血管和神经**　在跟骨前方 5cm 处,横断足底腱膜,割断内、外侧肌间隔,向远侧翻起,注意勿损伤深面的结构。从内向外修洁姆展肌、趾短屈肌、小趾展肌,解剖出其间的足底内、外侧神经及血管。

3. **解剖足底中层肌及血管和神经**　在中部切断趾短屈肌,翻向远侧,暴露姆长屈肌腱及趾长屈肌腱,观察两肌腱在足底内侧相互交叉,查看深面的足底方肌及 4 条蚓状肌。观察走行在足底方肌浅面的足底内、外侧神经和血管及其分支。

4. **解剖足底深层肌及血管和神经**　在跟结节前方切断足底方肌、趾长屈肌腱及姆长屈肌腱,翻向远侧,暴露姆短屈肌、姆收肌、小趾短屈肌。在足底内侧切断姆展肌起端,翻向远侧,露出胫骨后肌腱。在足底外侧切断小趾展肌止端,翻向近侧,露出腓骨长肌腱。检查两肌腱的止点。切断姆收肌斜头及横头起端,翻向远侧,露出足底动脉弓、足底外侧神经深支,以及 3 个骨间足底肌和 4 个骨间背侧肌。

第八节 ┃ 临床病例分析

本章临床病例
分析解析

病例 8-1

患者,男,55 岁。主诉:左小腿近端内侧发现团索状物 2 年。现病史:患者 2 年前在久站或行走时感到左小腿酸胀、疼痛,且进行性加重。体格检查:患者左小腿内侧从踝关节到膝关节水平,以及小腿后面出现隆起、迂曲、扩张的静脉团块,局部有色素沉着(图 8-28)。诊断为左下肢静脉曲张。请从解剖学角度思考分析:

(1)此患者有可能出现曲张的浅静脉;
(2)该静脉发生曲张的解剖学基础和诱因;
(3)有可能减轻患者症状或防止其病情加重的举措。

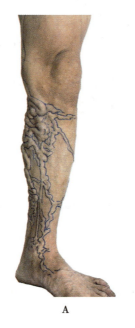
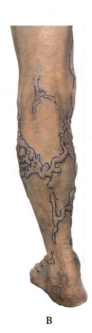

A B

图 8-28　左小腿静脉曲张
A. 内侧面观;B. 后面观。

病例 8-2

患者,女,60岁。主诉:右大腿根部出现包块1周。现病史:患者1周前剧烈咳嗽时感到右大腿根部胀痛,并出现一半球形包块。体格检查:右腹股沟韧带内侧半下方,有一大小约2cm×3cm肿物,质软,无触痛;平卧时包块可变小,但不会完全消失。诊断为右侧股疝。请从解剖学角度思考分析:

(1)分析右侧股疝的发生部位及股环边界;

(2)临床上股疝多见于老年妇女,而且容易发生嵌顿的原因;

(3)股疝与腹股沟疝的区别。

病例 8-3

患者,男,50岁。主诉:左臀部疼痛伴左大腿后外侧放射性疼痛1小时。现病史:患者1小时前弯腰搬重物时,突感左臀部疼痛,并放射到左侧大腿后侧和小腿后外侧。体格检查:患者痛点位于坐骨结节外侧,按压此处,疼痛自臀部沿大腿后侧向下放到小腿后外侧和足背。坐位时,左侧小腿疼痛剧烈而不能完全伸直;仰卧位时,将左下肢伸直抬高超过30°,患者即疼痛难忍,此时再使其足部背屈,疼痛加剧。MRI:L_5~S_1椎间盘向左后方突出压迫硬膜囊及左侧神经根(图8-29)。诊断为L_5~S_1椎间盘突出。请从解剖学角度思考分析:

(1)椎间盘突出时患者会出现大腿后侧、小腿后外侧及足背的疼痛,分析有可能损伤的神经;

(2)引起椎间盘突出的原因;

(3)患者直腿抬高试验引起疼痛的原因和足背屈时疼痛加剧的原因。

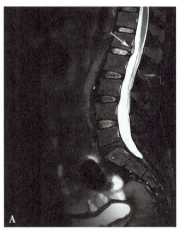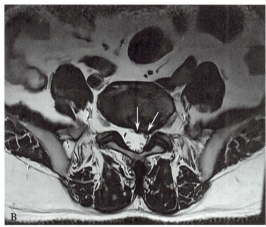

图 8-29 L_5~S_1椎间盘突出 MRI 图像

A. 矢状位;B. 轴位。

箭头示突出的椎间盘。

病例 8-4

患者,男,26岁。主诉:砸伤致右膝关节疼痛、活动受限半小时。现病史:患者在半小时前搬运货物时,被掉下的货箱砸伤右侧膝盖,当即感剧烈疼痛,不能站立,右踝关节活动受限,急送入院。体格检查:右小腿近端肿胀明显,局部压痛明显,膝关节不能活动,触诊可及骨擦感,右膝关节下方可及反常活动;右踝关节和右足蹈趾背伸受限;足背动脉和胫后动脉搏动可触及。右膝关节正侧位X线:右胫骨近端粉碎性骨折,右腓骨颈骨折(图8-30)。诊断为右胫腓骨近端骨折伴腓总神经损伤。请从解剖学角度思考分析:

(1)患者有可能损伤的神经;如果胫骨近端骨折加重,有可能累及的神经;

(2)如果胫骨骨折,有可能伤及的血管;

(3)如果要判断腘动脉及其终末动脉是否发生损伤,检查这些动脉搏动的位置。

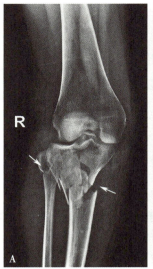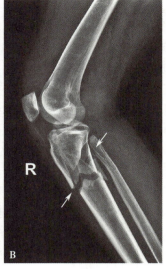

图 8-30　右膝关节 X 线片
A. 正位；B. 侧位。
箭头示骨折线。

病例 8-5

患者，女，18 岁。主诉：摔伤致右足疼痛伴活动受限 2 小时。现病史：2 小时前，患者下楼梯时不慎摔倒，被搀扶站起后，右足不能站立，且踝关节开始肿胀，遂就诊。体格检查：患者右踝关节肿胀畸形，外踝压痛明显，活动受限，足背动脉可触及。右踝关节 X 线：外踝（胫距关节面水平）骨折（图 8-31）。诊断为右外踝骨折伴严重的踝关节扭伤（韧带撕裂）。请从解剖学角度思考分析：

（1）有可能导致踝关节扭伤的运动，以及"扭伤"一词的含义；

（2）踝关节扭伤时，可能发生撕裂的结构。

病例 8-6

患者，男，15 岁。主诉：右膝关节铁丝刺伤 3 天，右膝关节疼痛、肿胀伴活动受限 1 天。现病史：3 天前，患者右膝前上方被铁丝穿透刺伤，自觉伤势不重未就医。1 天前，患者右膝前上出现肿胀和压痛，因疼痛加重几乎不能走路而入院。体格检查：患者右髌骨上缘近侧约 4cm 处可见刺伤伤口，局部肿胀，压痛明显，髌骨浮髌试验阳性。诊断为右膝外伤。请从解剖学角度思考分析：

（1）右髌骨上缘近侧区域大腿深部发生液体积聚有可能损伤的结构，此区外伤与膝关节的关系；

（2）若该患者出现膝关节积液，有可能的原因及引流的位置。

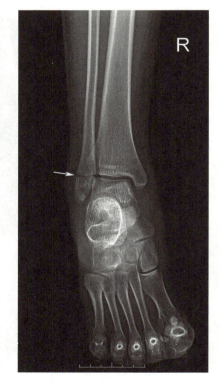

图 8-31　右外踝正位 X 线片
箭头示骨折线。

病例 8-7

患者，女，36 岁。主诉：左足跟内侧及足底疼痛伴麻木 6 个月，加重 5 天。现病史：患者自诉半年前出现站立或行走过久时，左内踝疼痛不适，后逐渐出现左足跟内侧和足底疼痛麻木，休息后即可缓解；上述症状反复出现，发作时间延长，近 5 天病情加重就诊。既往史：左踝关节扭伤史。体格检查：

左足趾皮肤干燥、发亮,汗毛脱落,足部肌萎缩。用手轻叩左内踝后方,足底部针刺感加剧,足极度背伸时加重。诊断为左踝管综合征。请从解剖学角度思考分析:

（1）患者发生踝管综合征可累及的结构;

（2）患者出现这些症状的原因。

病例 8-8

患者,女,65 岁。主诉:摔伤导致右髋部疼痛伴活动受限 4 小时。现病史:4 小时前,患者在光滑地面滑倒,自述摔倒时感觉听到骨断裂声。体格检查:右腿外旋且明显较左下肢短;触诊右髋关节疼痛加重,但肿胀不明显;右大腿被动活动疼痛加剧。右股骨颈 X 线:股骨颈骨折,股骨远端外旋并向近侧移位（图 8-32）。诊断为右股骨颈骨折。请从解剖学角度思考分析:

（1）老年人摔伤导致的股骨骨折容易发生的部位和原因;

（2）患者伤腿较对侧缩短的原因;

（3）此类骨折的常见并发症及原因。

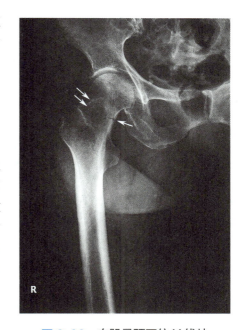

图 8-32 右股骨颈正位 X 线片
箭头示骨折线。

病例 8-9

患者,男,41 岁。主诉:车祸致左膝疼痛伴活动受限 7 小时。体格检查:左膝关节肿胀明显,局部压痛剧烈,主、被动活动受限。左膝关节 X 线:左胫骨外侧平台塌陷、劈裂骨折（图 8-33A）。诊断为左侧胫骨平台骨折。在双反牵引复位器辅助下闭合复位,行微创内固定手术,经皮置入接骨板螺钉固定骨折（图 8-33B）。请从解剖学角度思考分析:

（1）胫骨平台周围的骨性标志;

（2）胫骨平台骨折可累及的结构。

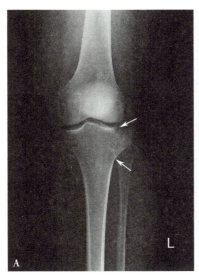 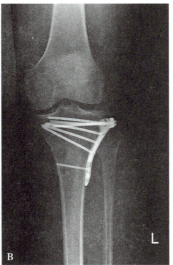

图 8-33 左膝关节 X 线片
A. 正位,箭头示骨折线;B. 内固定术后。

（张雅芳 金利新 王璐 陈伟）

推荐阅读

［1］ 崔慧先,孙晋浩.系统解剖学.4版.北京:人民卫生出版社,2024.

［2］ 崔慧先,李瑞锡.局部解剖学.9版.北京:人民卫生出版社,2018.

［3］ 董家鸿,金锡御,黄志强.外科手术学.4版.北京:人民卫生出版社,2022.

［4］ 李和,李继承.组织学与胚胎学.3版.北京:人民卫生出版社,2015.

［5］ 李瑞锡,刘树伟.局部解剖学实物标本彩色图谱.北京:人民卫生出版社,2016.

［6］ 钱亦华,林奇.人体解剖学图谱.2版.西安:西安交通大学出版社,2022.

［7］ 王海杰.临床应用解剖学.2版.北京:人民卫生出版社,2022.

［8］ 王振宇,张雪君.人体断层影像解剖学.5版.北京:人民卫生出版社,2022.

［9］ 杨昭徐.检体诊断学.北京:高等教育出版社,2017.

［10］ 张绍祥,张雅芳.局部解剖学.3版.北京:人民卫生出版社,2015.

［11］ 张朝佑.人体解剖学.3版.北京:人民卫生出版社,2009.

［12］ 赵玉沛,陈孝平.外科学.3版.北京:人民卫生出版社,2015.

［13］ 中国解剖学会体质调查委员会.中国人解剖学数值.北京:人民卫生出版社,2002.

［14］ 李云庆.神经解剖学.3版.北京:人民卫生出版社,2024.

［15］ AGUR M R A,DALLEY F A. Grant's atlas of anatomy. 16th ed. Philadelphia:Lippincott Williams & Wilkins,2024.

［16］ CLEMENTE D C. Anatomy:a regional atlas of the human body. 6th ed. Philadelphia:Lippincott Williams & Wilkins,2011.

［17］ CLEMENTE D C. Clemente's anatomy dissector. 3rd ed. Philadelphia:Lippincott Williams & Wilkins,2011.

［18］ DETTON A J. Grant's dissector. 17th ed. Philadelphia:Lippincott Williams & Wilkins,2020.

［19］ DRAKE L R,VOGL W A,MITCHELL W M A. Gray's anatomy for students. 5th ed. London:Elsevier,2023.

［20］ DALLEY F A,AGUR M R A. Moore's clinically oriented anatomy. 9th ed. Philadelphia:Lippincott Williams & Wilkins, 2023.

［21］ MORTON A D,PETERSON D K,ALBERTINE H K. Gray's dissection guide for human anatomy. 2nd ed. Philadelphia: Churchill Livingstone,2007.

［22］ WINESKI L E. Snell's clinical anatomy by regions. 11th ed. Philadelphia:Lippincott Williams & Wilkins,2024.

［23］ STANDRING S. Gray's anatomy:the anatomical basis of clinical practice. 42nd ed. London:Elsevier,2020.

［24］ STANDRING S. 格氏解剖学:临床实践的解剖学基础:第41版.丁自海,刘树伟,主译.济南:山东科学技术出版社, 2017.

［25］ DETTON A. Grant 解剖学操作指南:第17版.欧阳均,主译.北京:北京科学技术出版社,2023.

［26］ KIM D H. 脊柱外科解剖与手术技巧:第2版.殷国勇,朱泽章,许斌,主译.北京:科学出版社,2017.

［27］ NETTER H F. 奈特人体解剖学彩色图谱:第8版.张卫光,主译.北京:人民卫生出版社,2023.

中英文名词对照索引

K